中国医师协会妇科内镜医师培训学院
首都医科大学附属北京妇产医院培训基地

妇科内镜诊断与治疗

培训教材

段 华◎主 编

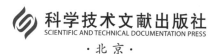

科学技术文献出版社
SCIENTIFIC AND TECHNICAL DOCUMENTATION PRESS
·北京·

图书在版编目（CIP）数据

妇科内镜诊断与治疗培训教材 / 段华主编. —北京：科学技术文献出版社，2019. 11
ISBN 978-7-5189-5985-3

Ⅰ.①妇…　Ⅱ.①段…　Ⅲ.①妇科病—诊疗—技术培训—教材 ②妇科病—内窥镜检—技术培训—
教材　Ⅳ.① R711

中国版本图书馆 CIP 数据核字（2019）第 192251 号

妇科内镜诊断与治疗培训教材

策划编辑：袁婴婴　责任编辑：帅莎莎　袁婴婴　责任校对：文　浩　责任出版：张志平

出　版　者	科学技术文献出版社
地　　　址	北京市复兴路15号　邮编 100038
编　务　部	(010) 58882938，58882087（传真）
发　行　部	(010) 58882868，58882870（传真）
邮　购　部	(010) 58882873
官 方 网 址	www.stdp.com.cn
发　行　者	科学技术文献出版社发行　全国各地新华书店经销
印　刷　者	北京地大彩印有限公司
版　　　次	2019 年 11 月第 1 版　2019 年 11 月第 1 次印刷
开　　　本	787×1092　1/16
字　　　数	563千
印　　　张	23.5
书　　　号	ISBN 978-7-5189-5985-3
定　　　价	98.00元

编委会

主编简介

段华，主任医师，二级教授，博士研究生导师，首都医科大学附属北京妇产医院妇科微创中心主任。荣获首届"国之名医·卓越建树"专家、首都十大健康卫士、国家卫生计生突出贡献中青年专家，享受国务院政府特殊津贴。

学术兼职：首都医科大学妇产科学系主任，中国医师协会妇科内镜医师培训学院院长，中国医师协会妇科内镜专业委员会主任委员，中国整形美容协会科技创新与器官整复分

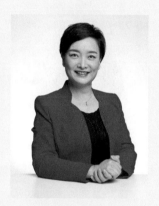

会会长，北京医学会妇科内镜学分会主任委员，中华预防医学会生殖健康分会副主任委员，中国研究型医院学会妇产科学专业委员会副主任委员，中华医学会妇产科分会妇科内镜学组副组长等。

长期致力于妇产科学与妇科微创医疗的基础与临床应用研究。通过微创手术诊治了众多妇科疾患，在各类妇科常见病、多发病与疑难疾病的诊疗领域积累了丰富的临床经验。主持国家自然科学基金、北京市自然科学基金、北京市临床医学重点专业项目等国家级、省部级科研课题。荣获国家科学技术进步奖"二等奖"、中华医学科技奖"二等奖"、北京医学科技奖"一等奖"等。拥有 15 项发明与实用新型专利，在核心期刊发表学术论文 200 余篇，曾入选《中国期刊高被引指数》高被引作者。

副主编简介

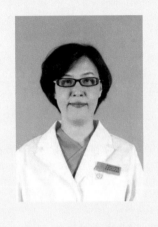

郭银树，医学博士，主任医师。长期从事妇产科临床医疗、教学与科研工作。兼任国家卫健委Ⅳ级妇科内镜诊疗技术专家委员会秘书、国家卫健委Ⅳ级妇科内镜培训指导教师、中国医师协会妇科内镜专业委员会常委、中国整形美容协会科技创新与器官整复分会外阴阴道疾病诊疗与整复专业委员会主任委员、中国抗衰老促进会医学美容专业委员会女性器官整复学组秘书、中国整形美容协会标准化工作委员会委员、《中国微创外科杂志》编委等。

近年来发表 SCI 及国内核心期刊论文 20 余篇，参与国家自然科学基金、国家临床重点专科等多项科研课题研究，研究成果获全国妇幼健康科学技术奖"二等奖"。参与《微创妇科全真手术》及国家内镜诊疗技术临床应用规范化培训系列教材《妇科内镜诊疗技术》的编写。

副主编简介

张颖，主任医师，副教授，硕士研究生导师。兼任北京医学会妇产科分会青年委员会副主任委员，北京医学会妇科内镜学分会青年委员会副主任委员，北京医学会妇科肿瘤学分会委员。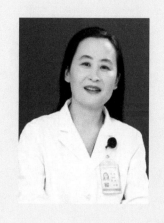

近年来发表SCI论文13篇，国内核心期刊论文30余篇。承担并参与国家自然科学基金、卫生部行业项目基金、北京市自然科学基金、首都医学发展科研基金等多项科研课题，研究成果获全国妇幼健康科学奖科技成果奖"二等奖"、河北省科技进步奖"三等奖"。入选北京市科技新星、北京市优秀人才、北京市卫生系统高层次卫生技术人才。

伴随党和国家对"健康中国"战略实施和医学教育改革的稳步推进，如何加快现代医学创新和人才培养，如何加快构建与人民健康需求相衔接、与现代医学科技发展相同步、与临床诊治技术创新相适应的教材体系，成为当前亟待解决的课题，需要我们从事临床诊疗和教学的同仁积极行动起来，将有限的知识和经验奉献到"健康中国"的宏伟事业之中。

妇科微创诊疗是在传承传统妇科诊治理念和经验的基础上，融合现代医学理论和内镜诊治手段衍化而来的新兴领域。近20年来，在传统妇科手术日臻成熟的同时，现代微创诊治技术的不断进步，日益向微创化、精细化方向发展。"微创医疗"并不只是小切口、小损伤，而是在临床实际中做到视野更清晰、观察更直接、判断更准确、治疗更精准、预后更有效，实现医学干预过程中保持患者体内最小组织损伤、最轻炎症反应、最好创伤愈合与最优医疗效果。

新理念促进新发展，高科技加快新提高。随着微创医疗在临床中应用经验的不断积累、总结、提高，以及规范应用的推广与普及，微创理念、微创途径与微创技术在诊疗各类妇科疾病中已经成为主流方向，并占据主导地位。因此，推广并普及妇科微创医疗与技术不仅是现代妇科临床适应新医学、新科技、新技能的必然趋势和发展，更是现代妇科临床医生必备的知识与技能。

本教材是编者结合近年来妇科内镜诊疗实践和专业人才培养规划，着眼当前妇科临床医生成长进步的需求，优选40多期精品培训课程集约而成，内容涉及妇科腹腔镜、宫腔镜、妇科相关疾病、内镜手术麻醉/护理、设备器械原理与维护保养等基层医生关注和初学者常遇到的热点难点问题。题材包涵国内知名妇科专家学者的大师讲坛、妇科微创理论与实践、麻醉护理与内镜设备等精品教程，体现了多学科融合和多主体学术合作的开放式培训思想，目的是为广大学界同仁奉献一个多元化、高水平、具有实际应用价值的文字教材，以期使读者朋友能够从不同的角度和独具参考意义的字里行间，领略当前妇科临床的研究成果和应用进展。

"挑战仍在，机遇犹存"。热切期待我们不够成熟的教材能够发挥一条"纽带"作用，把妇科微创诊疗的理论与实践与广大妇科同仁关联起来，互学互帮，携手联动，为推动国家妇科微创医疗水平进步和构建"健康中国"贡献力量。

段 华

2019 年 11 月

目 录
CONTENTS

宫腔镜相关知识

腹腔镜相关知识

妇科相关疾病诊治

4

麻醉 / 护理与设备相关知识

宫腔镜相关知识

❖ 子宫腔解剖与施术内环境

❖ 宫腔镜手术设备与器械简史能源及其组织效应

❖ 子宫腔占位与形态学异常的宫腔镜诊断

❖ 子宫内膜增生及癌变宫腔镜诊断

❖ 宫腔镜诊断 / 手术相关问题与围术期处理

❖ 宫腔镜检查 / 手术并发症防治

子宫腔解剖与施术内环境

妇科内镜诊断与治疗培训教材　中国医师协会妇科内镜医师培训学院
首都医科大学附属北京妇产医院培训基地

子宫腔解剖与施术内环境

首都医科大学附属北京妇产医院
妇科微创诊治中心
段华

妇科内镜诊断与治疗培训教材　中国医师协会妇科内镜医师培训学院
首都医科大学附属北京妇产医院培训基地

第一部分
子宫腔解剖

妇科内镜诊断与治疗培训教材　中国医师协会妇科内镜医师培训学院
首都医科大学附属北京妇产医院培训基地

子宫的形态与解剖学结构

➤ 子宫位于盆腔中央，似倒梨形。
➤ 成人子宫长7～8cm，宽4～5cm，厚2～3cm。
➤ 子宫重约50g。
➤ 宫腔容积约5ml。

子宫底
子宫角
子宫体
子宫峡部
宫颈解剖学内口（上）
宫颈组织学内口（下）
子宫颈

1. 子宫是女性重要的生殖器官，位于女性盆腔最下方。

2. 子宫外形呈倒置的梨形，分为宫体和宫颈。

3. 子宫底两侧角与双侧输卵管连接；子宫体的下方与子宫颈连接，其之间最狭窄的部分称为子宫峡部。

妇科内镜诊断与治疗培训教材 中国医师协会妇科内镜医师培训学院
首都医科大学附属北京妇产医院培训基地

子宫的形态与解剖学结构

➤ 子宫颈管

➤ 子宫腔

➤ 肌壁厚度

➤ 子宫血供

➤ 子宫内膜

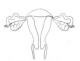

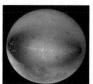

以双侧输卵管开口和子宫内口的中点为标志点连线，子宫腔的形态类似"倒置的三角形"，对于正常的子宫，是一个倒置的等腰三角形，子宫底的宽度可以因人而异，但两侧边是等长对称的。

妇科内镜诊断与治疗培训教材 中国医师协会妇科内镜医师培训学院
首都医科大学附属北京妇产医院培训基地

子宫的形态与解剖学结构

子宫颈

➤ 宫颈管内腔呈梭形，成年人长2.5～3.0cm。

➤ 子宫峡部：宫颈与宫体间最狭窄处，非孕期长1cm（解剖学内口-组织学内口）。

➤ 宫颈管内膜：单层柱状上皮，分泌碱性黏液。

➤ 宫颈肌层：结缔组织为主，少量平滑肌纤维。

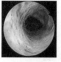

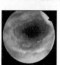

子宫颈的特殊组织结构决定了在子宫腔手术中，需要做预处理软化子宫颈，便于施术中扩张和手术操作。

妇科内镜诊断与治疗培训教材 中国医师协会妇科内镜医师培训学院
首都医科大学附属北京妇产医院培训基地

子宫的形态与解剖学结构

子宫肌层分为：	正常子宫肌壁厚度：
➤ 子宫内膜层	①子宫底平均厚度为1.4cm
➤ 子宫肌层	②子宫前壁平均厚度为1.8cm
➤ 浆膜下层及浆膜层	③子宫后壁平均厚度为1.9cm
➤ 子宫内膜	④子宫峡部平均厚度为1.7cm（最薄处仅为0.7cm）
	⑤子宫角部平均厚度为0.5～0.6cm

经产和未经产的子宫肌壁厚度是有差别的，未经产女性子宫肌壁厚度为 1.0～1.5cm，经产妇子宫肌壁平均厚度为 1.5～2.0cm，子宫峡部和双侧子宫角部厚度平均约是子宫肌壁厚度的一半。

妇科内镜诊断与治疗培训教材 | 中国医师协会妇科内镜医师培训学院
首都医科大学附属北京妇产医院培训基地

子宫的形态与解剖学结构

子宫的血管分层：

子宫内膜及黏膜下肌层血管

浅血管层（小血管层）

深血管层（大血管层）

浆膜下及浆膜血管层

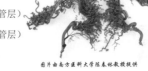

图片由南方医科大学陈春林教授提供

深血管层最厚，距内膜基底部6～10mm

子宫的血供异常丰富，在子宫的深血管层，血管管径增大，一旦手术中损伤，将会有大量出血。与此同时，灌流介质也会在膨宫压力作用下沿着开放血管进入人体循环，发生介质过量吸收、体液超负荷等系列宫腔镜手术特有并发症。

妇科内镜诊断与治疗培训教材 | 中国医师协会妇科内镜医师培训学院
首都医科大学附属北京妇产医院培训基地

实施宫腔镜诊断操作要点

实施宫腔镜诊断是在直视下全面了解子宫腔的形态特征，清晰地观察视野是保证正确诊断的前提。

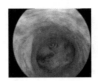

子宫内膜的色泽、厚度随月经周期变化而不同。

置入宫腔检查镜时，应轻柔操作，使宫腔镜镜体缓慢进入子宫腔，利用膨宫压力与灌流介质使子宫腔充分膨胀，再缓慢进入宫腔镜镜体，边进入、边观察，镜体尽量沿子宫腔中线推进，不要触碰子宫内膜，以免造成出血和内膜碎片脱落，影响视野观察。

妇科内镜诊断与治疗培训教材 | 中国医师协会妇科内镜医师培训学院
首都医科大学附属北京妇产医院培训基地

子宫内膜特点与识别

增殖期子宫内膜
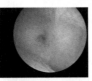

早期子宫内膜相对平滑，血管纹少，可见散在的出血斑，腺管开口不明显。中晚期内膜肥厚，皱褶增多，腺管开口凹陷明显。

分泌期子宫内膜
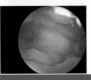

子宫内膜波浪状起伏，间质水肿，腺管开口难辨，毛细血管网清晰。

妇科内镜诊断与治疗培训教材 | 中国医师协会妇科内镜医师培训学院
首都医科大学附属北京妇产医院培训基地

正常子宫腔形态识别

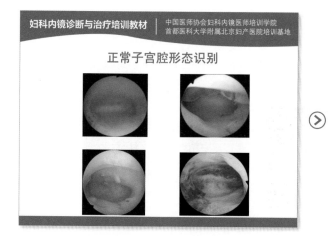

妇科内镜诊断与治疗培训教材 | 中国医师协会妇科内镜医师培训学院
首都医科大学附属北京妇产医院培训基地

第二部分

宫腔镜手术的施术内环境

妇科内镜诊断与治疗培训教材 | 中国医师协会妇科内镜医师培训学院
首都医科大学附属北京妇产医院培训基地

宫腔镜手术膨宫与灌流系统

➢ 将膨宫介质通过一定的压力注入宫腔，使宫腔保持持续扩展状态，便于发现和观察宫腔内的病变。

➢ 自动膨宫装置不仅提供清晰的观察视野，而且准确记录灌流液的负欠量，避免术中液体过量吸收所致的一系列合并症。

月经不同时期观察子宫内膜厚度有所不同，不同个体之间子宫腔的形态也可能各有差异，但是，万变不离其宗，按照子宫腔形态学识别规则和月经时相与子宫内膜的对应关系原则，对不同个体的子宫腔识别并不困难，需要在临床实践中积累经验。子宫内膜病变与子宫腔占位病变的宫腔镜下诊断已有相关章节详述，请参看相关内容。

妇科内镜诊断与治疗培训教材 | 中国医师协会妇科内镜医师培训学院
首都医科大学附属北京妇产医院培训基地

宫腔镜手术膨宫与灌流系统

➢ 宫腔内压力：80～100mmHg或≤平均动脉压。

➢ 灌流速度：200～280ml/min。

➢ 测量液体出入量，精确计算灌流液负欠量。

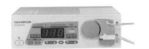
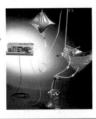

妇科内镜诊断与治疗培训教材 | 中国医师协会妇科内镜医师培训学院
首都医科大学附属北京妇产医院培训基地

宫腔镜手术膨宫与灌流的作用

保证宫腔内手术操作的前提：

➢适当的膨胀宫腔。

➢有效的介质（液体、气体）循环。

➢清除宫腔内的黏液、组织碎屑、血块和出血，以
保证宫腔镜下清晰的视野。

妇科内镜诊断与治疗培训教材 | 中国医师协会妇科内镜医师培训学院
首都医科大学附属北京妇产医院培训基地

宫腔镜手术的灌流介质

液体介质和气体介质：

➢ 低黏度液体

   ✓ 电解质介质

   ✓ 非电解质介质

➢ 高黏度液体

➢ CO_2气体

宫腔镜手术中，良好的宫腔膨胀和顺畅的介质循环，不仅为施术者提供清晰的观察视野，也为施术中精确定位病灶部位、取材、切除和手术成功提供了保障。

妇科内镜诊断与治疗培训教材 | 中国医师协会妇科内镜医师培训学院
首都医科大学附属北京妇产医院培训基地

宫腔镜手术的灌流介质

低黏电解质液体，尤其是含Na^+的液体，是宫腔镜下
非电手术操作中最常用的液体膨宫介质。

种类有：

生理盐水

D5-生理盐水

乳酸林格氏液

妇科内镜诊断与治疗培训教材 | 中国医师协会妇科内镜医师培训学院
首都医科大学附属北京妇产医院培训基地

宫腔镜手术的灌流介质

➤ 电解质介质中含有电解质离子，是极好的导电体。

➤ 离子的导电性不仅使电极作用失常，影响其组织效应，
而且还会对邻近器官造成不必要的电热损伤。

➤ 电解质介质只能用于宫腔镜非电手术操作，如光纤激光、
机械分离等。

妇科内镜诊断与治疗培训教材 | 中国医师协会妇科内镜医师培训学院
首都医科大学附属北京妇产医院培训基地

宫腔镜手术的灌流介质

与非电解质液体介质相比：

➤ 电解质介质中的钠、钾、氯和碳酸氢离子可以维持
血浆的总体渗透压水平。

➤ 在一定限度内，即使液体吸收过量，患者出现灌流
液过量吸收综合征、低钠血症的概率也相对较低。

妇科内镜诊断与治疗培训教材 | 中国医师协会妇科内镜医师培训学院
首都医科大学附属北京妇产医院培训基地

宫腔镜手术的灌流介质

非电解质介质是高频电宫腔镜手术中最常用的液体介质。

种类有：

　　5%葡萄糖

　　1.5%甘氨酸

　　5%甘露醇

　　3%山梨醇

　　Cytal液

妇科内镜诊断与治疗培训教材 | 中国医师协会妇科内镜医师培训学院
首都医科大学附属北京妇产医院培训基地

宫腔镜手术的灌流介质

5%葡萄糖：

　　渗透压浓度为256mOs/L，视野清晰、价廉；但由于含有糖分，不适合用于糖尿病患者。

妇科内镜诊断与治疗培训教材 | 中国医师协会妇科内镜医师培训学院
首都医科大学附属北京妇产医院培训基地

宫腔镜手术的灌流介质

1.5%甘氨酸：

　　渗透压浓度为200mOs/L，透明度好，过量的甘氨酸进入体内时会导致高血氨，产生中枢抑制；甘氨酸的降解产物为氨、丝氨酸和己醛酸，可在尿中产生草酸盐沉淀。

妇科内镜诊断与治疗培训教材 | 中国医师协会妇科内镜医师培训学院
首都医科大学附属北京妇产医院培训基地

宫腔镜手术的灌流介质

5%甘露醇：

与血浆渗透压接近，但会导致利尿和脱水，术后会出现低血压。

3%山梨醇：

渗透压浓度为165mOs/L的单糖，能提供极为清晰的手术视野；为甘露醇同分异构体，入循环后能较快被分解。

妇科内镜诊断与治疗培训教材 | 中国医师协会妇科内镜医师培训学院
首都医科大学附属北京妇产医院培训基地

宫腔镜手术的灌流介质

Cytal液：

由2.7%的山梨醇和0.5%甘露醇混合，或由渗透压浓度为274mOs/L的5%甘露醇单独组成。

妇科内镜诊断与治疗培训教材 | 中国医师协会妇科内镜医师培训学院
首都医科大学附属北京妇产医院培训基地

宫腔镜手术的灌流介质

➤ 非电解质介质不含电解质离子，不发生电离子传导，是宫腔内单极电手术中的安全膨宫介质。

➤ 由于缺乏电解质成分，不能维持血浆的总体渗透压水平，而且这类物质进入体内后，短时间内即被机体代谢。

➤ 液体在微循环内积聚的早期即可诱发肺水肿和低钠血症。

妇科内镜诊断与治疗培训教材 | 中国医师协会妇科内镜医师培训学院
首都医科大学附属北京妇产医院培训基地

宫腔镜手术的灌流介质

注意：非电解质介质

➤ 出现液体吸收过量时，慎用利尿剂，特别是出现稀释性低钠血症时，利尿剂的使用更应谨慎。

➤ 利尿剂通过渗透性利尿，在利尿的同时也促使尿钠排泄，低钠血症的患者使用大剂量的利尿药物后，将会使原有的低钠症状加重。

宫腔镜手术中发生低钠血症的处理方案详见宫腔镜手术并发症部分。

妇科内镜诊断与治疗培训教材 | 中国医师协会妇科内镜医师培训学院
首都医科大学附属北京妇产医院培训基地

宫腔镜手术的灌流介质

高黏度介质——Hyskon液：

➤ 右旋糖酐的衍生物，是分子量为70000型的32%葡萄糖溶液与10%葡萄糖液的混合液，不含电解质离子，清亮、透明，可提供极为清晰的视野。

➤ 与低黏度液体相比，该液体黏稠，术中用量较少，不易与血液溶合，尤其适合出血患者。

➤ 缺点：价格昂贵，清洗困难，使用麻烦和不便。

➤ 偶有发生过敏。

妇科内镜诊断与治疗培训教材 | 中国医师协会妇科内镜医师培训学院
首都医科大学附属北京妇产医院培训基地

宫腔镜手术的灌流介质

气体膨宫介质——CO_2：

➤ 也可以用于宫腔镜手术的膨宫介质。

➤ 气体介质膨宫视野相对较大，清晰度高，视野清楚。

➤引起气泡或黏液增多，不适于出血患者。

使用不当有引起CO_2气栓的可能！

宫腔镜手术设备与器械简史能源及其组织效应

妇科内镜诊断与治疗培训教材 | 中国医师协会妇科内镜医师培训学院
首都医科大学附属北京妇产医院培训基地

宫腔镜手术设备与器械简史
能源及其组织效应

首都医科大学附属北京妇产医院
妇科微创诊治中心
段华

妇科内镜诊断与治疗培训教材 | 中国医师协会妇科内镜医师培训学院
首都医科大学附属北京妇产医院培训基地

前 言

宫腔镜手术作为现代妇科领域重要的诊治手段和微创方法，已在妇科临床上得到广泛重视和普及应用。

➢ 诊断：直视准确、不易漏诊微小内膜病灶。

➢ 手术：切除宫腔占位，恢复宫腔形态，保留器官功能，使不能耐受开放手术、不愿切除子宫、出血的妇女获得治愈机会。

上述优势使其应用日益普及，改变着传统妇科疾病的诊断与治疗格局，并已经成为治疗子宫腔内良性病变的最佳手术选择。

妇科内镜诊断与治疗培训教材 | 中国医师协会妇科内镜医师培训学院
首都医科大学附属北京妇产医院培训基地

历史回顾：宫腔镜起源

➢ 1853年Antonin J.Desomeaux报道"内窥镜窥视"子宫内膜。

➢ 1869年Pantaleoni利用"直管状折光镜"，观察异常子宫出血（AUB）患者子宫腔。

宫腔镜（Hysteroscopy）概念被首次提出
由此揭开了人类探索宫腔镜与观察子宫腔的序幕

妇科内镜诊断与治疗培训教材 | 中国医师协会妇科内镜医师培训学院
首都医科大学附属北京妇产医院培训基地

历史回顾：宫腔镜起源

- ➢ 1869年，Pantaleoni使用长20cm，宽12mm管状镜检查绝经期妇女。
- ➢ 1893年，Morris使用金属鞘管通过反光镜观察内膜及输卵管开口。
- ➢ 1908年，David在物镜端密封入凸透镜并安装微型灯泡照明。
- ➢ 1925年，Rubin尝试用CO_2膨胀宫腔。
- ➢ 1928年，Gauss尝试用液体介质膨胀宫腔。
- ➢ 1965年，Hopskin和Kapany发展了光导纤维系统。
- ➢ 1972年，Quinones用5%葡萄糖液膨宫，提高宫腔可视度质量，经济、安全。
- ➢ 1976年，Neuwirth利用高频电宫腔切割镜切除黏膜下肌瘤。
- ➢ 1980年，Humou使用纤维宫腔镜检查，将操作的侵袭性降到最低点。

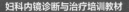

妇科内镜诊断与治疗培训教材 | 中国医师协会妇科内镜医师培训学院
首都医科大学附属北京妇产医院培训基地

历史回顾：宫腔镜起源

- ➢ 首例宫腔镜手术：TCRM-Neuwirth（1978）。
- ➢ 高频电烧灼子宫内膜治疗：AUB-DeChimey（1981）。
- ➢ Nd-YAG激光破坏子宫内膜：Goldrath（1983）。
- ➢ 连续灌流式宫腔镜应用临床：Hallez（1987）。

1989年宫腔电切镜临床应用获美国食品药品监督管理局
（US-FDA）批准

引自：

1.Neuwirth RS. A new technique for and additional experience with hysteroscopic resection of submucous fibroids. Am J Obstet Gynecol, 1978, 131（1）：91-94.

2.DeCherney A. Hysteroscopic management of intrauterine lesions and intractable uterine bleeding. Obstet Gynecol, 1983, 61（3）：392-397.

3.Hallez JP. Transcervical intrauterine resection. A surgical technique that is safely controlled and non-traumatic. J Gynecol Obstet Biol Reprod, 1987, 16（6）：781-785.

妇科内镜诊断与治疗培训教材 | 中国医师协会妇科内镜医师培训学院
首都医科大学附属北京妇产医院培训基地

历史回顾：宫腔镜起源

20世纪90年代，4.5mm连续灌流诊断镜问世，其明显缩短了检查时间，减少了受术者的损伤和痛苦，成为妇科疾病出血和宫内病变的首选检查方法。

妇科内镜诊断与治疗培训教材 | 中国医师协会妇科内镜医师培训学院
首都医科大学附属北京妇产医院培训基地

历史回顾：宫腔镜起源

经历了一个半世纪的发展历程，宫腔镜应用已经从简单的"窥视"、诊断，扩展到子宫腔内病变的治疗，其发展逐步完善，并在子宫腔内疾病诊疗中发挥极为重要的作用。

妇科内镜诊断与治疗培训教材 | 中国医师协会妇科内镜医师培训学院
首都医科大学附属北京妇产医院培训基地

宫腔镜诊断设备

- ➤ 宫腔检查镜
  - ✓ 纤维型宫腔镜
  - ✓ 硬管型宫腔镜
- ➤ 冷光源
- ➤ 灌流系统
- ➤ 摄像监视系统

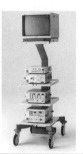

妇科内镜诊断与治疗培训教材 | 中国医师协会妇科内镜医师培训学院
首都医科大学附属北京妇产医院培训基地

宫腔镜手术设备

- ➤ 宫腔电切镜
- ➤ 照明系统/冷光源
  - ✓ 卤素灯与氙灯
- ➤ 宫腔灌流系统
- ➤ 摄像显像系统
- ➤ 能源

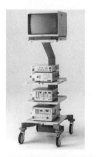

妇科内镜诊断与治疗培训教材 | 中国医师协会妇科内镜医师培训学院
首都医科大学附属北京妇产医院培训基地

硬管型宫腔镜

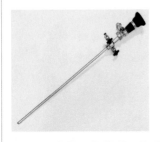

诊断用宫腔镜
组成部件：
    光学视管
    鞘管

1.光学视管：由透像镜片组成，视角 0°～30°；内含导光纤维，将冷光源光束导至物镜端，照明宫腔。

2.鞘管：外径规格 4.5～6.5mm，膨宫介质经鞘管与光学视管间的腔隙进入宫腔。

妇科内镜诊断与治疗培训教材 | 中国医师协会妇科内镜医师培训学院
首都医科大学附属北京妇产医院培训基地

硬管型宫腔镜

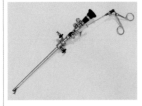

治疗用宫腔镜

➢ 光学视管

➢ 鞘管：临床上规格有7.0mm、8.0mm、9.0mm，鞘管上设有操作孔道，可插入微型器械进行手术操作。

➢ 微型器械

常用微型器械有微型抓钳、微型剪刀、输卵管导管等，其可进行内膜活检、抓取宫内异物、微型剪刀分离宫腔粘连、输卵管插管通液注药等操作。

妇科内镜诊断与治疗培训教材 | 中国医师协会妇科内镜医师培训学院
首都医科大学附属北京妇产医院培训基地

硬管型宫腔镜

手术用宫腔镜

➢ 光学视管：全景式，外径3～4mm，景深30～35mm，前视角0～30°，视野70°～120°

➢ 操作手架

➢ 鞘管

➢ 常用鞘管外径规格：21Fr(7mm)、24Fr（8mm）、27Fr（9mm）等。

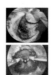

在进行诊断与治疗时，灌流介质在子宫腔与内、外鞘管之间连续循环，在维持宫腔膨胀的同时，还能保持清晰的宫内观察视野，使操作顺利进行。

妇科内镜诊断与治疗培训教材 | 中国医师协会妇科内镜医师培训学院
首都医科大学附属北京妇产医院培训基地

纤维宫腔镜

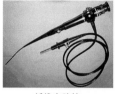

纤维宫腔镜

➤ 纤维宫腔镜前端外径规格有
2.9mm、3.1mm、4.9mm。

➤ 物镜位于尖端，插入端10cm有
刻度。

➤ 镜体前端2cm，可上、下、左、
右弯曲100°～120°，便于对
子宫腔进行全面观察。

妇科内镜诊断与治疗培训教材 | 中国医师协会妇科内镜医师培训学院
首都医科大学附属北京妇产医院培训基地

硬管型与纤维宫腔镜比较

➤ **纤维宫腔镜**

✓ 对于未生育或绝经期妇女更容易插入宫腔内。

✓ 能够无损伤通过幼女或未婚妇女处女膜进入阴道窥视宫
颈、宫颈管进入子宫腔。

➤ **硬管型宫腔镜**

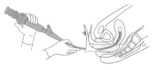

1.纤维宫腔镜：管径细，前端
可弯曲，适合子宫在解剖学上的前
倾前屈或后倾后屈位置；操作难度
大，价格昂贵。

2.硬管型宫腔镜：管径粗，不
可弯曲，不易适应特殊子宫位置；
简单易操作、耐用。

妇科内镜诊断与治疗培训教材 | 中国医师协会妇科内镜医师培训学院
首都医科大学附属北京妇产医院培训基地

冷光源

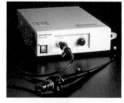

冷光源

宫腔镜操作中需要极强的
光照才能使视野清晰。目前常
用的光源：

✓ 氙灯

✓ 卤素灯

光源经过反光凹面镜聚焦汇集
成强光束，通过光导纤维被传输到
镜体前方，为观察部位提供了良
好的照明。

妇科内镜诊断与治疗培训教材 | 中国医师协会妇科内镜医师培训学院
首都医科大学附属北京妇产医院培训基地

能源系统

能源是内镜手术中不可或缺的组成部分，宫腔镜手术中能源选择：

✓ 高频电（切割电流、凝固电流）

✓ 激光

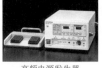

高频电源发生器

高频电源发生器是宫腔镜手术提供切割和（或）凝固组织所需的能源设备

> 高频电以其能源价廉、操作简单、不需要特殊装备等优势已经成为宫腔镜手术中的主要能源形式。

妇科内镜诊断与治疗培训教材 | 中国医师协会妇科内镜医师培训学院
首都医科大学附属北京妇产医院培训基地

能源系统

宫腔镜手术作用电极的选择：

✓ 环形电极（电流密度高切割组织）。

✓ 滚球电极（凝固止血或去除内膜）。

✓ 针状电极（划开瘢痕）。

✓ 汽化电极（高功率输出汽化内膜及组织）。

✓ 双极电极（电流在宫腔内形成回路，电解质膨宫）。

> TuR：单极电路循环。
> TuRis：双极电路循环。

妇科内镜诊断与治疗培训教材 | 中国医师协会妇科内镜医师培训学院
首都医科大学附属北京妇产医院培训基地

能源系统

医用高频电基础知识：

✓ 电流：无数个带电离子的定向运动形成电流；单位时间内流过生物（导体）某一横截面的电量称为电流强度（I），单位"A"。

✓ 电压：存在于导体两端驱动电子在导体内作定向运动的电压力差（U），单位"V"。

✓ 电阻：生物组织对抗电流通过的阻力（R），单位"Ω"。

✓ 电流密度：电位面积内通过电流量的大小，单位"A/m²"。

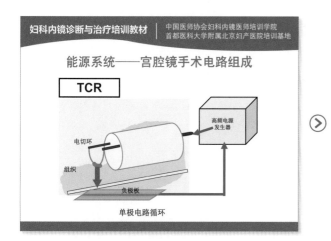

单极电路循环：非电解质介质作为膨宫介质，人体是电路循环的组成部分。

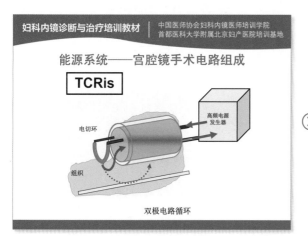

双极电路循环：电解质介质作为膨宫介质，电流在作用电极的两端循环形成回路。

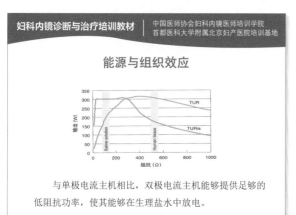

与单极电流主机相比，双极电流主机能够提供足够的低阻抗功率，使其能够在生理盐水中放电。

能源与组织效应

"电热效应"对组织的影响？

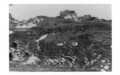 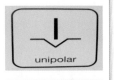 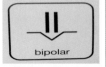

宫腔镜手术电流种类

切割电流（cutting current）：

➢ 切割电流的波形特征为一连续性正弦波。

➢ 由于电流的连续输出，在输出过程中不发生电能衰减，具有较高的输出能量。

➢ 通过微小作用电极作用于局部组织时，可产生极高的电流密度，使组织迅速升温、汽化，细胞破裂，产生切割效应。

宫腔镜手术电流种类

凝固电流（coagulating current）：

➢ 凝固电流的波形特征为间歇性脉冲波。

➢ 电流不连续输出，在输出过程中发生电能衰减，相同电压下组织产热量较非衰减电流减少。

➢ 通过凝固电极时，接触面的电流密度小于切割电极。

➢ 在较高的输出电压下，产生较大范围的组织热损伤，形成凝固效应。

妇科内镜诊断与治疗培训教材 | 中国医师协会妇科内镜医师培训学院
首都医科大学附属北京妇产医院培训基地

宫腔镜手术电流种类

混合电流（blended current）：

➢ 混合电流的波形特征是衰减波与非衰减波结合的波形。

➢ 在进行组织切割时，辅以凝固电流可以收到较好的临床效果。

➢ 当切割电流的输出功率较低时，能够收到较好的组织凝固效应；当凝固电流设置较高的电能输出时，凝固电流也可具备一定的切割效应。

妇科内镜诊断与治疗培训教材 | 中国医师协会妇科内镜医师培训学院
首都医科大学附属北京妇产医院培训基地

能源系统：电热效应对组织影响

组织细胞受电热作用后的改变：

➢ 蛋白质：分子量高，结构与组成复杂，维持分子空间构象的次级键键能较低，使其分子结构不稳定，易受理化因素影响。

➢ 高温可使蛋白质分子的次级键断裂而变性，一般活性细胞在60℃、持续1秒，即可使蛋白质变性死亡。

妇科内镜诊断与治疗培训教材 | 中国医师协会妇科内镜医师培训学院
首都医科大学附属北京妇产医院培训基地

能源系统：电热效应对组织影响

组织细胞受电热作用后的改变：

➢ 酶是由活性细胞产生的一种具有催化活性的蛋白质。

➢ 酶是生物催化剂，酶促反应随温度升高反应速度加快；酶又是蛋白质，温度过高酶蛋白变性失活，温度达80℃时，酶活性完全丧失。

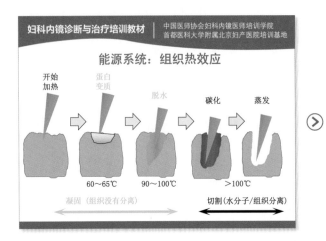

当作用电极与组织接触的瞬间，组织效应随之发生。分解组织热效应的过程包括了组织受热变形、脱水、碳化和蒸发等，但在实际中这一过程瞬间即可完成。

能源系统：电热效应对组织影响

组织热损伤的病理学改变（光镜观察）：

➤ 切割电极下方，可见深达肌层的组织缺损区，但热损伤带较浅。

➤ 凝固电极下方，组织缺损区表浅，但热损伤带比较厚。

能源系统：电热效应对组织影响

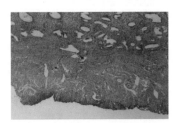

环形电极切割后的内膜组织，电极功率80W（HE×40）

子宫内膜腺体及其下方 2.5mm 的肌层组织，肌肉组织与作用电极接触部分呈现"带状"热损伤区域。

妇科内镜诊断与治疗培训教材 | 中国医师协会妇科内镜医师培训学院
首都医科大学附属北京妇产医院培训基地

能源系统：电热效应对组织影响

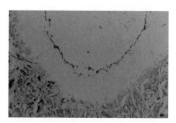

环形电极作用后的子宫肌壁组织，电切功率100W（NADH-d×40）

切割电极下方的组织热损伤带，热损伤层组织结构被破坏，通过酶染色不着色表明该处组织已成坏死区域。

妇科内镜诊断与治疗培训教材 | 中国医师协会妇科内镜医师培训学院
首都医科大学附属北京妇产医院培训基地

能源系统：电热效应对组织影响

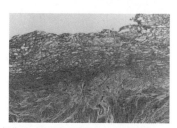

凝固电极作用后的子宫肌壁组织，电凝功率60W（HE×40）

凝固电极作用后的子宫肌壁组织，表面为凝固性坏死层，下方为部分坏死层，最下方为正常平滑肌。

妇科内镜诊断与治疗培训教材 | 中国医师协会妇科内镜医师培训学院
首都医科大学附属北京妇产医院培训基地

能源系统：电热效应对组织影响

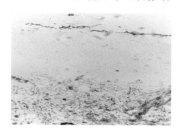

凝固电极作用后的子宫肌壁组织，电凝功率30W（NADH-d×40）

酶染色可见组织热损伤区域不着色，黄褐色为坏死层上沿，酶不着色区为热坏死层，最下方深蓝色为正常平滑肌。

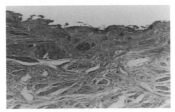

切割电极作用后的子宫肌壁组织，电切功率80W（Masson's×100）

可见子宫肌壁表面浅层组织破坏区域，坏死及部分坏死层均较凝固时薄，下方为正常平滑肌组织。

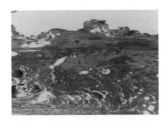

凝固电极作用后的子宫肌壁组织，电凝功率30W（Masson's×100）

可见子宫肌壁表面较深的组织破坏区域，表面橘红色凝固性坏死层较电切时明显增厚，部分坏死层混有蓝色胶原纤维，最下方为正常平滑肌。

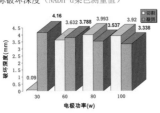

妇科内镜诊断与治疗培训教材 | 中国医师协会妇科内镜医师培训学院
首都医科大学附属北京妇产医院培训基地

宫腔镜手术使用能源的注意事项

宫腔镜：

➢ 常规检查电切镜操作部件，绝缘层不得有破裂及裸露金属出现。

➢ 作用电极的金属丝不能有变形、磨损或断裂，作用电极不能与金属器械接触。

妇科内镜诊断与治疗培训教材 | 中国医师协会妇科内镜医师培训学院
首都医科大学附属北京妇产医院培训基地

宫腔镜手术使用能源的注意事项

电缆线：

➢ 检查电缆线与宫腔镜是否匹配，检测连接是否正确。

➢ 电源发生器：

✓ 术前检查各项功能是否正常。

✓ 术前检查电极转换开关、功率调节开关能否进行有效的电极方式和功率选择转换。

✓ 术前检查脚踏开关是否能有效控制电极输出功率。

妇科内镜诊断与治疗培训教材 | 中国医师协会妇科内镜医师培训学院
首都医科大学附属北京妇产医院培训基地

宫腔镜手术使用能源的注意事项

负极板：

➢ 确保与患者身体接触牢固。

➢ 检查并确认负极回路正常。

➢ 浸湿的生理盐水纱布包裹或涂导电软膏。

➢ 避开多毛及有瘢痕的部位。

子宫腔占位与形态学异常的宫腔镜诊断

妇科内镜诊断与治疗培训教材 | 中国医师协会妇科内镜医师培训学院
首都医科大学附属北京妇产医院培训基地

子宫腔占位与形态学异常的
宫腔镜诊断

首都医科大学附属北京妇产医院
妇科微创诊治中心
张颖

妇科内镜诊断与治疗培训教材 | 中国医师协会妇科内镜医师培训学院
首都医科大学附属北京妇产医院培训基地

主要内容

(1) 子宫发育异常
(2) 宫腔粘连
(3) 子宫内膜息肉
(4) 子宫肌瘤

妇科内镜诊断与治疗培训教材 | 中国医师协会妇科内镜医师培训学院
首都医科大学附属北京妇产医院培训基地

子宫发育异常

子宫发育异常种类：子宫发育不良；单角子宫；残角子宫（Ⅰ、Ⅱ、Ⅲ）；双子宫；双角子宫；纵隔子宫；弓状子宫；己烯雌酚相关异常等。

引自：The American Fertility Society classifications of adnexal adhesions, distal tubal occlusion, tubal occlusion secondary to tubal ligation, tubal pregnancies, müllerian anomalies and intrauterine adhesions. Fertil Steril, 1988, 49 (6): 944-955.

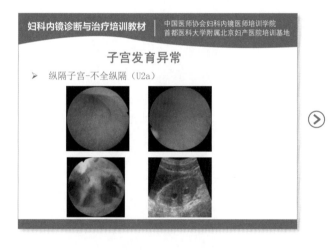

2013年欧洲生殖与胚胎协会将子宫畸形分为5种类型：

U1类：异形子宫，a为T型子宫，b为幼稚型子宫，c为其他类型异形子宫。

U2类：纵隔子宫，a为不全纵隔子宫，b为完全纵隔子宫。

U3类：双体子宫：a为部分双体子宫，b为完全双体子宫，c为双体纵隔子宫。

U4类：半体子宫：a为有功能性残腔的半体子宫；b为无功能性残腔的半体子宫。

U5类：发育不全子宫：a为有功能性残腔的发育不全子宫，b为无功能性残腔的发育不全子宫。

不全纵隔子宫典型的宫腔镜表现为鼻孔征，超声下呈现猫眼征，每侧宫腔顶端可见宫角结构或卵管开口。

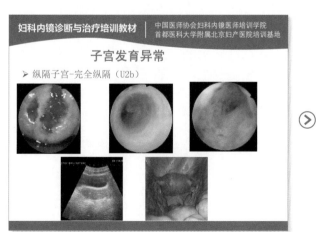

完全纵隔子宫宫颈可为单宫颈或表现为类双宫颈，从宫颈置镜后可见纵隔达宫颈内口水平或延伸到宫颈管内，需注意子宫峡部水平、双侧宫腔有无交通支。

妇科内镜诊断与治疗培训教材 | 中国医师协会妇科内镜医师培训学院
首都医科大学附属北京妇产医院培训基地

子宫发育异常

➤ 双角子宫及双子宫（U3）

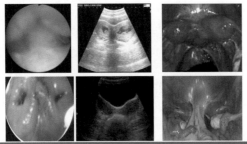

双体子宫可分为双角子宫及双子宫，双角子宫宫体下段有不同程度的融合，双子宫在腹腔镜下两个宫体间可见腹膜皱襞。

妇科内镜诊断与治疗培训教材 | 中国医师协会妇科内镜医师培训学院
首都医科大学附属北京妇产医院培训基地

子宫发育异常

➤ 子宫发育不良

宫腔镜下诊断标准：从组织学内口水平测量宫颈长度，再测量宫体长度，计算宫体和宫颈的比例。

正常成年女性宫体和宫颈比例为2∶1，如比例达不到，则可诊断为子宫发育不良。

妇科内镜诊断与治疗培训教材 | 中国医师协会妇科内镜医师培训学院
首都医科大学附属北京妇产医院培训基地

子宫发育异常宫腔镜检查中需注意的几个问题

➤ 选择检查时间很重要，早卵泡期检查最佳。

➤ 术中联合B超检查。

➤ 加强宫腔镜对卵管开口或宫角结构的识别。

➤ 对宫颈组织学内口的正确识别。

➤ 宫腔镜提示诊断，应联合腹腔镜明确诊断。

妇科内镜诊断与治疗培训教材 | 中国医师协会妇科内镜医师培训学院
首都医科大学附属北京妇产医院培训基地

宫腔粘连

原因:
- ✓ 创伤。
- ✓ 特异性炎症:结核。

组织类型:
- ✓ 膜性粘连:粘连表面与周围子宫内膜相似,容易剥离。
- ✓ 纤维肌性粘连:表面覆盖薄层内膜组织,光滑,呈淡红或黄白色。
- ✓ 结缔组织性粘连:瘢痕组织无内膜覆盖,呈灰白色,质地硬。

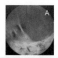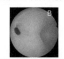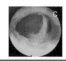

图 A:膜性粘连。
图 B:纤维肌性粘连。
图 C:结缔组织性粘连。

妇科内镜诊断与治疗培训教材 | 中国医师协会妇科内镜医师培训学院
首都医科大学附属北京妇产医院培训基地

宫腔粘连

粘连的位置:
- ✓ 周边型粘连:两侧壁内聚。
- ✓ 中央型粘连:注意和纵隔区别。
- ✓ 混合型粘连:注意与纵隔合并粘连的鉴别。

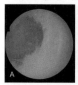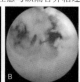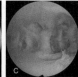

图 A:周边型粘连。
图 B:中央型粘连。
图 C:混合型粘连。

妇科内镜诊断与治疗培训教材 | 中国医师协会妇科内镜医师培训学院
首都医科大学附属北京妇产医院培训基地

宫腔粘连

粘连评分:宫腔粘连有多种分类及评分方法,如美国生殖协会评分(AFS)、欧洲妇科内镜协会(ESGE)宫腔粘连分类等,目前临床较为广泛使用的是AFS评分法。

累及宫腔范围及评分	<1/3(1分)	1/3~1/3(2分)	>2/3(4分)
粘连范围及评分	膜状(1分)	膜状+致密(2分)	致密(4分)
月经类型及评分	正常(0分)	月经过少(2分)	闭经(4分)

评分结果:1~4分为轻度粘连;5~8分为中度粘连;9~12分为重度粘连。

妇科内镜诊断与治疗培训教材 | 中国医师协会妇科内镜医师培训学院 首都医科大学附属北京妇产医院培训基地

2015年中国宫腔粘连专家共识中制定的评分标准

中国宫腔粘连诊断分级评分标准

评分项目	项目标准描述	评分（分）	评分项目	项目标准描述	评分（分）
粘连范围	<1/3	1	月经状态	经量≤1/2平时量	1
	1/3～2/3	2		点滴状	2
	>2/3	4		闭经	4
粘连性质	膜性	1	既往妊娠史	自然流产1次	1
	纤维性	2		复发性流产	2
	肌性	4		不孕	4
输卵管开口状态	单侧开口不可见	1	既往刮宫史	人工流产	1
	双侧开口不可见	2		早孕期清宫	2
	桶状宫腔，双侧宫角消失	4		中晚孕期清宫	4
子宫内膜厚度（增值晚期）	≥7mm	1			
	4～6mm	2			
	≤3mm	4			

轻度：0～8分
中度：9～18分
重度：19～28分

引自：中华医学会妇产科学分会.宫腔粘连临床诊疗中国专家共识.中华妇产科杂志，2015，50（12）：881-887.

妇科内镜诊断与治疗培训教材 | 中国医师协会妇科内镜医师培训学院 首都医科大学附属北京妇产医院培训基地

子宫内膜息肉

➤ 定义：子宫内膜息肉（endometrial polyps, EP）是由子宫内膜腺体和含有厚壁血管的纤维化子宫内膜间质构成，并突出于子宫内膜表面的良性结节。

➤ 数目：单发、多发

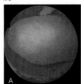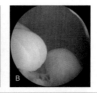

图A：单发子宫内膜息肉。
图B：多发子宫内膜息肉。

妇科内镜诊断与治疗培训教材 | 中国医师协会妇科内镜医师培训学院 首都医科大学附属北京妇产医院培训基地

子宫内膜息肉

组织学类型：

（1）功能性息肉：表面内膜与周围子宫内膜相似，生育年龄妇女常为多发性，部分病例同时伴有子宫内膜息肉样增生。

（2）非功能性息肉：息肉较大，表面腺体与周围内膜不同，表现为腺体增生明显，可见密集的腺体，部分病例可有异型血管，息肉远端呈黄红或紫红色。

（3）腺肌瘤性息肉（息肉样腺肌瘤）：常为单发，体积较大，质地较硬，表面腺体与周围内膜相同或不同，非典型息肉样腺肌瘤表面可见异型血管。

妇科内镜诊断与治疗培训教材 | 中国医师协会妇科内镜医师培训学院
首都医科大学附属北京妇产医院培训基地

子宫内膜息肉

1. 有症状：均应手术。

2. 无症状：据恶性可能性及息肉与不孕的相关性决定。

（1）绝经期及围绝经期子宫内膜息肉。

（2）直径较大的息肉：直径大于1.5cm。

（3）多发性内膜息肉。

（4）复发性息肉。

（5）影响生育的息肉：输卵管开口处、胚胎移植失败、不孕症合并息肉。

妇科内镜诊断与治疗培训教材 | 中国医师协会妇科内镜医师培训学院
首都医科大学附属北京妇产医院培训基地

子宫肌瘤

➢ 影响宫腔形态的肌瘤：黏膜下子宫肌瘤及壁间内突肌瘤。

➢ 黏膜下子宫肌瘤的分型：

✓ 0型：带蒂的黏膜下肌瘤，瘤体未向肌层扩展。

✓ Ⅰ型：无蒂黏膜下肌瘤，根蒂向肌层扩展＜50%；肌瘤与子宫壁间角度＜90°。

✓ Ⅱ型：无蒂黏膜下肌瘤，根蒂向肌层扩展＞50%；肌瘤与子宫壁间角度≥90°。

妇科内镜诊断与治疗培训教材 | 中国医师协会妇科内镜医师培训学院
首都医科大学附属北京妇产医院培训基地

子宫肌瘤

黏膜下子宫肌瘤示意图

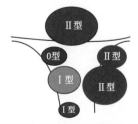

妇科内镜诊断与治疗培训教材 | 中国医师协会妇科内镜医师培训学院
首都医科大学附属北京妇产医院培训基地

国际妇产科联盟子宫肌瘤9型分类法

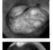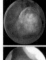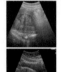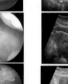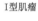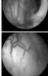

0型：有蒂黏膜下肌瘤。
1型：无蒂黏膜下肌瘤，向肌层扩展≤50%。
2型：无蒂黏膜下肌瘤，向肌层扩展≥50%。
3型：肌壁间肌瘤，位置近宫腔，瘤体外缘距子宫浆膜层≥5mm。
4型：肌壁间肌瘤，位置近宫腔，瘤体外缘距子宫浆膜层<5mm。
5型：肌瘤贯穿全部子宫肌层。
6型：肌瘤突向浆膜。
7型：肌瘤完全位于浆膜下(有蒂)。
8型：其他特殊类型或部位肌瘤。

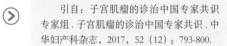

引自：子宫肌瘤的诊治中国专家共识专家组.子宫肌瘤的诊治中国专家共识.中华妇产科杂志，2017，52（12）：793-800.

妇科内镜诊断与治疗培训教材 | 中国医师协会妇科内镜医师培训学院
首都医科大学附属北京妇产医院培训基地

0型肌瘤
I型肌瘤
II型肌瘤

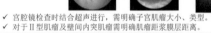

✓ 宫腔镜检查时结合超声进行，需明确子宫肌瘤大小、类型。
✓ 对于II型肌瘤及壁间内突肌瘤需明确肌瘤距浆膜层距离。

子宫内膜增生及癌变宫腔镜诊断

子宫内膜增生及癌变
宫腔镜诊断

首都医科大学附属北京妇产医院
妇科微创诊治中心
张颖

子宫内膜病变诊断

病变类型

宫腔镜下
指导定位活检

不伴细胞非典型的内膜增生
非典型增生
子宫内膜癌

病理诊断

病理是诊断子宫内膜增生及病变的金标准，宫腔镜可以识别病变并指导定点活检。

子宫内膜病变

➤ 子宫内膜增生：
✓ 腺体结构（大小和形态）改变，以及腺体和间质比例改变
（>1:1）导致子宫内膜量增多。
✓ 2014年WHO对子宫内膜增生的二分法：
• 子宫内膜增生不伴不典型增生（良性子宫内膜增生）
• 子宫内膜伴不典型增生（子宫内膜上皮内瘤变）。
➤ 子宫内膜癌：
✓ 子宫内膜腺癌，特殊类型子宫内膜癌。

目前病理诊断多采用2014年WHO对子宫内膜增生的二分法进行诊断。

妇科内镜诊断与治疗培训教材 | 中国医师协会妇科内镜医师培训学院
首都医科大学附属北京妇产医院培训基地

宫腔镜下诊断子宫内膜病变的大致判断标准

诊断条件	正常	异常
内膜厚度	薄或厚,较均一;边界平滑,起伏平缓	薄厚不均,毛糙,边界突兀
内膜色泽	粉红,透明或不透明;色泽均一;可见点状腺体开口,腺体分布均一;无坏死	色泽不均一,腺体拥挤,可见黄白色或白色灶性坏死
内膜质地	正常	糟脆,并不规则点,片状脱落
血管	正常血管	异型血管

妇科内镜诊断与治疗培训教材 | 中国医师协会妇科内镜医师培训学院
首都医科大学附属北京妇产医院培训基地

正常子宫内膜

子宫内膜血管表现

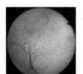
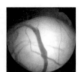

毛细血管网　　　　　树枝状血管　　　　位于肿瘤表面的宽幅状血管

对于宽幅状血管,要结合病变质地综合考虑,子宫肌瘤等质地硬。

妇科内镜诊断与治疗培训教材 | 中国医师协会妇科内镜医师培训学院
首都医科大学附属北京妇产医院培训基地

增殖早期

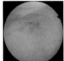

在低水平雌激素下,内膜开始修复、变薄。

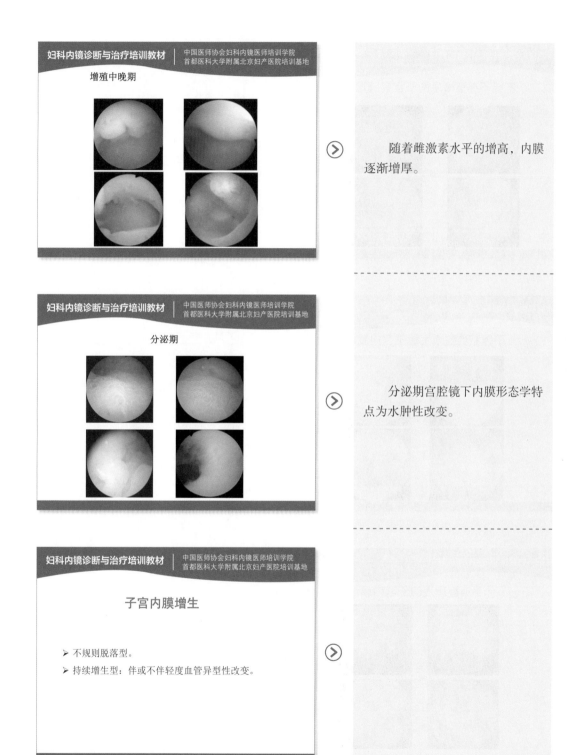

随着雌激素水平的增高，内膜逐渐增厚。

分泌期宫腔镜下内膜形态学特点为水肿性改变。

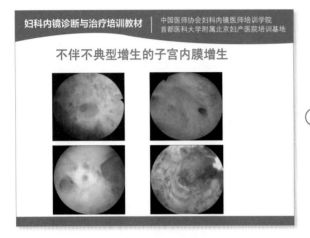

内膜不规则增生及脱落，内膜边缘毛糙，临床表现为异常子宫出血。

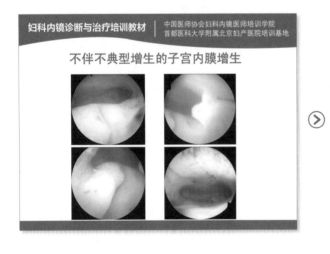

内膜持续增生，宫腔镜下提示内膜局灶性弥漫性增厚，临床表现为停经或闭经后大量阴道出血。

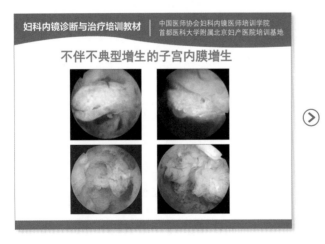

有些病变呈息肉样，其表面内膜增生。

妇科内镜诊断与治疗培训教材 | 中国医师协会妇科内镜医师培训学院
首都医科大学附属北京妇产医院培训基地

子宫内膜不典型增生

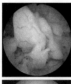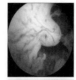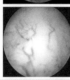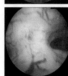

腺体开口处呈现黄白色改变，血管异型表现为血管密度增加、血管扭曲、扩张。

妇科内镜诊断与治疗培训教材 | 中国医师协会妇科内镜医师培训学院
首都医科大学附属北京妇产医院培训基地

宫腔镜诊断对子宫内膜癌预后的影响

对于持续或反复未明确子宫内膜病变的阴道流血者，宫腔镜辅助检查有助于判断子宫内膜病变的良恶性。

引自：周简，吴小华，刘继红，等.中国抗癌协会妇科肿瘤专业子宫内膜癌诊断与治疗指南（第四版）.中国实用妇科与产科杂志，2018，34（8）：52-58.

妇科内镜诊断与治疗培训教材 | 中国医师协会妇科内镜医师培训学院
首都医科大学附属北京妇产医院培训基地

宫腔镜对子宫内膜癌的诊断

➢ 不规则的包块。
  ✓ 乳头型、结节型、息肉型、溃疡型。
➢ 组织糟脆和坏死。
➢ 异型血管：特征性异型血管。

不同形态的异型血管为宫腔镜下诊断子宫内膜癌形态学的重要特征。

妇科内镜诊断与治疗培训教材 中国医师协会妇科内镜医师培训学院
首都医科大学附属北京妇产医院培训基地

子宫内膜癌

宫腔镜异常血管包括：狭窄、中断、屈曲、蛇形、闪电形、静脉瘤、怒张、乳头状、蛙卵状。

> 不同形态的异型血管为宫腔镜下诊断子宫内膜癌形态学的重要特征。

妇科内镜诊断与治疗培训教材 中国医师协会妇科内镜医师培训学院
首都医科大学附属北京妇产医院培训基地

特征病变之一：细长血管伴白点状凝乳样坏死。

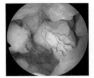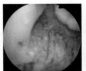

> 伴有异型血管，血管可表现为粗细不均、中断、闪电样、蛇形等改变。

妇科内镜诊断与治疗培训教材 中国医师协会妇科内镜医师培训学院
首都医科大学附属北京妇产医院培训基地

特征病变之二：绒毛状漂浮的血管。

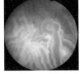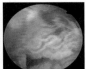

> 特征性病变为乳头状、珊瑚状血管。

妇科内镜诊断与治疗培训教材 | 中国医师协会妇科内镜医师培训学院
首都医科大学附属北京妇产医院培训基地

特征病变之三：血管怒张，裸露，团状，静脉瘤。

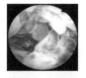 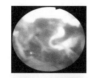
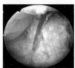 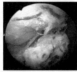

此种类型子宫内膜癌血供非常丰富，内膜癌组织脱落可导致血管裸露。

妇科内镜诊断与治疗培训教材 | 中国医师协会妇科内镜医师培训学院
首都医科大学附属北京妇产医院培训基地

特征病变之四：蛙卵状血管样病变。

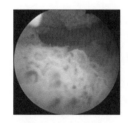 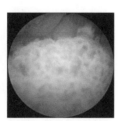

妇科内镜诊断与治疗培训教材 | 中国医师协会妇科内镜医师培训学院
首都医科大学附属北京妇产医院培训基地

特征病变之五：松软、糟脆组织伴异型血管。

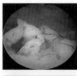
 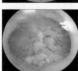

组织质地糟脆。

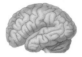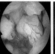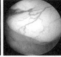

子宫内膜癌

宫腔镜下组织类型与分化程度的识别

脑回型

高分化（G1）：息肉样灰、白色病变，缺少腺体开口，白色凝乳状坏死，组织表面可见异型血管。

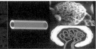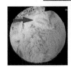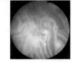

子宫内膜癌

组织类型与分化程度（肾小球型）

肾小球型

中、低分化（G2、G3）：漂浮的乳头状血管团样病变。

宫腔镜检查

形态学异常　子宫内膜病变

"定点"活检

完整确切的诊断

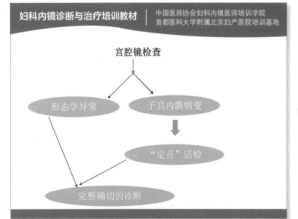

宫腔镜诊断 / 手术相关问题与围术期处理

妇科内镜诊断与治疗培训教材 | 中国医师协会妇科内镜医师培训学院
首都医科大学附属北京妇产医院培训基地

**宫腔镜诊断/手术相关问题
与围术期处理**

首都医科大学附属北京妇产医院
妇科微创诊治中心
叶红

妇科内镜诊断与治疗培训教材 | 中国医师协会妇科内镜医师培训学院
首都医科大学附属北京妇产医院培训基地

宫腔镜诊断/手术子宫疾病优势

➢ 直观性
➢ 微创性
➢ 独到性

宫腔镜可以：
（1）直接观察和确定病灶部位、大小、外观。
（2）对病灶表面的组织结构进行细致的观察。
（3）可在直视下取材或定位刮宫，提高诊断的准确性。

妇科内镜诊断与治疗培训教材 | 中国医师协会妇科内镜医师培训学院
首都医科大学附属北京妇产医院培训基地

宫腔镜诊断/治疗子宫疾病优势

➢ 宫腔镜手术利用天然孔道，无手术切口。
➢ 手术时间短，创伤小，出血量少。
➢ 术后100%在1天内排气。
➢ 尿道刺激症状少。
➢ 术后病发率低。
➢ 使用抗生素少。
➢ 不破坏子宫结构治疗宫腔疾病，如宫腔内占位、子宫
　纵隔、宫腔粘连、节育器残留等。
➢ 对于未婚者可保留处女膜完整。

妇科内镜诊断与治疗培训教材 | 中国医师协会妇科内镜医师培训学院
首都医科大学附属北京妇产医院培训基地

刮宫与宫腔镜比较具有局限性

➢ 盲目操作，凭术者的感觉和经验进行。
➢ 不能定位局限性病灶。
➢ 对较小的占位或息肉漏诊率高。
➢ 对局灶性子宫内膜癌变的漏诊率高。

妇科内镜诊断与治疗培训教材 | 中国医师协会妇科内镜医师培训学院
首都医科大学附属北京妇产医院培训基地

输卵管碘油造影（HSG）与宫腔镜比较

➢ X线假阳性征象：宫腔内血块、黏液、内膜碎片及造影剂
不足等。
➢ 技术操作因素，造影剂的选择和读片解释差异均可导致
误诊。
➢ 有统计HSG异常者仅有43%～68%得到宫腔镜证实。

妇科内镜诊断与治疗培训教材 | 中国医师协会妇科内镜医师培训学院
首都医科大学附属北京妇产医院培训基地

B超与宫腔镜比较

➢ 子宫内膜异常增厚的声像图改变不具特异性。
➢ 不能鉴别较小的子宫内膜病灶或黏膜下团块。
➢ 易漏诊＜5mm的息肉。
➢ 有时不能定位黏膜下或壁间型肌瘤。

妇科内镜诊断与治疗培训教材 | 中国医师协会妇科内镜医师培训学院
首都医科大学附属北京妇产医院培训基地

宫腔镜是诊断宫腔内病变的金标准

➢ 全面观察子宫颈管和宫腔内膜。

➢ 定位活检。

➢ 不易漏诊小的内膜病灶。

➢ 直观、准确、创伤小、痛苦少。

妇科内镜诊断与治疗培训教材 | 中国医师协会妇科内镜医师培训学院
首都医科大学附属北京妇产医院培训基地

宫腔镜检查的适应证

（1）异常子宫出血。

（2）宫腔内占位性病变。

（3）宫内节育器异常及宫内异物。

（4）不孕、不育。

（5）宫腔粘连。

（6）子宫畸形。

（7）宫腔影像学检查异常。

（8）宫腔镜术后相关评估。

（9）阴道排液和(或)幼女阴道异物。

（10）子宫内膜癌和宫颈管癌手术前病变范围观察及镜下取活检。

妇科内镜诊断与治疗培训教材 | 中国医师协会妇科内镜医师培训学院
首都医科大学附属北京妇产医院培训基地

宫腔镜检查的禁忌证

1.绝对禁忌证：急性盆腔炎。

2.相对禁忌证：

（1）体温＞37.5℃。

（2）大量子宫出血、重度贫血。

（3）继续妊娠。

（4）近期子宫穿孔。

（5）宫腔过小或宫颈过硬，难以扩张。

（6）浸润性宫颈癌。

（7）患有严重内科疾患，难以耐受膨宫操作者。

（8）生殖道结核，未经抗结核治疗者。

（9）血液病无后续治疗措施者。

（10）心、肺、肝、肾衰竭的急性期。

妇科内镜诊断与治疗培训教材 | 中国医师协会妇科内镜医师培训学院
首都医科大学附属北京妇产医院培训基地

宫腔镜检查术前评估

➤ 妇科检查除外盆腔炎症。

➤ 血常规、乙肝病毒表面抗原（HBsAg）、丙型肝炎病毒（HCV）、快速血浆反应素试验（RPR）及人类免疫缺陷病毒（HIV）。

➤ 阴道分泌物检查。

➤ 心电图。

➤ 除外内外科严重合并症。

1. 传染病相关化验检查。

2. 除外阴道炎症。

3. 根据具体情况酌情增加相关化验检查。

妇科内镜诊断与治疗培训教材 | 中国医师协会妇科内镜医师培训学院
首都医科大学附属北京妇产医院培训基地

宫腔镜检查麻醉与镇痛

➤ 镇痛药物。

➤ 宫颈管黏膜表面麻醉：2%利多卡因棉棒插入宫颈管，保留1分钟。

➤ 宫颈旁神经阻滞麻醉。

➤ 静脉麻醉。

1. 经产妇或宫颈管松弛者，不用麻醉。

2. 纤维软镜操作不用麻醉。

3. 未婚无性生活、精神异常紧张及有内科合并症可考虑静脉麻醉下宫腔镜检查。

妇科内镜诊断与治疗培训教材 | 中国医师协会妇科内镜医师培训学院
首都医科大学附属北京妇产医院培训基地

宫腔镜检查失败的原因

➤ 宫腔内有气泡或出血。

➤ 宫口太松，膨宫液外漏。

➤ 子宫膨胀不全，视野不清。

➤ 宫颈狭窄或子宫曲度太大。

➤ 宫腔内病变影响输卵管开口的观察。

➤ 快速注入多量液体导致内膜水肿，影响观察。

妇科内镜诊断与治疗培训教材 中国医师协会妇科内镜医师培训学院
首都医科大学附属北京妇产医院培训基地

宫腔检查镜分类

➢ 硬管型宫腔镜。
➢ 软管型宫腔镜-纤维宫腔镜。

妇科内镜诊断与治疗培训教材 中国医师协会妇科内镜医师培训学院
首都医科大学附属北京妇产医院培训基地

纤维宫腔镜优点

➢ 纤细：创伤小，无需麻醉和扩宫。
➢ 前端可弯曲：适合前倾、后屈子宫。
➢ 插入部带刻度：可代替探针。

妇科内镜诊断与治疗培训教材 中国医师协会妇科内镜医师培训学院
首都医科大学附属北京妇产医院培训基地

纤维宫腔镜缺点

➢ 消毒及操作不便：导光束与镜体连体。
➢ 易损坏：置入管纤细。
➢ 不易掌握方向：宫腔过大。

妇科内镜诊断与治疗培训教材 | 中国医师协会妇科内镜医师培训学院
首都医科大学附属北京妇产医院培训基地

纤维宫腔镜适宜人群

➤ 未自然分娩。
➤ 子宫、宫颈畸形。
➤ 围绝经期和绝经后。
➤ 幼女。

妇科内镜诊断与治疗培训教材 | 中国医师协会妇科内镜医师培训学院
首都医科大学附属北京妇产医院培训基地

宫腔镜检查术后常见症状及注意事项

➤ 下腹隐痛：子宫收缩。
➤ 术后1周内少量出血。
➤ 术后禁止性生活1个月。
➤ 常规口服抗菌素预防感染。

妇科内镜诊断与治疗培训教材 | 中国医师协会妇科内镜医师培训学院
首都医科大学附属北京妇产医院培训基地

常见宫腔镜手术种类

➤ 宫腔镜下子宫内膜电切术（TCRE）
➤ 子宫内膜消融术（EA）
➤ 宫腔镜下子宫内膜息肉电切术（TCRP）
➤ 宫腔镜下子宫肌瘤电切术（TCRM）
➤ 宫腔镜下子宫纵隔电切术（TCRS）
➤ 宫腔镜下子宫腔粘连分离术（TCRA）
➤ 宫腔镜下子宫异物取出术（TCRF）

妇科内镜诊断与治疗培训教材 | 中国医师协会妇科内镜医师培训学院
首都医科大学附属北京妇产医院培训基地

宫腔镜手术前化验及评估

➤ 全面体格检查。

➤ 实验室检查。

➤ 辅助检查。

1. 血尿常规、血型、肝肾功能、钾、钠、氯、空腹血糖、凝血五项、肝功能免疫系列、HIV 及梅毒螺旋体抗体筛查。

2. 心电图、胸片、盆腔 B 超、宫颈细胞学检查等。

3. 排除严重内外科合并症及各类宫腔镜手术禁忌证。

4. 依据病情酌情增加相关检查，如可疑子宫畸形者，增加泌尿系超声检查。

妇科内镜诊断与治疗培训教材 | 中国医师协会妇科内镜医师培训学院
首都医科大学附属北京妇产医院培训基地

宫腔镜手术前子宫内膜预处理

➤ 药物预处理。

➤ 机械性预处理。

常用药物：

（1）口服避孕药：不能完全抑制雌激素刺激，但子宫内膜比有排卵者减少。

（2）孕酮类：高剂量可致子宫内膜萎缩，可有不规则出血。

（3）雄激素衍生物：长期使用可致食欲增加、肥胖等，有时有不规则出血。

（4）GnRH-a 类药物：子宫内膜萎缩作用显著，应注意不良反应。

妇科内镜诊断与治疗培训教材 | 中国医师协会妇科内镜医师培训学院
首都医科大学附属北京妇产医院培训基地

子宫内膜预处理目的

➤ 使视野清晰。

➤ 减少出血。

➤ 缩短手术时间，减少灌流液吸收，预防TURP综合征。

负压吸子宫的优势：

（1）不受月经周期限制。

（2）不影响手术时机选择。

（3）减轻了患者的经济负担。

（4）避免药物对机体内分泌系统的干扰和影响。

（5）快速、简单、有效、安全的内膜预处理方法，适用于各种宫腔镜手术。

（6）对于有生育要求及宫腔粘连患者慎用。

妇科内镜诊断与治疗培训教材 | 中国医师协会妇科内镜医师培训学院
首都医科大学附属北京妇产医院培训基地

宫腔镜手术时机

➢ 月经后，子宫内膜增殖早期。
➢ 经过子宫内膜预处理者，可在月经周期任何时期施术。
➢ 不可控制的子宫出血，急诊施术。

妇科内镜诊断与治疗培训教材 | 中国医师协会妇科内镜医师培训学院
首都医科大学附属北京妇产医院培训基地

宫腔镜手术前准备

➢ 术前告知病情及相关医疗文书签字。
➢ 宫颈预处理。
➢ 术前禁食水6小时。

术前针对不同患者充分告知病情，如子宫肌瘤手术不能完全切除，有复发及二次手术可能；宫腔粘连手术子宫内膜破坏严重，有再次宫腔粘连风险等。

术前晚放宫颈扩张棒扩张宫颈，使宫口松弛便于手术操作，如卡孕栓 0.5mg 术前晚及术晨阴道后穹隆放置软化宫颈，对于手术中宫颈扩张不充分、扩宫困难者，可选用间苯三酚 80mg 静脉注射。

妇科内镜诊断与治疗培训教材 | 中国医师协会妇科内镜医师培训学院
首都医科大学附属北京妇产医院培训基地

宫腔镜手术麻醉

➢ **硬膜外麻醉**：止痛效果好，患者清醒，适用于所有宫腔镜手术。
➢ **静脉麻醉**：用于硬膜外麻醉禁忌或较小的病变切除。
➢ **全身麻醉**：复杂的宫腔内操作需要腹腔镜监护或联合手术时。

妇科内镜诊断与治疗培训教材 | 中国医师协会妇科内镜医师培训学院
首都医科大学附属北京妇产医院培训基地

宫腔镜手术中基本要求

➢ 体位取膀胱截石位。
➢ 术中联合超声监护（膀胱充盈）。
➢ 扩宫要充分。
➢ 关注膨宫压力。
➢ 术中灌流液的选择。
➢ 术中单双极的选择。

1. 宫腔镜手术的体位为非头低位，心脏水平不能低于子宫水平。
2. 联合超声减少手术并发症发生。
3. 术中扩宫至10.5～12号扩宫棒，据不同疾病决定，子宫肌瘤建议扩宫至12号，以利于术中肌瘤钳夹。
4. 膨宫压力一般维持在80～100mmHg。
5. 电极电切灌流液一般为5%葡萄糖溶液；合并糖尿病选择5%甘露醇；双极电切选择0.9%生理盐水溶液。
6. 单双极的选择对应不同疾病，如宫腔粘连建议双极宫腔镜，而靠近宫颈的肌瘤、息肉选择单极。

妇科内镜诊断与治疗培训教材 | 中国医师协会妇科内镜医师培训学院
首都医科大学附属北京妇产医院培训基地

宫腔镜手术中监测

➢ 生命体征。
➢ 灌流介质。
➢ 血清电解质。
➢ B超监护。
➢ 联合腹腔镜监护。

1. 术中监测生命体征、血氧饱和度及心电监护等。
2. 计算灌流液的出入量得出差值，差值＞1000ml，酌情查血清电解质并给予相应处理，必要时停止手术。

妇科内镜诊断与治疗培训教材 | 中国医师协会妇科内镜医师培训学院
首都医科大学附属北京妇产医院培训基地

宫腔镜术后处理

➢ 生命体征监测。
➢ 阴道出血：出血多酌情应用缩宫素。
➢ 合理使用抗菌素。
➢ 针对不同疾病选择促进子宫内膜生长及抑制子宫内膜生长的治疗方案。

针对不同疾病术后处理不同：
（1）宫腔粘连患者术后可应用人工周期促进子宫内膜生长治疗。
（2）子宫内膜增生、子宫内膜非典型增生患者术后需抑制子宫内膜生长。

宫腔镜检查 / 手术并发症防治

宫腔镜检查/手术并发症防治

首都医科大学附属北京妇产医院
妇科微创诊治中心
郭银树

宫腔镜检查及手术并发症

Why?
　　That NEVER happens to me!

为什么会发生并发症？我们应该怎样防治并发症？但有的医生会问：为什么我从未发生并发症！

宫腔镜检查及手术并发症

There are 2 kind of hysteroscopists······

A. Those who have perforated the uterus
B. Those who don't perform enough hysteroscopies

有两种类型的宫腔镜医生：
（1）曾经发生过子宫穿孔的宫腔镜医生。
（2）还没有做足够多的宫腔镜医生。
如果宫腔镜手术做的足够多，一定会遇到宫腔镜手术并发症。

妇科内镜诊断与治疗培训教材 | 中国医师协会妇科内镜医师培训学院
首都医科大学附属北京妇产医院培训基地

宫腔镜检查及手术并发症

1. 即刻并发症
✓ 子宫穿孔
✓ TURP综合征
✓ 空气栓塞
✓ 出血
.

2. 远期并发症
✓ 宫腔粘连
✓ PASS综合征
✓ 感染
✓ 复发

> 宫腔镜检查并发症发生率较低，并发症多见于宫腔镜手术中，分为手术即刻并发症和远期并发症，我们主要讨论手术即刻并发症，包括子宫穿孔、TURP综合征、空气栓塞、出血等。

妇科内镜诊断与治疗培训教材 | 中国医师协会妇科内镜医师培训学院
首都医科大学附属北京妇产医院培训基地

宫腔镜手术并发症

手术即刻并发症：
✓ 最严重：TURP综合征、 空气栓塞。
✓ 其次：子宫穿孔、出血。
✓ 其他：感染等。

> 手术即刻并发症多发生在术中或术后短时间内，发病快，病情急，需及时做出诊断及治疗。

妇科内镜诊断与治疗培训教材 | 中国医师协会妇科内镜医师培训学院
首都医科大学附属北京妇产医院培训基地

子宫穿孔

1. 概述
➢ 最常见的并发症
➢ 发生率：

　　国外：0.25%～25%，平均1.3%

　　国内：检查0.03%，手术0.04%

➢ 2.25%合并肠道损伤

> 子宫穿孔是最常见的宫腔镜手术并发症，与普通器械所致穿孔不同，宫腔镜手术穿孔多由能量器械所致，由此引起的肠道损伤或膀胱损伤应引起重视。

妇科内镜诊断与治疗培训教材 中国医师协会妇科内镜医师培训学院
首都医科大学附属北京妇产医院培训基地

子宫穿孔

2. 发生因素
- ✓ 术者经验
- ✓ 解剖学位置
- ✓ 作用电极
- ✓ 手术种类：宫腔粘连分离术（TCRA）（25%）、子宫中隔切除术（TCRS）（5.88%）
- ✓ 既往子宫创伤史
- ✓ 绝经期

妇科内镜诊断与治疗培训教材 中国医师协会妇科内镜医师培训学院
首都医科大学附属北京妇产医院培训基地

子宫穿孔

3. 分类
- ✓ 完全穿孔
- ✓ 不完全穿孔

妇科内镜诊断与治疗培训教材 中国医师协会妇科内镜医师培训学院
首都医科大学附属北京妇产医院培训基地

子宫穿孔

4. "完全子宫穿孔" 临床表现：
- ✓ B超灌流液大量溢入腹腔。
- ✓ 宫腔镜下见腹膜、大网或肠管。
- ✓ 腹腔镜监护下见浆膜透亮、起水泡、出血、血肿或穿孔的创面。

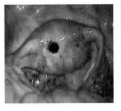

子宫穿孔发病原因与以下因素有关：

（1）术者经验：术者的经验与子宫穿孔的发生有关系，并不意味着高年资手术医生就不会发生子宫穿孔，相反，由于高年资经验丰富，实施复杂手术的比例较高，因此，仍然会发生子宫穿孔。

（2）解剖学部位：根据子宫的解剖学特点，子宫下段及双侧子宫角部肌壁较薄弱，这些部位更易出现子宫穿孔。

（3）作用电极：宫腔镜手术实施单极或双极电切时，前推作用电极或电切肌壁组织可引发穿孔。

（4）手术种类：整复性手术更易发生子宫穿孔；复杂的宫腔粘连整复手术子宫穿孔的发生率最高。

（5）既往子宫手术史：如子宫肌瘤剔除术史、剖宫产术史等。

（6）绝经期：绝经期女性生殖器官萎缩，宫颈展平，穹窿消失，甚至宫颈管粘连，实施宫腔镜手术易形成假道，甚至完全穿孔。

- -

由于分类标准不同，子宫穿孔有不同的分类：

（1）根据发生穿孔的部位分类：子宫体部穿孔和宫颈穿孔；子宫体部位穿孔又分为宫底部、宫角部和子宫下段穿孔等。

（2）根据穿孔的器械不同分类：机械性穿孔和能量器械穿孔等。

（3）根据穿孔的程度不同分类：不完全穿孔和完全穿孔，我们使用此分类方法进行分类，对于完全穿孔患者应注意判断有无内脏损伤。

- -

不完全子宫穿孔最主要症状为子宫出血。

妇科内镜诊断与治疗培训教材 | 中国医师协会妇科内镜医师培训学院
首都医科大学附属北京妇产医院培训基地

子宫穿孔

5. 诊断

➤是否穿孔。

➤穿孔类型（部位、穿孔器械、严重程度）。

➤有无穿孔引发的腹腔内出血及盆腔脏器损伤。

子宫穿孔诊断应注意：诊断是否为子宫穿孔，诊断穿孔后，需明确是否为完全穿孔，并排除有无内脏损伤，这三点均不可忽视。

妇科内镜诊断与治疗培训教材 | 中国医师协会妇科内镜医师培训学院
首都医科大学附属北京妇产医院培训基地

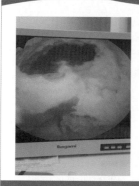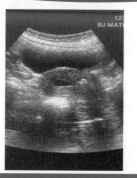

此图为不完全子宫穿孔的宫腔镜图像，在超声下发现形成子宫夹层。

妇科内镜诊断与治疗培训教材 | 中国医师协会妇科内镜医师培训学院
首都医科大学附属北京妇产医院培训基地

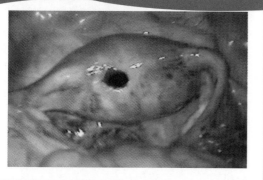

此图为完全子宫穿孔

妇科内镜诊断与治疗培训教材 | 中国医师协会妇科内镜医师培训学院
首都医科大学附属北京妇产医院培训基地

子宫穿孔

6. 后果

✓ 伤及邻近器官：消化道、泌尿道。

✓ 大血管破裂出血。

✓ 并发TURP综合征。

✓ 并发空气栓塞。

完全穿孔有可能同时导致内脏损伤、腹腔内大出血、同时并发TURP综合征和空气栓塞等。

妇科内镜诊断与治疗培训教材 | 中国医师协会妇科内镜医师培训学院
首都医科大学附属北京妇产医院培训基地

子宫穿孔

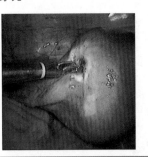

7. 处理

✓ 缩宫素

✓ 腹腔镜下电凝或缝合

✓ 开腹探查

首先给予缩宫素，如果可疑腹腔内脏器损伤，必要时需开腹探查。

妇科内镜诊断与治疗培训教材 | 中国医师协会妇科内镜医师培训学院
首都医科大学附属北京妇产医院培训基地

子宫穿孔

8. 预防

➤ B超或腹腔镜监护。

➤ 加强宫颈预处理、避免暴力扩宫。

➤ 手术技巧：

　TCRE：切割深度，一个部位只切一刀。

　TCRM：肌瘤过大应注意避免损伤对侧壁。

　TCRS：宫底易穿孔。

➤ 酌情使用 CnRH-a 类药物缩小肌瘤或子宫体积，薄化子宫内膜。

➤ 视野不清不能通电。

子宫穿孔是宫腔镜手术最常见的并发症，预防很重要。

妇科内镜诊断与治疗培训教材 | 中国医师协会妇科内镜医师培训学院
首都医科大学附属北京妇产医院培训基地

TURP综合征

1. 定义及发生率

➤TURP综合征发生率为0.2%。

宫腔镜手术中灌流液过度吸收引发的一系列临床表现，因同于经尿道前列腺电切（transurethral resection of prostate，TURP）综合征，因此沿用此名。

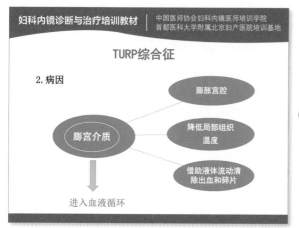

主要病因为过多的灌流介质吸收进入血液循环。

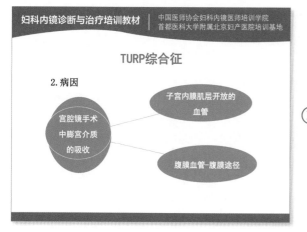

膨宫液吸收进入血液循环是引起TURP综合征的原因，液体进入血液循环的途径主要是通过手术中开放的子宫血管。

妇科内镜诊断与治疗培训教材 | 中国医师协会妇科内镜医师培训学院
首都医科大学附属北京妇产医院培训基地

TURP综合征

3. 相关因素
- ✓ 膨宫压力
- ✓ 膨宫介质
- ✓ 手术时间
- ✓ 灌流介质吸收量
- ✓ 手术类型

妇科内镜诊断与治疗培训教材 | 中国医师协会妇科内镜医师培训学院
首都医科大学附属北京妇产医院培训基地

TURP综合征

（1）膨宫压力
- ✓ 膨宫压力<40mmHg灌流介质不会从输卵管溢出。
- ✓ 膨宫压力>55mmHg可致输卵管开放及灌流液通过。
- ✓ 膨宫压力60~75mmHg可以保持宫腔膨胀。
- ✓ 膨宫压力需要100~110mmHg以充分显露双侧子宫角。
- ✓ 膨宫压力升高，即使灌流液吸收量在正常范围，也会引起急性肺水肿。

妇科内镜诊断与治疗培训教材 | 中国医师协会妇科内镜医师培训学院
首都医科大学附属北京妇产医院培训基地

TURP综合征

（1）膨宫压力
- ✓ <80mmHg，灌流介质吸收不明显。
- ✓ 100mmHg，10分钟内灌流介质的吸收量达150~200ml。
- ✓ 110mmHg，10分钟内灌流介质的吸收量可达600~800ml。

适宜的膨宫压力为80~100mmHg！

TURP综合征的发病因素包括：

（1）膨宫压力：正常的膨宫压力为80～100mmHg，压力增高可导致灌流液过度吸收。

（2）膨宫介质：非电解质液和电解质液均可出现灌流液过度吸收体液超负荷而引发临床症状。

（3）手术时间的延长，可增加发生TURP综合征的风险。

（4）TURP综合征与灌流介质吸收量成正比。

（5）手术类型：TURP综合征与手术类型相关，复杂的整复性手术，TURP综合征发生率高。

术中保持膨宫压力<100mmHg或<平均动脉压。

妇科内镜诊断与治疗培训教材 | 中国医师协会妇科内镜医师培训学院
首都医科大学附属北京妇产医院培训基地

TURP综合征

（2）灌流介质

①灌流介质类型：

✓ 电解质介质：生理盐水。

✓ 非电解质介质：低黏度介质如5%葡萄糖、5%甘露醇。

临床最常用的膨宫介质为5%葡萄糖，若手术电极为双极，则使用生理盐水膨宫。

妇科内镜诊断与治疗培训教材 | 中国医师协会妇科内镜医师培训学院
首都医科大学附属北京妇产医院培训基地

TURP综合征

②灌流介质吸收量：

✓ 非电解质液：控制灌流液差值在1000～2000ml。

✓ 电解质液：超过一定阈值范围，同样导致肺水肿、脑水肿等严重并发症。

国内报道以生理盐水为灌流介质的宫腔镜手术，手术时间100分钟，液体吸收量不详，术后2小时出现TURP综合征，抢救无效死亡。

术中严格控制膨宫液使用量，并计算膨宫液出入差值，控制灌流液差值在1000～2000ml。

妇科内镜诊断与治疗培训教材 | 中国医师协会妇科内镜医师培训学院
首都医科大学附属北京妇产医院培训基地

TURP综合征

③灌流介质吸收量和血钠下降的关系

血钠下降值（mOsm/L）	灌流出入量差值（ml）	处理原则
0～5	≤500	不需要处理
8～10	≤1000	严密观察（测血压、利尿）
16～20	1000～2000	停止手术（动态观察血钠浓度，补钾、利尿）
>20	>2000（警界值，可致死）	ICU（会诊、补钠、利尿）

妇科内镜诊断与治疗培训教材 中国医师协会妇科内镜医师培训学院
首都医科大学附属北京妇产医院培训基地

TURP综合征

（3）手术时间

✓ 灌流液吸收的速度平均为10～30ml/min（有报道手术实施15分钟即发生）。

✓ 手术时间应控制在1小时以内完成。

手术时间长，膨宫液吸收量加大。手术时间 30 分钟内完成最佳，最长不可超过 1 小时。

妇科内镜诊断与治疗培训教材 中国医师协会妇科内镜医师培训学院
首都医科大学附属北京妇产医院培训基地

TURP综合征

TURP综合征发生的时间：

✓ 最早在手术开始后15分钟。

✓ 最晚在术后48小时。

✓ 多数为术中发生。

妇科内镜诊断与治疗培训教材 中国医师协会妇科内镜医师培训学院
首都医科大学附属北京妇产医院培训基地

TURP综合征

（4）手术类型

手术类型 — TCRA、TCRE、TCRS、TCRM

常见易发生 TURP 综合征的手术类型包括：TCRA、TCRE、TCRS、I 型或 II 型的 TCRM 术。

妇科内镜诊断与治疗培训教材 | 中国医师协会妇科内镜医师培训学院
首都医科大学附属北京妇产医院培训基地

TURP综合征

4.病理生理

非电解质液进入血液循环：

➤体液超负荷（负荷量）。

➤血液稀释（血清钠标准）。

➤临床和实验室指标改变。

TURP 的病理生理基础包括：大量非电解质液进入血液循环，体液超负荷导致肺水肿，甚至心衰；血清钠水平降低，血浆渗透压下降导致脑水肿等；临床和实验室指标改变。

妇科内镜诊断与治疗培训教材 | 中国医师协会妇科内镜医师培训学院
首都医科大学附属北京妇产医院培训基地

TURP综合征

病理生理：膨宫液过度吸收。

➤急性高血容量血症：心肺功能改变。

➤低钠血症和血浆渗透压降低：脑水肿。

妇科内镜诊断与治疗培训教材 | 中国医师协会妇科内镜医师培训学院
首都医科大学附属北京妇产医院培训基地

TURP综合征

5.临床表现

➤急性高血容量血症：心肺功能改变。

➤低钠血症和血浆渗透压降低：脑水肿。

妇科内镜诊断与治疗培训教材 | 中国医师协会妇科内镜医师培训学院 首都医科大学附属北京妇产医院培训基地

TURP综合征

（1）急性高血容量血症：左心衰、肺水肿
- ✓ 心率加快-血压升高-血压降低。
- ✓ 血氧饱和度降低-呼气末CO_2分压降低-咳粉红色泡沫痰。
- ✓ 代谢性酸中毒。
- ✓ 心衰、休克、死亡。
（2）稀释性低钠血症：血浆渗透压下降、脑水肿、脑疝
- ✓ 恶心、呕吐、头痛、视物模糊。
- ✓ 躁动、抽搐、昏迷。
- ✓ 脑疝、死亡。

当超过人体吸收阈值时，可引起体液超负荷及稀释性低钠血症，并引起心、脑、肺等重要脏器的相应改变，出现一系列临床表现，包括心率缓慢、血压升高或降低、恶心、呕吐、头痛、视物模糊、焦躁不安、精神紊乱和昏睡等，如诊治不及时，将出现抽搐、心肺功能衰竭，甚至死亡。

妇科内镜诊断与治疗培训教材 | 中国医师协会妇科内镜医师培训学院 首都医科大学附属北京妇产医院培训基地

TURP综合征

6.诊断（术中麻醉医生首先发现）
- ✓ 血氧饱和度。
- ✓ 呼气末CO_2分压。
- ✓ 血压变化。
- ✓ 其他生命体征。

术中TURP综合征的诊断常由麻醉医生首先发现。

妇科内镜诊断与治疗培训教材 | 中国医师协会妇科内镜医师培训学院 首都医科大学附属北京妇产医院培训基地

TURP综合征

6.诊断
- ✓ 轻度：血清钠137~130mmol/L，出现疲倦感，头晕，头痛，反应迟钝，不思饮食。
- ✓ 中度：血清钠130~120mmol/L，出现恶心、呕吐，皮肤松弛，心脏射血功能下降，血压下降。
- ✓ 重度：血清钠≤120mmol/L，出现恶心、呕吐加剧，精神恍惚，神志淡漠，肌张力缺乏，脉搏弱，血压下降，最后发生昏迷。

术后TURP综合征的诊断由临床医生根据症状、体征及辅助检查完成，并根据血清钠水平进行分度。

妇科内镜诊断与治疗培训教材 | 中国医师协会妇科内镜医师培训学院
首都医科大学附属北京妇产医院培训基地

TURP综合征

7.治疗

➤ 强力利尿：速尿剂1mg/kg。

➤ 补钠：很关键。

➤ 对症处理：

① 呼吸末正压给氧。

② 治疗心衰：发生左心衰、肺水肿，应立即给予气管插管正压通气给氧，清除呼吸道内渗出液，保持呼吸道通畅，减轻肺水肿。一般不需西地兰等药物强心治疗。

③ 治疗脑水肿。

④ 生命体征监护。

TURP综合征的治疗：

（1）利尿和补钠是关键，同时给予对症处理。

（2）监测生命体征。

（3）监测血清钠的变化：每半小时测一次血清钠数值，达130mmol/L时改为每小时监测一次至正常。

妇科内镜诊断与治疗培训教材 | 中国医师协会妇科内镜医师培训学院
首都医科大学附属北京妇产医院培训基地

TURP综合征

补纳量计算：

✓ 所需补钠量=（血钠正常值－测得血钠）×52%×体重（kg）

✓ 输入总量的1/2或1/3，忌快速高浓度补钠。

✓ 在低钠血症时忌先补液，后补钠。

✓ 动态监测血电解质和尿量，补钠量以维持血钠水平在130mmol/L为宜。

举例：如患者体重为60kg，测得血清钠为125mmol/L，则：

补钠量=（142－125）×52%×60= 530.4mmol

以5%氯化钠溶液每毫升含钠离子0.85mmol为例：

所需5%氯化钠溶液量=530.4÷0.85=624ml

妇科内镜诊断与治疗培训教材 | 中国医师协会妇科内镜医师培训学院
首都医科大学附属北京妇产医院培训基地

静脉空气栓塞

1.发生率

静脉空气栓塞是由于空气进入静脉引起。

➤发生率：10%～50%，灾难性为3/17000。

➤病死率：手术为69.23%，检查为33.3%。

空气栓塞发生率国内少有报道，国外报道发病率不一，但致命的空气栓塞发生率极低。

妇科内镜诊断与治疗培训教材 | 中国医师协会妇科内镜医师培训学院
首都医科大学附属北京妇产医院培训基地

静脉空气栓塞

1.发生率

✓ 手术中罕见，但属于致命的并发症。

✓ 宫腔镜致死的主要原因。

> 空气栓塞是宫腔镜手术致死的主要原因。

妇科内镜诊断与治疗培训教材 | 中国医师协会妇科内镜医师培训学院
首都医科大学附属北京妇产医院培训基地

静脉空气栓塞

2.病因

➤ 有静脉血管壁的开放。

➤ 开放的静脉血管壁附近有气体存在（空气）。

➤ 气体主动或被动进入血管。

妇科内镜诊断与治疗培训教材 | 中国医师协会妇科内镜医师培训学院
首都医科大学附属北京妇产医院培训基地

静脉空气栓塞

2.病因

谜一样的空气栓塞！

> 到目前研究为止，空气栓塞的病因不明。

妇科内镜诊断与治疗培训教材 ｜ 中国医师协会妇科内镜医师培训学院
首都医科大学附属北京妇产医院培训基地

静脉空气栓塞

2.病因：空气来源

（1）子宫腔与外界相通，空气可以进入宫腔内。

（2）活塞效应。

（3）水管中的空气。

（4）电切组织汽化产生的空气。

考虑与以下因素有关：

（1）空气通过扩张的宫颈口进入宫腔。

（2）手术过程中扩宫或宫腔镜镜体反复出入宫腔至形成活塞效应。

（3）膨宫管中进入气体致气体直接进入宫腔。

（4）宫腔镜电切的汽化效应。

妇科内镜诊断与治疗培训教材 ｜ 中国医师协会妇科内镜医师培训学院
首都医科大学附属北京妇产医院培训基地

静脉空气栓塞

3.病理生理

（1）病理生理：急性右心衰竭

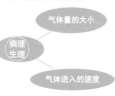

成人的空气致死量为 200 ～ 300 ml 或 3 ～ 5 ml/kg，进入空气的静脉离右心越近，所需的致死量越小。

妇科内镜诊断与治疗培训教材 ｜ 中国医师协会妇科内镜医师培训学院
首都医科大学附属北京妇产医院培训基地

静脉空气栓塞

（2）病理生理：急性右心衰竭-肺动脉高压

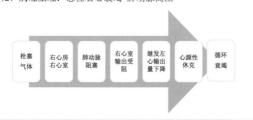

急性右心衰竭引发肺动脉高压。

妇科内镜诊断与治疗培训教材 | 中国医师协会妇科内镜医师培训学院
首都医科大学附属北京妇产医院培训基地

静脉空气栓塞

（3）病理生理：肺水肿

➤肺毛细血管前动脉机械性阻塞引发肺动脉高压。

➤毛细血管前和毛细血管后反射性缺氧使肺血管收缩。

➤撕裂的宫颈及开放的静脉窦对膨宫液体介质的吸收。

➤白细胞聚集和缺血引发血小板活性增强都会导致肺毛细血管通透性增加。

同时并发肺水肿。

妇科内镜诊断与治疗培训教材 | 中国医师协会妇科内镜医师培训学院
首都医科大学附属北京妇产医院培训基地

静脉空气栓塞

（4）病理生理：反常气体栓塞

➤右心气体导致右心压力增高致卵圆孔开放。

➤20%～30%的正常人在某些条件下可致卵圆孔开放。

➤大量的气体在肺部无法滤过而经肺通道进入肺静脉继而进入左心。

➤存在肺动静脉短路使气体直接进入左心。

➤气体堵塞全身各脏器动脉血管，导致脏器缺血、梗死。

➤大脑和心脏对缺血、缺氧最为敏感，即使是小量气体进入大脑动脉和冠状动脉也会引起极为严重的后果。

静脉空气栓塞诱发反常气体栓塞，出现动脉血管栓塞。

妇科内镜诊断与治疗培训教材 | 中国医师协会妇科内镜医师培训学院
首都医科大学附属北京妇产医院培训基地

静脉空气栓塞

（4）病理生理：反常气体栓塞

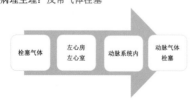

妇科内镜诊断与治疗培训教材 | 中国医师协会妇科内镜医师培训学院
首都医科大学附属北京妇产医院培训基地

静脉空气栓塞

（5）病理生理：脑缺氧

- ✓ 心室输出15%供应大脑。
- ✓ 大脑缺氧8～15秒意识丧失。
- ✓ 6～10秒不可逆损伤。

妇科内镜诊断与治疗培训教材 | 中国医师协会妇科内镜医师培训学院
首都医科大学附属北京妇产医院培训基地

静脉空气栓塞

- ➤ 有危险的（Serious）
- ➤ 严重的（Severe）
- ➤ 致命的（Fatal）
- ➤ 致死的（Lethal）
- ➤ 灾难性的（Disastrous）
- ➤ 危及生命的（Life-threatening）

空气栓塞是宫腔镜手术最为凶险的并发症，是致命并发症。

妇科内镜诊断与治疗培训教材 | 中国医师协会妇科内镜医师培训学院
首都医科大学附属北京妇产医院培训基地

静脉空气栓塞

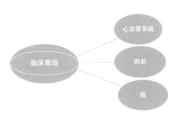

静脉空气栓塞的临床表现与病理生理变化密切相关。

妇科内镜诊断与治疗培训教材 | 中国医师协会妇科内镜医师培训学院
首都医科大学附属北京妇产医院培训基地

静脉空气栓塞

4.临床表现

（1）心血管系统

- ✓ 低血压。
- ✓ 突发心律失常。
- ✓ 心前区听到从滴嗒声至典型的收缩期粗糙磨样杂音。
- ✓ 心电图：加速型心律失常或心动过缓。
- ✓ 右心劳损、ST-T改变、心肌缺血。
- ✓ 心脏骤停。

妇科内镜诊断与治疗培训教材 | 中国医师协会妇科内镜医师培训学院
首都医科大学附属北京妇产医院培训基地

静脉空气栓塞

（2）肺部

- ✓ 呼气末CO_2分压增高。
- ✓ 血氧饱和度下降。
- ✓ 憋气，急性呼吸困难。
- ✓ 持续咳嗽。
- ✓ 胸痛。
- ✓ 呼吸急促。
- ✓ 听诊：啰音、哮鸣音。
- ✓ X线双肺浸润性改变。

妇科内镜诊断与治疗培训教材 | 中国医师协会妇科内镜医师培训学院
首都医科大学附属北京妇产医院培训基地

静脉空气栓塞

（3）脑部

- ✓ 轻度不适。
- ✓ 急性意识状态改变。
- ✓ 神经功能障碍。
- ✓ 昏迷。

妇科内镜诊断与治疗培训教材 | 中国医师协会妇科内镜医师培训学院
首都医科大学附属北京妇产医院培训基地

静脉空气栓塞

5.**诊断**：比较困难

✓ 确诊：死后尸检找到气体或从心脏、血管中抽出气
体（很难）。

✓ 临床诊断：符合静脉气体栓塞的临床变化越多，气
体栓塞的怀疑指数越高。

✓ 临床诊断不能迟疑：早诊断、早处理。

妇科内镜诊断与治疗培训教材 | 中国医师协会妇科内镜医师培训学院
首都医科大学附属北京妇产医院培训基地

静脉空气栓塞

6.*治疗*

✓ 停止手术操作。

✓ 吸入纯氧。

✓ 头低臀高左侧卧位。

✓ 心跳骤停者要立即心肺复苏，即使没有心跳骤停，行胸外按
压也能促使气泡流出右心的出口而进入较小的肺动脉，增加
右室的心排量。

✓ 尝试经中心静脉导管从右心房抽吸气体，但实际成功率很低。

妇科内镜诊断与治疗培训教材 | 中国医师协会妇科内镜医师培训学院
首都医科大学附属北京妇产医院培训基地

静脉空气栓塞

✓ 应用血管活性药物稳定循环。

✓ 高压氧治疗，特别是那些存在脑气体栓塞的患者，应尽早使用。

✓ 尝试应用试验性质的药物治疗，如氟化碳衍化物可增强气泡的
重吸收和气体在血液中的溶解度，遗憾的是到目前为止还未能
证明其疗效。

高压氧治疗

✓ 传统治疗死亡率30%，后遗症为永久性或不可逆性神经损伤。

✓ 高压氧治疗死亡率降至6%。

妇科内镜诊断与治疗培训教材 | 中国医师协会妇科内镜医师培训学院
首都医科大学附属北京妇产医院培训基地

静脉空气栓塞

7. 麻醉监测

（1）高敏感性方法：心脏或血管内气体

✓ 经食道超声心动。

✓ 心前多普勒超声。

✓ 经颅多普勒超声。

妇科内镜诊断与治疗培训教材 | 中国医师协会妇科内镜医师培训学院
首都医科大学附属北京妇产医院培训基地

静脉空气栓塞

（2）中度敏感性方法

➢呼气末CO_2分压下降。

➢呼气末氮气浓度下降。

妇科内镜诊断与治疗培训教材 | 中国医师协会妇科内镜医师培训学院
首都医科大学附属北京妇产医院培训基地

静脉空气栓塞

（3）低度敏感性方法

✓ 血压

✓ SPO_2

✓ 心电图

✓ 心前区听诊

✓ 肉眼观察患者变化

妇科内镜诊断与治疗培训教材 | 中国医师协会妇科内镜医师培训学院
首都医科大学附属北京妇产医院培训基地

静脉空气栓塞

8.预防

✓ 操作时注意排空入水管中的气体。

✓ 手术时应选择有效的最小膨宫压力。

✓ 头高臀低位。

空气栓塞的预防至关重要：

（1）避免气体直接进入宫腔。

（2）有效膨宫压力越小越好。

（3）宫腔镜手术不可采用头低位。

妇科内镜诊断与治疗培训教材 | 中国医师协会妇科内镜医师培训学院
首都医科大学附属北京妇产医院培训基地

感染

发病率较低，为0.05%～2%，个案报道有：

✓ 输卵管卵巢脓肿。

✓ 子宫穿孔并发阔韧带脓肿。

✓ 宫腔积脓菌血症。

✓ 中毒性休克。

✓ 盆腔脓肿、肝脓肿。

宫腔镜手术后感染率低，一旦发生感染出现急性盆腔炎，按照急性盆腔炎进行规范诊治。

妇科内镜诊断与治疗培训教材 | 中国医师协会妇科内镜医师培训学院
首都医科大学附属北京妇产医院培训基地

术中及术后出血

➢ 国内报道发生率为0.12%～0.4%。

➢ 国外报道发生率为0.2%～1.0%。

➢ 术中出血。

➢ 术后近期及术后远期出血。

宫腔镜手术出血分为术中出血、术后出血及术后远期出血，我们主要讨论术中出血。

妇科内镜诊断与治疗培训教材 中国医师协会妇科内镜医师培训学院
首都医科大学附属北京妇产医院培训基地

术中出血

1.概述
✓ 宫腔镜手术平均出血量为30ml。
✓ 术中及近期术后出血量大于500ml为大出血。

发生术中出血的常见手术包括：
（1）无蒂黏膜下肌瘤切除。
（2）子宫内膜切除。
（3）子宫纵隔切除术。
（4）严重的宫腔粘连分离术。

妇科内镜诊断与治疗培训教材 中国医师协会妇科内镜医师培训学院
首都医科大学附属北京妇产医院培训基地

术中出血

2.病因

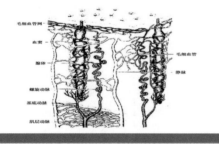

毛细血管网
血窦
腺体
毛细血管
静脉
螺旋动脉
基底动脉
肌层动脉

子宫的血管分布：子宫粗大的血管分布在子宫黏膜层下方5～6mm的肌层组织中，切割过深即可导致术中大出血。

妇科内镜诊断与治疗培训教材 中国医师协会妇科内镜医师培训学院
首都医科大学附属北京妇产医院培训基地

术中出血

2.病因

✓ 当切割深度达到或超过肌壁全层的1/3即会出现大量出血。
✓ 当破坏深度达到肌壁全层的1/2时，出血将难以控制。

妇科内镜诊断与治疗培训教材 中国医师协会妇科内镜医师培训学院
首都医科大学附属北京妇产医院培训基地

术中出血

3.诊断

➤ 出血量(ml)=(灌流液血红蛋白值/外周血血红蛋白值)×灌流液出量（ml）。

➤ 灌流液血红蛋白值采用氰化高铁血红蛋白测定法测量并计算。

诊断：此计算公式可用于临床研究，在临床实际工作中，术中出血依据术中出血情况进行诊断。术中电切过程中发现血管出血，撤镜后宫腔可见血液流出即可诊断术中出血，需要积极治疗。

妇科内镜诊断与治疗培训教材 中国医师协会妇科内镜医师培训学院
首都医科大学附属北京妇产医院培训基地

术中出血

4.治疗

➤ 电凝止血。

➤ 使用缩宫素。

➤ 宫腔插入适型球囊装置，术后6～8小时视患者情况酌情处理。

➤ 子宫动脉栓塞或子宫切除。

1.电凝止血：使用滚球电极止血，建议在血点周围电凝止血，防止血管回缩。

2.缩宫素：10～20U入壶或入液静点，与此同时缩宫素10U宫颈注射。

3.球囊压迫止血：宫腔插入Foley导尿管，球囊内注入生理盐水压迫止血，注入盐水的量以出血停止为宜，压迫6～8小时视患者情况酌情处理，若压迫止血无效，出血汹涌，应考虑子宫动脉栓塞或子宫切除。

妇科内镜诊断与治疗培训教材 中国医师协会妇科内镜医师培训学院
首都医科大学附属北京妇产医院培训基地

术中出血：子宫腔适型球囊的作用与使用

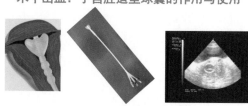

有效压迫、及时引流、止血迅速

• 推荐球囊内注液量/注气量>10～30ml，留置时间为6～8小时

子宫腔适型球囊装置：

（1）有效压迫子宫腔/肌瘤创面，快速止血。

（2）及时引流宫腔内积血。

（3）通过三腔导管注入止血及防粘连药物。

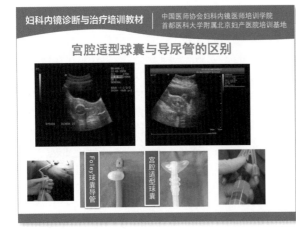

妇科内镜诊断与治疗培训教材 中国医师协会妇科内镜医师培训学院
首都医科大学附属北京妇产医院培训基地

宫腔适型球囊与导尿管的区别

子宫腔适型球囊设计符合子宫腔形态学，置入子宫腔后能够完好地与子宫腔创面贴合，根据创面大小和深度注入适量生理盐水，起到压迫创面、迅速止血的目的。

妇科内镜诊断与治疗培训教材 中国医师协会妇科内镜医师培训学院
首都医科大学附属北京妇产医院培训基地

子宫破裂

1980—2006年Medline和EMBase各国文献显示：
- 18例宫腔镜术后妊娠子宫破裂。
- TCRS和TCRA 16例（89%）。
- 妊娠时间距离手术时间平均16个月（1个月至5年）。
- 子宫破裂的时间为妊娠19~41周，4例胎儿和1例产妇死亡。

宫腔镜手术远期并发症妊娠期子宫破裂应引起关注，最常发生在 TCRS 及 TCRA 手术后妊娠的患者，在进行整复性手术时，把握切割的深度，防止远期并发症，尤其是妊娠期子宫破裂的发生。

妇科内镜诊断与治疗培训教材 中国医师协会妇科内镜医师培训学院
首都医科大学附属北京妇产医院培训基地

宫腔镜检查及手术并发症

- 意外电损伤。
- 术后复发。
- 子宫坏死。
- 神经损伤：腓骨神经和坐骨神经。

妇科内镜诊断与治疗培训教材　中国医师协会妇科内镜医师培训学院
首都医科大学附属北京妇产医院培训基地

宫腔镜手术并发症发生率顺位变化

➤ 并发症发生率由12%降至3%。
➤ 最常见的并发症是子宫穿孔。
➤ 子宫穿孔引发子宫出血上升至并发症的第2位。
➤ TURP综合征的发生率降低。
➤ 手术类型与并发症的关系：
① TCRA发生的概率最高。
② TCRM和TCRS较常见。
③ TCRE远期并发症发生率最高。
④ 关注TCRA及TCRS妊娠并发症。

随着宫腔镜技术培训的提高，并发症的发生率逐渐下降，最常见的并发症仍为子宫穿孔，TURP综合征的发生率下降，转归较为理想，整复性手术最易发生并发症，在进行整复性手术时应防止并发症的出现，同时注意患者生育功能的保护和重建。

妇科内镜诊断与治疗培训教材　中国医师协会妇科内镜医师培训学院
首都医科大学附属北京妇产医院培训基地

宫腔镜检查及手术并发症

宫腔镜检查与手术的规则

Patient	Right procedure/Right patient(Don't ignore contraindications)
Recognize	Always recognize your landmarks
Don't advance	Don't advance the resectoscope forward while is used
Visualize	Don't perform any perform any procedure without good visuallization
Keep	Keep track of fluids
Listen	Always listen to the patient(avoid wishful thinking)

宫腔镜手术时，遵循检查与手术的规则：
（1）始终要牢记宫腔镜手术原则。
（2）电切镜不可前推。
（3）视野不清不可电切。
（4）记录灌流液用量。
（5）认真倾听患者的主诉，尽早发现问题（不可臆断）。

妇科内镜诊断与治疗培训教材　中国医师协会妇科内镜医师培训学院
首都医科大学附属北京妇产医院培训基地

宫腔镜手术并发症

决策占75%，技术占25%

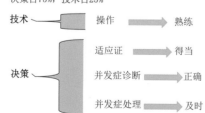

宫腔镜手术并发症多在术中或在手术后短时间内发生，诊断和治疗我们已经讨论过。

1. "上医医未病之病，中医医欲病之病，下医医已病之病"，这句话用在并发症预防中最为贴切，预防大于治疗，防患于未然是并发症防治的最高境界。

2. 宫腔镜手术适应证要选择得当，严格按照规范和指南指导临床实践。宫腔镜是宫腔内病变诊断和治疗的"金标准"，不适合所有的妇科疾病，适应证选择不当，即为并发症的发生埋下了一颗定时炸弹。

3. 并发症出现后，及时的诊断最重要，不可忽视并发症或存在侥幸心理无视并发症，致使错过最佳抢救时机，导致严重后果。

4. 并发症的处理及治疗要积极和得当，及时观察病情变化，随时调整治疗方案，直至患者脱离危险转危为安。在这其中，正确的决策最重要。

腹腔镜相关知识

❖ 妇科腹腔镜手术中的能源选择与临床应用

❖ 妇科腹腔镜围手术期管理与常用手术技巧

❖ 妇科常见疾病腹腔镜手术要点

❖ 腹腔镜技术在早期子宫内膜癌手术中的应用及相关问题

❖ 妇科手术中输尿管的损伤及处理

❖ 妇科腹腔镜手术并发症的特点与防治

妇科腹腔镜手术中的能源选择与临床应用

妇科内镜诊断与治疗培训教材 | 中国医师协会妇科内镜医师培训学院
首都医科大学附属北京妇产医院培训基地

妇科腹腔镜手术中的能源
选择与临床应用

首都医科大学附属北京妇产医院
妇科微创诊治中心
段华

妇科内镜诊断与治疗培训教材 | 中国医师协会妇科内镜医师培训学院
首都医科大学附属北京妇产医院培训基地

前 言

➤ 腹腔镜与宫腔镜作为现代妇科微创手术(minimally invasive surgery, MIS) 的重要组成部分，临床应用日趋普及，已成为外科学发展的方向。

➤ 设备器械日臻完善，手术指征不断扩大。

➤ 能源是内镜手术中不可或缺的部分，其正确选择与合理使用对保证手术成功至关重要。

妇科内镜诊断与治疗培训教材 | 中国医师协会妇科内镜医师培训学院
首都医科大学附属北京妇产医院培训基地

妇科腹腔镜手术中的能源类型

电能
  高频电
    单极
      双极
  激光
  射频

机械能
  针线缝合
  机械闭合（钛夹）
  超声波（超音频）

妇科内镜诊断与治疗培训教材　中国医师协会妇科内镜医师培训学院
首都医科大学附属北京妇产医院培训基地

妇科腹腔镜手术常用的能源形式

- 单级、双极（切割、凝固）。
- 能量平台[百克剪（ERBE）、血管闭合系统（Ligasure）、PK刀]。
- 超声刀。
- 智能双极（Enseal）。
- CO_2激光……

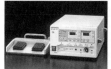

高频电源发生器

1. 临床上，高频电以其能源价廉、操作简单、不需要特殊装备等优势已经成为内镜手术中主要的能源形式。

2. 以高频电为能源的电外科手术是妇科腹腔镜手术中主要的能源形式。

妇科内镜诊断与治疗培训教材　中国医师协会妇科内镜医师培训学院
首都医科大学附属北京妇产医院培训基地

妇科腹腔镜手术：不同能源的作用机制

高频电

单极电路循环

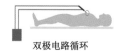

双极电路循环

1. 单极电路循环：电流自电源发生器作用于人体组织，经负极形成回路。在单极电路循环中，当作用电极发挥切割和凝固作用时，电流经高频电流发生器、作用电极、患者身体及负极板形成回路

2. 双极电路循环：电流自电源发生器作用于人体组织后，仅在两个钳叶之间循环形成回路。双极电路循环是通过作用电极的两端向组织提供高频电能，其作用范围只限于作用电极两端之间的组织，对机体组织的损伤程度和影响范围远比单极电路小，适用于对小血管（直径＜4mm）和输卵管的凝固封闭。

妇科内镜诊断与治疗培训教材　中国医师协会妇科内镜医师培训学院
首都医科大学附属北京妇产医院培训基地

妇科腹腔镜手术：不同能源的作用机制

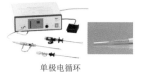
单极电循环

- 电能-组织温度升高-热能。
- 组织效应不仅在电极接触的组织产生效应，还能够向远方区域传导及其周围发挥效应。

- 电能-组织温度升高-热能。
- 组织效应仅在电极钳夹的组织及其周围发挥效应。

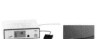
双极电循环

1. 无论选择单极或双极电循环，当作用电极与人体组织接触后，电能将转变成热能发挥组织效应。

2. 医生可以根据作用电极产生的组织效应控制电能输出。

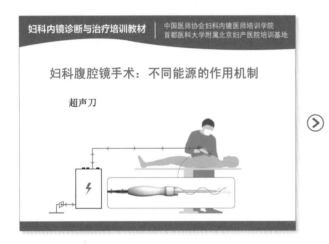

1. 作用电极钳夹组织温度升高 – 组织被凝固 – 局部电阻增加。
2. 在电极周围产生电流球。
3. 没有检测阻抗的反馈机制。

超声刀的工作原理：超声波是一种电磁波，其被激发后通过主机的电能转换为机械能并被传输到刀头前端，产生震荡和摩擦以发挥组织学效应。

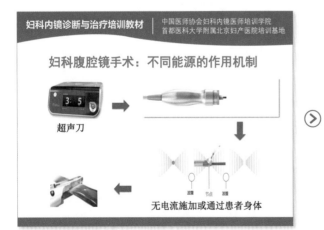

简介原理：
（1）主机通过调整电压维持刀头频率和位移。
（2）手柄内压电陶瓷将电能转换为机械能。
（3）刀头震荡、摩擦产热，实现组织切割、凝闭效应。

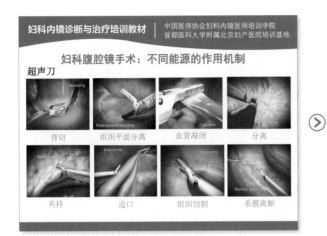

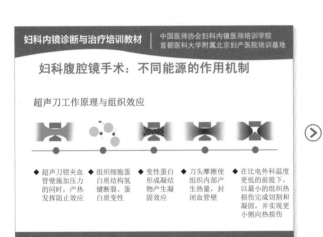

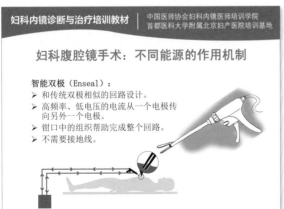

超声刀多功能作用特点：

（1）软组织切割与凝闭。

（2）夹持。

（3）组织钻孔与造口。

（4）形成空洞化，有助于分离平面组织时寻找切入点。

（5）空洞化：超声刀运动产生了一个瞬态低压区域，导致细胞内液体在低温下蒸发。液体蒸汽膨胀，致使相邻组织层分离，提高了可视化和分离效率。

妇科内镜诊断与治疗培训教材 | 中国医师协会妇科内镜医师培训学院
首都医科大学附属北京妇产医院培训基地

妇科腹腔镜手术：不同能源的作用机制

智能双极（Enseal）：电极设计

传统的电极构造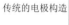

偏置电极构造

> 使用了跟外科缝合器械相同的功能原理：使其尽量平行关闭钳口上一致的压力。

妇科内镜诊断与治疗培训教材 | 中国医师协会妇科内镜医师培训学院
首都医科大学附属北京妇产医院培训基地

妇科腹腔镜手术：不同能源的作用机制

技术进步改善了设备的性能：
- ✓ 机械压力。
- ✓ 能够测量阻抗的电发生器。
- ✓ 能量输出可控。
- ✓ 脉冲调制技术。
- ✓ 整合了机械切割。

- ✓ 用于开放手术的双极设备。
- ✓ 远轴端和长手柄产生的杠杆作用提供了更高的压力。

妇科内镜诊断与治疗培训教材 | 中国医师协会妇科内镜医师培训学院
首都医科大学附属北京妇产医院培训基地

妇科腹腔镜手术：不同能源的作用机制

智能双极(Enseal)：
- ➢ 整合了机械切割
- ➢ 高级的发生器
  - ✓ 适当的控制
  - ✓ 脉冲技术
- ➢ 多种器械和功能的选择
  - ✓ 温度控制
  - ✓ 腔镜手术和开放手术
- ➢ 血管凝闭
  - ✓ 热量和压力可以封闭更大的血管

临床应用：

（1）各类软组织分离/切除。

（2）安全凝闭5mm及5mm以下脉管。

（3）子宫、卵巢韧带凝固与切断。

（4）子宫血管凝固与分离。

（5）各类粘连组织分离。

（6）腹膜后淋巴结切除。

（7）大网膜切除等。

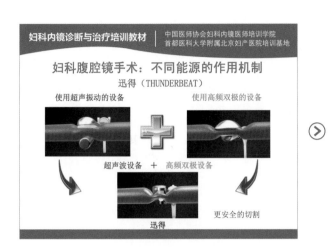

迅得：将传统的超声刀作用模式与电能量凝闭功能相结合，在保证切割速度的同时又可以对组织进行良好的凝闭，是妇科腹腔镜手术中又一种能源形式，作用快捷，使用方便。

妇科内镜诊断与治疗培训教材　中国医师协会妇科内镜医师培训学院　首都医科大学附属北京妇产医院培训基地

妇科腹腔镜手术：不同能源的作用机制

激光：

　　激光是利用光能、热能、电能、化学能或核能等外部能量来激励物质，使其发生受激辐射而产生的一种特殊的光。

妇科内镜诊断与治疗培训教材　中国医师协会妇科内镜医师培训学院　首都医科大学附属北京妇产医院培训基地

妇科腹腔镜手术：不同能源的作用机制

CO_2激光：在妇科腹腔镜手术中已得到广泛应用。

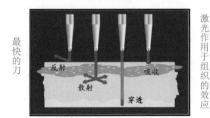

激光作用于组织示意

1. 激光作用于人体组织后，通过吸收、穿透、散射与反射发挥其组织效应。
2. 激光作用于组织的效果取决于两方面的因素：①激光的特性；②组织的结构。

妇科内镜诊断与治疗培训教材 | 中国医师协会妇科内镜医师培训学院
首都医科大学附属北京妇产医院培训基地

妇科腹腔镜手术：不同能源的作用机制

Manual模式：点状切割　　　**精细扫描模式：环形、直线、弧形**

 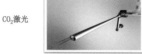

CO₂激光

 CO₂激光精确切割、操作深度可控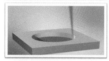

最小点状光斑≤0.6mm　　　**最大光斑直径≥5.0mm**

妇科内镜诊断与治疗培训教材 | 中国医师协会妇科内镜医师培训学院
首都医科大学附属北京妇产医院培训基地

妇科腹腔镜手术：不同能源的作用机制

CO_2激光

➢ 输出模式、功率、作用时间可调可控。

➢ 通过改变激光与组织之间的距离快速实现进行切割、汽化、消融不同效果的应用。

圆形光斑、最大光斑直径5.0mm，用于组织的消融及创面止血。

妇科内镜诊断与治疗培训教材 | 中国医师协会妇科内镜医师培训学院
首都医科大学附属北京妇产医院培训基地

CO_2激光在妇科腹腔镜手术中的应用

各种精细妇科手术

CO_2激光治疗适应证：

➢子宫内膜异位症，尤其是深部浸润型子宫内膜内异位。

➢脏器间粘连分离。

➢宫外孕输卵管线性开窗。

➢各种卵巢病变（卵巢囊肿、卵巢癌减灭术等）。

➢内膜异位症、肿瘤累及到膀胱、肠管及腹膜上的病变。

➢子宫肌瘤及子宫的次全切除术。

妇科内镜诊断与治疗培训教材 中国医师协会妇科内镜医师培训学院
首都医科大学附属北京妇产医院培训基地

CO_2激光作用特点与组织效应

组织热损伤与其他能源相比：

➤CO_2激光的切缘整齐，愈合速度快。

➤周围组织受累小，不影响周围正常组织。

➤中间坏死结痂组织少，愈合时间缩短。

➤外围水肿带小，愈合好。

妇科内镜诊断与治疗培训教材 中国医师协会妇科内镜医师培训学院
首都医科大学附属北京妇产医院培训基地

CO_2激光作用特点与组织效应

利用CW模式，30W的功率作用于脑组织，最大穿透深度仅仅为150μm，为"最小"热损伤。

CO_2激光切缘周围组织的情况

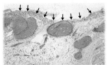
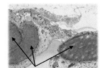

对周围组织的热损伤小于50μm　　周围血管没有凝固变性

妇科手术常用功率：CW模式，20～40Watt。

引自：Yilbas Z, Sami M, Patiroglu T. Study into penetration speed during laser cutting of brain tissues.J Med Eng Technol, 1988, 22（6）：274-279.

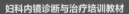

妇科内镜诊断与治疗培训教材 中国医师协会妇科内镜医师培训学院
首都医科大学附属北京妇产医院培训基地

CO_2激光作用特点与组织效应

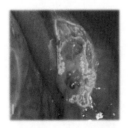
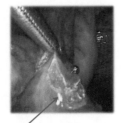

输卵管异位病灶切除：作用深度浅，逐层切割

妇科内镜诊断与治疗培训教材 中国医师协会妇科内镜医师培训学院
首都医科大学附属北京妇产医院培训基地

"一层一层"切割

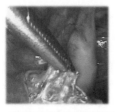 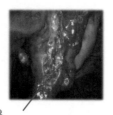

✓ 病灶切缘规整/未见热损伤迹象
✓ 病灶下方血管未受损伤

妇科内镜诊断与治疗培训教材 中国医师协会妇科内镜医师培训学院
首都医科大学附属北京妇产医院培训基地

结 语

➢ 妇科腹腔镜手术能源的开发应用，使手术操作效率日益提高。
➢ 能源相关设备器械的日臻完善，手术指征范围不断扩大。
➢ 不同能源其作用机制不同，但产生的组织效应与作用目的相同。
➢ 了解腹腔镜手术中能源的正确选择与合理使用，对保证手术成功
至关重要。

妇科腹腔镜围手术期管理与常用手术技巧

妇科内镜诊断与治疗培训教材 | 中国医师协会妇科内镜医师培训学院
首都医科大学附属北京妇产医院培训基地

妇科腹腔镜围手术期管理与常用手术技巧

首都医科大学附属北京妇产医院
妇科微创诊治中心
段华　袁静

妇科内镜诊断与治疗培训教材 | 中国医师协会妇科内镜医师培训学院
首都医科大学附属北京妇产医院培训基地

一、腹腔镜手术适应证及禁忌证

妇科内镜诊断与治疗培训教材 | 中国医师协会妇科内镜医师培训学院
首都医科大学附属北京妇产医院培训基地

妇科腹腔镜手术

➤腹腔镜手术为一种微创化的手术方式。

➤具有创伤小、恢复快、住院时间短等优势。

➤与开腹手术、阴式手术一起成为妇科手术的三大基本技术。

➤是妇科医生必须了解和掌握的临床处置技能。

妇科内镜诊断与治疗培训教材 中国医师协会妇科内镜医师培训学院
首都医科大学附属北京妇产医院培训基地

腹腔镜手术适应证

最佳适应证（作为首选手术方法，可明确诊断并行相应处理）：

➢ 急腹症：如异位妊娠、卵巢囊肿蒂扭转、卵巢囊肿破裂等。

➢ 附件包块：如卵巢良性肿瘤、输卵管系膜囊肿、附件炎性包块等。

➢ 子宫内膜异位症。

➢ 慢性盆腔痛。

➢ 不孕症。

➢ 其他：盆腹腔内异物、子宫穿孔等。

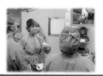

引自：中华医学会妇产科学分会妇科内镜学组.妇科腹腔镜诊治规范.中华妇产科杂志，2012，47（9）：716-718.

妇科内镜诊断与治疗培训教材 中国医师协会妇科内镜医师培训学院
首都医科大学附属北京妇产医院培训基地

腹腔镜手术适应证

选择性适应证（作为可供选择的手术方法）：

➢ 子宫肌瘤：子宫肌瘤剔除术或子宫切除术。

➢ 子宫腺肌病：子宫腺肌病病灶切除术或子宫切除术。

➢ 早期子宫内膜癌、早期宫颈癌、早期卵巢交界性肿瘤及卵巢上皮性癌(卵巢癌)等行肿瘤分期、再分期手术，以及早期宫颈癌保留生育功能的手术。

➢ 盆底功能障碍性疾病：盆底重建手术。

➢ 生殖器官发育异常：人工阴道成形术等。

➢ 妊娠期附件包块。

➢ 其他需要切除子宫和(或)附件的疾病等。

适应证均按照"中华医学会妇产科学分会妇科内镜学组发表的妇科腹腔镜诊治规范"编写。在临床应用中，应根据施术者对腹腔镜知识与操作技能的了解和掌握情况进行选择。

引自：中华医学会妇产科学分会妇科内镜学组.妇科腹腔镜诊治规范.中华妇产科杂志，2012，47（9）：716-718.

妇科内镜诊断与治疗培训教材 中国医师协会妇科内镜医师培训学院
首都医科大学附属北京妇产医院培训基地

腹腔镜手术禁忌证

绝对禁忌证：

➢ 严重的心、脑血管疾病及肺功能不全。

➢ 严重的凝血功能障碍、血液病。

➢ 膈疝等。

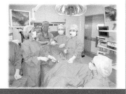

引自：中华医学会妇产科学分会妇科内镜学组.妇科腹腔镜诊治规范.中华妇产科杂志，2012，47（9）：716-718.

妇科内镜诊断与治疗培训教材 | 中国医师协会妇科内镜医师培训学院
首都医科大学附属北京妇产医院培训基地

腹腔镜手术禁忌证

相对禁忌证：

➤ 广泛盆腹腔内粘连。

➤ 巨大附件肿物。

➤ 肌壁间子宫肌瘤体积较大（直径≥10cm）或者数目较多（≥4个）而要求保留子宫者。

➤ 晚期或广泛转移的妇科恶性肿瘤。

目前，随着腹腔镜手术的普及与技术的日臻成熟，以往被列为相对禁忌证的手术也越来越多地被临床医生掌握和应用，国内多数三级甲等医院妇科腹腔镜手术占比达到90%以上。

引自：中华医学会妇产科学分会妇科内镜学组.妇科腹腔镜诊治规范.中华妇产科杂志，2012，47（9）：716-718.

妇科内镜诊断与治疗培训教材 | 中国医师协会妇科内镜医师培训学院
首都医科大学附属北京妇产医院培训基地

二、腹腔镜围手术期处理

妇科内镜诊断与治疗培训教材 | 中国医师协会妇科内镜医师培训学院
首都医科大学附属北京妇产医院培训基地

腹腔镜围手术期处理

1. 全面检查

病史与全身查体：

➤ 血尿常规、血型、出血和凝血时间、传染病系列等。

➤ 影像学检查：B超、胸片、CT/MRI（必要时）。

➤ 血清标志物检查。

➤ 宫颈细胞学检查、阴道分泌物检查等。

妇科内镜诊断与治疗培训教材 | 中国医师协会妇科内镜医师培训学院
首都医科大学附属北京妇产医院培训基地

腹腔镜围手术期处理

2.循环系统疾病排查

➤ 冠心病、心脏瓣膜病、心肌病、先天性心脏病、动脉粥样硬化性心脏病、高血压等。

➤ 危险因素：心律失常、心功能降低。

➤ 术前评估：心功能、肾功能、电解质水平、超声心动图。

对于上述情况之一者应高度重视，必要时请内科、麻醉科等多学科会诊并酌情处理。

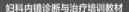

妇科内镜诊断与治疗培训教材 | 中国医师协会妇科内镜医师培训学院
首都医科大学附属北京妇产医院培训基地

腹腔镜围手术期处理

3.呼吸系统疾病排查

➤ 慢性肺功能障碍性疾病、支气管哮喘、肺气肿等。

➤ 危险因素：有效通气量差、血氧饱和度低。

➤ 术前评估：肺功能检测、剧烈运动、屏气试验、肺功能仪等。

➤ 对于肺功能降低者必要时请内科、麻醉科等多学科会诊并酌情处理。

妇科内镜诊断与治疗培训教材 | 中国医师协会妇科内镜医师培训学院
首都医科大学附属北京妇产医院培训基地

腹腔镜围手术期处理

4.贫血病因与纠正

（1）常见贫血病因

➤ 异常子宫出血（PALM-COEIN）。

➤ 器质性病变：子宫内膜息肉、子宫腺疾病、子宫平滑肌瘤、子宫内膜病变。

➤ 月经过多/异常出血：寻找病因，必要时宫腔镜检查明确子宫腔占位病变/子宫内膜病变。

➤ 妊娠相关疾病/病变。

➤ 消耗性病变：恶性肿瘤。

➤ 内科疾病：造血或凝血功能异常。

异常子宫出血的原因：

（1）PALM：P：子宫内膜息肉；A：子宫腺疾病；L：子宫平滑肌瘤；M：子宫内膜恶变和不典型增生。

（2）COEIN：C：全身凝血相关疾病；O：排卵障碍相关疾病；E：子宫内膜局部异常；I：医源性原因；N：未分类。

妇科内镜诊断与治疗培训教材
中国医师协会妇科内镜医师培训学院
首都医科大学附属北京妇产医院培训基地

腹腔镜围手术期处理

4. 贫血病因与纠正

（2）纠正贫血

➢ Hb＜60g/L：控制出血，必要时输血治疗。

➢ Hg＜60g/L：控制出血、药物补铁等。

➢ 对于妇科因素所致出血，促性腺激素释放激素激动剂（GnRH-a）可有效控制出血。

➢ 贫血纠正后择期手术。

Hb：血红蛋白。

妇科内镜诊断与治疗培训教材
中国医师协会妇科内镜医师培训学院
首都医科大学附属北京妇产医院培训基地

腹腔镜围手术期处理

4. 贫血病因与纠正

（3）术前纠正贫血的意义

➢ 降低术后发病率。

➢ 促进伤口愈合和术后恢复。

➢ 减少术中、术后输血的风险。

妇科内镜诊断与治疗培训教材
中国医师协会妇科内镜医师培训学院
首都医科大学附属北京妇产医院培训基地

腹腔镜围手术期处理

5. GnRH-a的使用

（1）术前预处理目的

➢纠正贫血。

➢减少肌瘤及子宫腺肌瘤体积：增加手术安全性，降低中转开腹手术的概率。

➢缩小子宫体积：争取腹腔镜手术机会。

➢子宫内膜异位症术前预处理：缓解炎症反应和血管形成，降低手术难度。

妇科内镜诊断与治疗培训教材 | 中国医师协会妇科内镜医师培训学院
首都医科大学附属北京妇产医院培训基地

腹腔镜围手术期处理

5.GnRH-a的使用

（2）**药物种类**

亮丙瑞林、戈舍瑞林、曲普瑞林、那法瑞林。

（3）**使用方法**

月经周期的1～5日开始，每4周一次，连续3～6次。

妇科内镜诊断与治疗培训教材 | 中国医师协会妇科内镜医师培训学院
首都医科大学附属北京妇产医院培训基地

三、腹腔镜手术基本要求

妇科内镜诊断与治疗培训教材 | 中国医师协会妇科内镜医师培训学院
首都医科大学附属北京妇产医院培训基地

腹腔镜手术的体位

➤ 改良臀高头低膀胱截石位

✓ 臀部越出床沿5～10cm。

✓ 头低臀高15°～30°。

✓ 大腿外展夹角约70°～100°。

✓ 大腿与腹部在同一水平。

✓ 可放置肩托，便于举宫器操作。

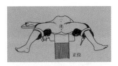
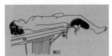

---

1. 一般情况下，采用头低臀高15°～30°的膀胱截石位，充分暴露盆腔及阴道，便于手术操作。对于复杂的腹腔镜手术，如全子宫切除、盆腔淋巴结清扫等，也可以根据术中需要调整体位。

2. 如不需要举宫操作，可取平卧位。

3. 截石位时，双下肢分别置于托腿板上，调整其方向使下肢尽可能放松，以减少腘窝长时间受压，减少术后血栓形成。

4. 安装支架腿，大腿于水平线夹角成10°～15°；使两大腿外展，之间夹角成70°～100°，如无过多宫腔操作，不必两大腿过度外展。

5. 双上肢平行置于身体两侧并固定中单下，或将开放静脉侧手臂伸出，但避免过度外展，以减少臂丛神经损伤的发生。

6. 可放置肩托固定双肩部，以免头低臀高体位时患者身体下滑。

引自：段华.微创妇科全真手术.江苏：江苏科学技术出版社，2008.

妇科内镜诊断与治疗培训教材 | 中国医师协会妇科内镜医师培训学院
首都医科大学附属北京妇产医院培训基地

腹腔镜手术的体位

腹腔镜联合宫腔镜手术体位：膀胱截石位

➢ 大腿间夹角成100°～120°。

➢ 大腿与水平线夹角成15°～30°。

➢ 宫腔镜手术时取水平位。

➢ 腹腔镜手术时调整为头低臀高位。

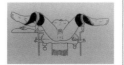

---

1. 患者取膀胱截石位，两大腿间夹角为100°～120°

2. 抬高大腿，使大腿与水平线夹角成15°～30°，有利于联合手术操作。

3. 实施宫腔镜手术或腹腔镜监护下宫腔镜手术时，患者取水平位。

4. 行腹腔镜手术时，可酌情调整为头低臀高位。

引自：段华.微创妇科全真手术.江苏：江苏科学技术出版社，2008.

妇科内镜诊断与治疗培训教材 | 中国医师协会妇科内镜医师培训学院
首都医科大学附属北京妇产医院培训基地

腹腔镜手术麻醉的选择

1. 全身麻醉（首选）

（1）气管插管静脉全麻

✓ 保证腹肌充分的松弛，便于建立和维持稳定的气腹。

✓ 手术时间长者不应使用N_2O（笑气），以免滞留于肠管，影响术野。

（2）喉罩静脉全麻：适用于手术时间短的患者。

2. 椎管内麻醉：不推荐选用。

3. 复合麻醉：全身麻醉与区域阻滞麻醉相结合。

4. 区域组滞麻醉：阻滞交感神经，可收缩肠管，减少肠腔体积，且有助于肠曲移到上腹部。

---

1. 全身麻醉

（1）优点：可应用肌松药控制呼吸，既保证了适当的通气和氧合，又有利于血流动力学的调控，以及控制膈肌的活动，方便手术操作。

（2）缺点：麻醉技术和设备要求较高，费用较高，术后有意识障碍、呼吸抑制可能，术后疼痛明显。

2. 椎管内麻醉

（1）优点：术后恢复快，恶心、呕吐发生率低；血流动力学波动小；可避免全麻后咽喉痛、肌痛、伤口痛及呼吸道损伤。

（2）缺点：阻滞平面过高可有抑制呼吸肌的作用，也影响循环功能的稳定；镇痛、镇静药剂量过大，可抑制呼吸道保护性反射，加重高碳酸血症；腹式呼吸不利于术者操作，增加意外损伤机会。

妇科内镜诊断与治疗培训教材 | 中国医师协会妇科内镜医师培训学院
首都医科大学附属北京妇产医院培训基地

腹腔镜手术基本要求

放置举宫器：

➢ 已婚患者及复杂手术应放置举宫器，便于手术操作。

➢ 依据手术的不同，选择不同的举宫装置。

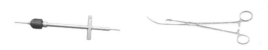

腹腔镜手术气腹的建立与维持

全自动高流量气腹机

➤ 开始时以低压力充气。

➤ 术中加速充气。

➤ 达到预设压力时停止进气。

➤ CO_2气体可快速吸收入血，经肺、肾排泄。

➤ 通常情况下，腹腔内压力维持在12~15mmHg。

腹腔镜手术穿刺孔选择（一）

1. 主穿刺孔（10mm Troca套管）

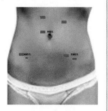

✓ 脐部。

✓ 脐与剑突连线脐上2~4cm处。

✓ Palmer点：左锁骨中线肋缘下3cm。

2. 辅助穿刺孔（5/10mm Troca套管）

✓ 双侧髂前上棘与脐连线中外1/3处。

✓ 腹中线上耻骨联合上方3~4cm处。

✓ 避开腹壁血管其他部位。

避开皮下血管
避开粘连肠管

1. 脐孔既是腹壁最薄处，又是闭锁的腹腔与外界连接的自然通道，在妇科腹腔镜手术中被认为是最理想的穿刺孔与置镜部位。

2. 脐孔缺乏皮下脂肪组织及肌肉组织，血管分布稀疏，减少了该处穿刺所致出血和术后形成瘢痕的概率。

腹腔镜手术穿刺孔选择（二）

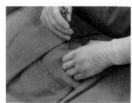
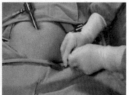

穿刺针垂直进入腹腔　　　穿刺套管置入

引自：段华. 妇科内镜诊疗技术. 北京：人民卫生出版社，2016.

妇科内镜诊断与治疗培训教材 | 中国医师协会妇科内镜医师培训学院
首都医科大学附属北京妇产医院培训基地

腹腔镜手术穿刺孔选择（三）

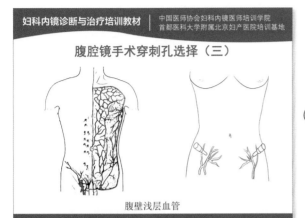

腹壁浅层血管

引自：段华.妇科内镜诊疗技术.北京：人民卫生出版社，2016.

妇科内镜诊断与治疗培训教材 | 中国医师协会妇科内镜医师培训学院
首都医科大学附属北京妇产医院培训基地

腹腔镜手术穿刺孔的选择（四）

腹壁血管体表投影：

➢ 腹壁浅动脉：腹股沟中点下方2.5cm处向上做一垂直线，线的内侧为浅动脉的内侧支，线的外侧为外侧支。

➢ 旋髂浅动脉：腹股沟韧带中点下方1.5cm处向髂前上棘做一连线，此线的上下1cm范围为该动脉的体表投影区。

➢ 腹壁下动脉：腹股沟韧带内、中1/3交点到脐孔的连线。

引自：段华.妇科内镜诊疗技术.北京：人民卫生出版社，2016.

妇科内镜诊断与治疗培训教材 | 中国医师协会妇科内镜医师培训学院
首都医科大学附属北京妇产医院培训基地

腹腔镜手术穿刺孔选择（五）

注意事项：

➢ 放置首个套管之前，患者应保持平卧。

➢ 穿刺套管应与皮肤呈90°进腹。

➢ 如果在放置套管之前用Veres针进行腹腔充气，放首个及第二个套管之前，腹腔内压力应达到20～25mmHg。

➢ 既往有手术史，以及极瘦、极胖的患者应特别注意。

➢ 一旦进腹，应360°检查腹腔，确定有无肠管或血管的损伤，包括腹膜后出血。

➢ 术毕，缝合直径≥7mm穿刺孔，深度至筋膜层。

妇科内镜诊断与治疗培训教材 | 中国医师协会妇科内镜医师培训学院
首都医科大学附属北京妇产医院培训基地

四、腹腔镜手术基本操作

妇科内镜诊断与治疗培训教材 | 中国医师协会妇科内镜医师培训学院
首都医科大学附属北京妇产医院培训基地

腹腔镜手术视野的暴露

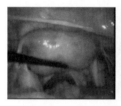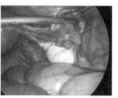

腹腔镜是在"密闭的环境"中实施手术操作，充分的视野暴露对于保证手术成功至关重要。

暴露手术视野的方法与措施包括：

（1）头低位使肠管移至上腹部。

（2）借助举宫器摆动子宫。

（3）施术者或助手使用手术器械拨开或提拉组织/器官。

（4）特殊情况，如盆腹腔粘连严重，为充分暴露手术视野，可通过缝合悬吊法将组织或器官"暂时移出"手术野。

妇科内镜诊断与治疗培训教材 | 中国医师协会妇科内镜医师培训学院
首都医科大学附属北京妇产医院培训基地

腹腔镜组织切割、分离与凝固等

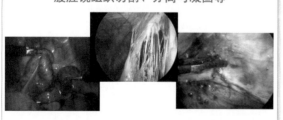

组织分离、切割、止血缝合与组织凝固、标本取出等是实施腹腔镜手术的基本操作方法。

1.组织切割：可通过剪刀、高频电刀、超声刀等能源进行组织的分离切割。

2.组织分离：根据施术中的情况可选择钝性分离、锐性分离、水压分离等。

3.组织/血管凝固：可通过高频电单极、双极或超声刀等实施。

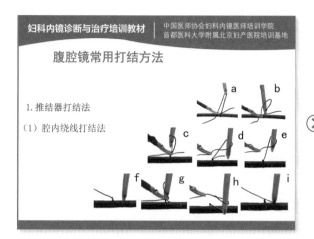

1. 左手持弯钳，右手持针器。

2. 腔外推结器打结法：将两线头经同一孔道（Port）于体外按外科打结法绕好一个结，用打结器将线结推入腹腔。同样操作重复一次，完成打结。

3. 腔内绕线打结法：左手持可转向器械，右手持传统抓钳，左手可转向器械调整至适当角度与位置，右手抓钳将缝线绕至转向器械头端，两器械向相反方向牵引形成第一个结，然后以同样方式完成第二个结。

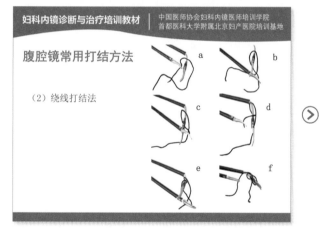

绕线打结法：左手持可转向器械，右手持传统抓钳，左手可转向器械调整至适当角度与位置，右手抓钳将缝线绕至转向器械头端，两器械向相反方向牵引形成第一个结，然后以同样方式完成第二个结。

引自：Eki B. A simple technique for knot tying in single incision laparoscopic surgery (SILS). Clinics (Sao Paulo), 2010, 65 (10)：1055-1057.

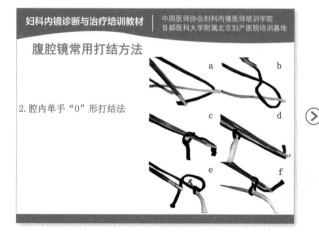

腔内单手"O"形打结法：右手持器械，左手持线，利用右手器械将所持缝线与左手牵引缝线构成"O"形，然后右手器械与左手反方向牵引缝线形成第一个结，同样方式重复一次，操作完成。

引自：Thanakumar J, John PH. One-handed knot tying technique in single-incision laparoscopic surgery. J Minim Access Surg, 2011, 7 (1)：112-115.

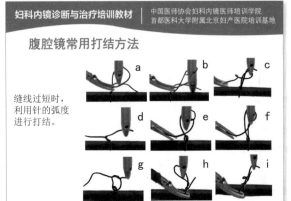

妇科内镜诊断与治疗培训教材 | 中国医师协会妇科内镜医师培训学院
首都医科大学附属北京妇产医院培训基地

腹腔镜常用打结方法

缝线过短时，利用针的弧度进行打结。

妇科内镜诊断与治疗培训教材 | 中国医师协会妇科内镜医师培训学院
首都医科大学附属北京妇产医院培训基地

腹腔镜手术标本取出

组织或标本取出：

➢ 可通过穿刺套管直接取出。

➢ 子宫或子宫肌瘤标本可用组织粉碎器逐块切割取出，也可以通过阴道取出。

➢ 建议使用标本袋取出组织标本。

妇科内镜诊断与治疗培训教材 | 中国医师协会妇科内镜医师培训学院
首都医科大学附属北京妇产医院培训基地

腹腔镜手术时术中监测

➢ 全面监测血压、呼吸、心率等生命体征。

➢ 监测脉搏、血氧饱和度及CO_2分压：如$PaCO_2 \geqslant 50mmHg$仍不能减少过度通气，应考虑暂时恢复平卧位或放弃腹腔镜手术。

➢ 心血管功能不稳定的患者，需行中心静脉压（CVP）和肺动脉压监测，必要时监测血气。

➢ 监测术中出血量。

妇科内镜诊断与治疗培训教材 | 中国医师协会妇科内镜医师培训学院
首都医科大学附属北京妇产医院培训基地

腹腔镜手术术后处理（一）

➢ 心电、血压监护4小时，低流量吸氧4小时。

➢ 留置导尿管，酌情术日液毕或术后拔除。

➢ 补液治疗：补充患者因禁食所需的能量、维生素、水和电解质。

➢ 预防感染：酌情静脉滴注抗生素。

➢ 预防出血：肌瘤剔除患者术后应用缩宫素，促进子宫收缩。

妇科内镜诊断与治疗培训教材 | 中国医师协会妇科内镜医师培训学院
首都医科大学附属北京妇产医院培训基地

腹腔镜手术术后处理（二）

➢ 监测体温、手术切口、皮下血肿或气肿等症状及体征变化。

➢ 及时发现和处理术后并发症。

➢ 必要时监测外周血象等指标。

➢ 术后上腹部(尤其是膈肋部)及肩部疼痛一般无需特殊处理，必要时可给予口服止痛药。

➢ 饮食：肛门排气后，开始进半流质饮食，逐渐恢复正常饮食。

➢ 运动：鼓励患者术后第1天下床活动。

妇科常见疾病腹腔镜手术要点

妇科内镜诊断与治疗培训教材 | 中国医师协会妇科内镜医师培训学院
首都医科大学附属北京妇产医院培训基地

妇科常见疾病腹腔镜手术要点

首都医科大学附属北京妇产医院
妇科微创诊治中心
段华

妇科内镜诊断与治疗培训教材 | 中国医师协会妇科内镜医师培训学院
首都医科大学附属北京妇产医院培训基地

前 言

➤ 腹腔镜与宫腔镜已经成为现代妇科微创手术
  （minimally invasive surgery，MIS）重要组成部分。

➤ MIS的优势引领外科手术发展的方向。

➤ 发达国家已经普及，我国处在应用推广阶段。

➤ 设备器械日臻完善，手术指征范围不断扩大。

妇科内镜诊断与治疗培训教材 | 中国医师协会妇科内镜医师培训学院
首都医科大学附属北京妇产医院培训基地

微创外科发展：腹腔镜诊治妇科疾病

现代腹腔镜时代（1987年—今）

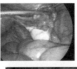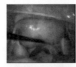

各类附件手术已经常规开展

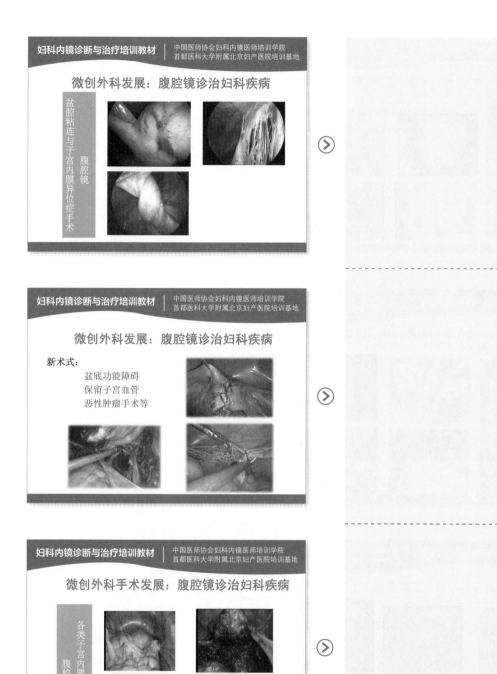

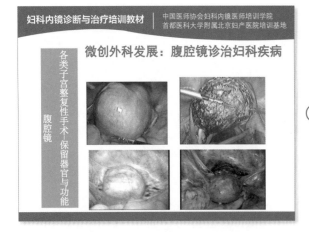

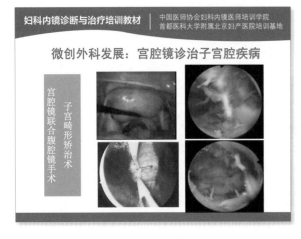

妇科内镜诊断与治疗培训教材 | 中国医师协会妇科内镜医师培训学院
首都医科大学附属北京妇产医院培训基地

现代微创手术

✓ 外科学发展的方向

✓ 外科医生的必备技能

➢发达国家已经普及，我国处在学习应用阶段。

➢设备器械日臻完善，手术指征范围不断扩大。

妇科内镜诊断与治疗培训教材 | 中国医师协会妇科内镜医师培训学院
首都医科大学附属北京妇产医院培训基地

输卵管疾病治疗：异位妊娠

Bruhat（1977年）首次报道腹腔镜输卵管妊娠保守治疗，这表明传统开腹手术已向微创治疗发展，现已成为输卵管妊娠主要的手术方式。

适应证：

➢ 病史、B超、人绒毛膜促性腺激素（HCG）诊断异位妊娠（EP）者。

➢ 病史不明、AUB、B超宫旁包块或腹腔有积液者。

➢ HCG持续阳性、D&C（－）、不能明确诊断的滋养细胞肿瘤者。

妇科内镜诊断与治疗培训教材 | 中国医师协会妇科内镜医师培训学院
首都医科大学附属北京妇产医院培训基地

输卵管疾病治疗：异位妊娠

研究进展：

➢ 腹腔大出血伴休克状态是否施术？

答：丰富手术经验+良好手术设备。

➢ 输卵管间质部妊娠是否施术？

答：国内外均有成功报道，疗效优于开腹手术。

妇科内镜诊断与治疗培训教材 | 中国医师协会妇科内镜医师培训学院
首都医科大学附属北京妇产医院培训基地

输卵管疾病治疗：不孕症

手术适应证：

✓ 各种原因所致输卵管伞端粘连、包裹不能显示。

手术种类：

✓ 加压通液。

✓ 输卵管积水、闭锁、管腔不通等。

✓ 粘连分离、成形与造口。

✓ 宫腹联合插管疏通。

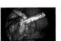

疗效：

✓ 复通率70%～92%？

✓ 术后随访12个月以上。

• 宫腔妊娠47%

• 异位妊娠8%

妇科内镜诊断与治疗培训教材 | 中国医师协会妇科内镜医师培训学院
首都医科大学附属北京妇产医院培训基地

卵巢良性肿瘤治疗

适应证：

➢ 卵巢囊肿剥除。

➢ 单或双侧囊肿，年轻、需保留卵巢功能。

➢ 单侧卵巢缺如的良性囊肿。

➢ 可逆性组织缺血的良性囊肿蒂扭转需保留卵巢组织。

➢ 附件切除。

➢ 年长、不需保留卵巢功能。

➢ 附件炎性包块所致慢性盆腔痛（CPP），保守治疗无效。

➢ 绝经期囊肿持续存在等。

妇科内镜诊断与治疗培训教材 | 中国医师协会妇科内镜医师培训学院
首都医科大学附属北京妇产医院培训基地

卵巢良性肿瘤治疗

1. 手术种类

✓ 卵巢囊肿剥除

✓ 附件切除术

囊肿剥除技巧：

✓ 缝合止血

✓ 对点止血

2. 注意问题

✓ 卵巢功能保护

• 分清解剖

• 对点止血

妇科内镜诊断与治疗培训教材 | 中国医师协会妇科内镜医师培训学院
首都医科大学附属北京妇产医院培训基地

卵巢肿瘤治疗

争议问题：囊肿破裂

✓ 囊内容物易污染腹腔，引起化学性腹膜炎。

✓ 如为恶性，有肿瘤分期上升、癌细胞扩散可能。

研究进展：

✓ 大量盐水冲洗，罕见腹膜炎发生。

✓ 抗肿瘤药物冲洗腹腔，减少癌细胞种植机会。

✓ 根据病理报告酌情选择后续治疗方法。

妇科内镜诊断与治疗培训教材 | 中国医师协会妇科内镜医师培训学院
首都医科大学附属北京妇产医院培训基地

卵巢交界性肿瘤保留生育功能

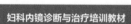

✓ 患侧附件切除
✓ 盆腹腔全面探查
✓ 对侧卵巢剖视+活检
✓ 大网膜切除
✓ 腹膜多点活检

> 手术范围

➢术中冰冻结果，根据术后石蜡病理报告酌情选
择后续治疗。

妇科内镜诊断与治疗培训教材 | 中国医师协会妇科内镜医师培训学院
首都医科大学附属北京妇产医院培训基地

卵巢交界性肿瘤保留生育功能

卵巢交界性肿瘤保留生育生理功能必须做到：

✓ 经过全面细致探查及病理检测。

✓ 证实盆腔内确无浸润性种植。

✓ 应常规行大网膜切除。

◆与家属充分沟通病情、权衡利弊！

◆要求知情同意、保证定期随访！

妇科内镜诊断与治疗培训教材 | 中国医师协会妇科内镜医师培训学院
首都医科大学附属北京妇产医院培训基地

子宫肌瘤手术（myomectomy）

适应证：

✓ 子宫浆膜下肌瘤。

✓ 肌瘤引起压迫症状。

✓ 肌瘤伴月经过多致贫血。

✓ 壁间肌瘤伴有不孕、不育。

✓ 壁间及浆膜下肌瘤短期内增大迅速。

✓ 要求保留子宫。

争议问：

✓ 子宫增大≥12W妊娠？

✓ 肌瘤直径≥7cm？

✓ 多发肌瘤≥3个？

✓ 阔韧带内肌瘤？

取决于术者的经验与操作熟练程度！

腹腔镜子宫肌瘤剔除手术最强调施术者的腹腔镜操作技巧，特别是娴熟的镜下缝合打结技能。

妇科内镜诊断与治疗培训教材 | 中国医师协会妇科内镜医师培训学院
首都医科大学附属北京妇产医院培训基地

子宫肌瘤手术（myomectomy）

妊娠问题：

✓ 研究表明，腹腔镜能够达到与开腹手术相同的治疗效果。

✓ 多数医院均能够开展该类手术。

1. 对于有生育要求的患者实施腹腔镜子宫肌瘤剔除手术，应充分评估肌瘤部位、大小、数目及施术者技能与手术经验，良好的瘤腔对合与子宫肌层的解剖学复位是减少术后妊娠子宫破裂的关键。

2. 术后要求患者酌情避孕一段时间。

妇科内镜诊断与治疗培训教材 | 中国医师协会妇科内镜医师培训学院
首都医科大学附属北京妇产医院培训基地

子宫切除术（hysterectomy）

➢ 全子宫切除治疗子宫肌瘤始于19世纪中期，1950年此术式成为治疗子宫肌瘤的标准术式。

➢ 1988年首例腹腔镜子宫切除的问世，使传统的子宫切除手术迈入了微创伤领域。

➢ 正逐渐成为妇科医生常规手术方式。

妇科内镜诊断与治疗培训教材 | 中国医师协会妇科内镜医师培训学院
首都医科大学附属北京妇产医院培训基地

子宫切除术（hysterectomy）

全子宫切除

适应证：
- ✓ 月经过多致贫血，保守无效
- ✓ 肌瘤引起压迫症状
- ✓ 生长迅速，疑退变或恶变
- ✓ 合并宫颈病变
- ✓ 无生育要求
- ✓ 绝经后肌瘤长大

禁忌证：
- ✓ 全身疾病致手术禁忌
- ✓ 子宫过大（＞20W妊娠）
- ✓ 有生育要求

在选择手术适应证和禁忌证时，还要根据患者具体情况、施术者对该种手术方式的经验与胜任能力进行综合评估，以确保手术安全。

妇科内镜诊断与治疗培训教材 | 中国医师协会妇科内镜医师培训学院
首都医科大学附属北京妇产医院培训基地

子宫切除术（hysterectomy）

手术种类：
- ✓ 腹腔镜辅助下阴式子宫全切术（laparoscopic assisted vaginal hysterectomy, LAVH）。
- ✓ 腹腔镜下全子宫切除术（laparoscopic total hysterectomy, LTH）。
- ✓ 腹腔镜下次全子宫切除术（laparoscopic superacervical hysterectomy, LSH）。
- ✓ 筋膜内子宫切除术（classic intrafascial supracervical hysterectomy, CISH）。

妇科内镜诊断与治疗培训教材 | 中国医师协会妇科内镜医师培训学院
首都医科大学附属北京妇产医院培训基地

子宫内膜异位症手术

妇科临床常见多发疾病，伴随盆腔解剖学改变和免疫内分泌异常。
- ✓ 腹腔镜手术是首选治疗。
- ✓ 明确诊断、临床分期（r-ASF）。
- ✓ 分离粘连、恢复解剖、造口。
- ✓ 评估妊娠及其结局。
- ✓ 创伤小，痛苦少，恢复快。

子宫内膜异位症病灶弥散，可以同时合并腹膜型、卵巢性、深部浸润等病变，同时，可能合并严重而致密的粘连。

妇科内镜诊断与治疗培训教材 | 中国医师协会妇科内镜医师培训学院
首都医科大学附属北京妇产医院培训基地

子宫内膜异位症手术

- ➤ 应重视手术对卵巢的破坏及其对功能的影响，强调手术中对卵巢功能的保护。
- ➤ 根据手术分期选择后续治疗。
- ➤ 有生育要求者，指导/辅助生殖技术。
- ➤ 无生育要求者，应长期实施管理措施，降低疾病复发率。
- ➤ 子宫内膜异位症是手术不能根治的疾病。

妇科内镜诊断与治疗培训教材 | 中国医师协会妇科内镜医师培训学院
首都医科大学附属北京妇产医院培训基地

子宫内膜异位症治疗

子宫内膜异位症治疗现代观：
- ✓ 腹腔镜是最好的治疗。
- ✓ 卵巢抑制是最好的治疗。
- ✓ "三阶段"治疗是最好的治疗。
- ✓ 妊娠是最好的治疗。
- ✓ 助孕技术是最好的治疗。

——郎景和院士

妇科内镜诊断与治疗培训教材 | 中国医师协会妇科内镜医师培训学院
首都医科大学附属北京妇产医院培训基地

剖宫产瘢痕妊娠手术

- ➤ 剖宫产瘢痕妊娠（cesarean scar pregnancy，CSP）指妊娠物种植于剖宫产切口瘢痕处。
- ➤ 特殊部位的异位妊娠。
- ➤ 文献报道发生率为1∶1800～1∶2216。
- ➤ CSP在剖宫产史妇女中的发生率为0.15%，占异位妊娠比例的1%～6%。

妇科内镜诊断与治疗培训教材 | 中国医师协会妇科内镜医师培训学院
首都医科大学附属北京妇产医院培训基地

剖宫产瘢痕妊娠手术

CSP特点与危害：

✓ 妊娠囊种植在疤痕部位，在子宫峡部和宫腔中生长，此处缺乏肌纤维，增加了植入部位大出血危险，手术瘢痕不能有效止血，可发生难以控制的大出血。

✓ 妊娠囊种植在瘢痕部位，向子宫肌层生长，可导致子宫破裂。

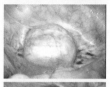
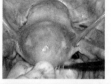

妇科内镜诊断与治疗培训教材 | 中国医师协会妇科内镜医师培训学院
首都医科大学附属北京妇产医院培训基地

剖宫产瘢痕妊娠手术

CSP不同类型手术指征与操作要点：

✓ 施术前应充分评估手术的可行性与手术风险。

✓ 要求施术者具备丰富的内镜手术操作技能和手术以外抢救的经验。

✓ 准备好应对大出血抢救的药物与相应措施。

腹腔镜技术在早期子宫内膜癌手术中的应用及相关问题

妇科内镜诊断与治疗培训教材 | 中国医师协会妇科内镜医师培训学院
首都医科大学附属北京妇产医院培训基地

腹腔镜技术在早期子宫内膜癌手术中的应用及相关问题

中国医学科学院北京协和医院
妇产科
向阳

妇科内镜诊断与治疗培训教材 | 中国医师协会妇科内镜医师培训学院
首都医科大学附属北京妇产医院培训基地

子宫内膜癌的发病率

2012年全球肿瘤发病率和死亡率情况：

➤ 发达国家：

新发病例：第4位

死亡病例：第10位

➤ 发展中国家：

新发病例：第7位

死亡病例：未入前10位

子宫内膜癌是女性生殖道最常见的恶性肿瘤之一，发病率仅次于宫颈癌，占女性生殖道肿瘤的20%～30%。

妇科内镜诊断与治疗培训教材 | 中国医师协会妇科内镜医师培训学院
首都医科大学附属北京妇产医院培训基地

子宫内膜癌的发病率

2016年美国数据

Breast 246,660; 29%	Lung & Bronchus 72,160; 26%
Lung & bronchus 106,470; 13%	Breast 40,450; 14%
Colon&rectum 63,670; 8%	Colon&rectum 23,170; 8%
Uterine corpus 60,050; 7%	Pancreas 20,330; 7%
Thyroid 49,350; 6%	Ovary 14,240; 5%
Non-Hodgkin lymphoma 32,410; 3%	Uterine corpus 10,470; 4%
Melanoma of the skin 29,510; 3%	Leukemia 10,270; 4%
Leukemia 26,050; 3%	Liver & intrahepatic bile duct 8,890; 3%
Pancreas 25,400; 3%	Non-Hodgkin lymphoma 8,630; 3%
新发病例	死亡病例

中国的数据：来自癌症统计（2015）

第二
发病率居女性生殖道肿瘤第二，仅次于宫颈癌

63 400人
2015年新发病例

21 800人
2015年死亡病例

2015年中国癌症数据统计，子宫内膜癌发病率增加，死亡率亦增加，每年新发病例数为63.4/10万，死亡病例数为21.8/10万。

妇科内镜诊断与治疗培训教材 | 中国医师协会妇科内镜医师培训学院
首都医科大学附属北京妇产医院培训基地

子宫内膜癌的诊断

 90%的患者早期症状为不规则阴道出血,能早期发现早期就诊。

 75%的患者发现时为早期(FIGO Ⅰ～Ⅱ期),5年生存率为65%～92%。

子宫内膜癌以早期病例多见。

妇科内镜诊断与治疗培训教材 | 中国医师协会妇科内镜医师培训学院
首都医科大学附属北京妇产医院培训基地

子宫内膜癌的诊断

2017年 NCCN

新增"**影像学应用原则**":
✓胸部X线检查,有异常行CT平扫。
✓盆腔MRI(增强),了解肌层浸入深度,鉴别宫腔或宫颈管和局部扩散情况。
✓不适宜MRI者可以行经阴道超声。
✓高级别癌、意外发现的子宫内膜癌、有高危因素分期不全者:胸部/腹部/盆腔CT(增强)。
✓根据临床症状或可疑转移病灶,选择其他影像学检查。
✓对PET/CT的推荐强度不如子宫颈癌。

2017年美国国立综合癌症网络(national comprehensive cancer network, NCCN)指南强调使用盆腔MRI来评估子宫内膜癌肌层浸润深度和有无宫颈受累。

PET:正电子发射型计算机断层显像(positron emission computed tomography, PET)。

妇科内镜诊断与治疗培训教材 | 中国医师协会妇科内镜医师培训学院
首都医科大学附属北京妇产医院培训基地

子宫内膜癌的病理分型及特点

Ⅰ型:雌激素依赖型	Ⅱ型:非激素依赖型
❖绝经期/围绝经期妇女	❖绝经后期的女性
❖合并肥胖、高血糖、高脂血症等代谢疾病	❖与高雌激素无关,无内分泌代谢紊乱
❖多伴子宫内膜不典型增生	❖伴有萎缩性内膜
❖G1/G2,分期早,进展慢	❖G3,侵袭性强
❖子宫内膜腺癌	❖浆乳癌、透明细胞癌
❖对孕激素治疗有反应	❖对孕激素治疗无反应

Ⅰ型:占80%以上,多见分化较好、对孕激素有反应者。

Ⅱ型:与P53突变相关,多为低分化癌,预后差。

妇科内镜诊断与治疗培训教材 | 中国医师协会妇科内镜医师培训学院
首都医科大学附属北京妇产医院培训基地

子宫内膜癌的基因分型

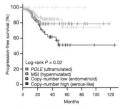

美国癌症基因组图谱计划将子宫内膜癌分成四种基因型：

（1）POLE位点超突变型肿瘤。

（2）微卫星不稳定型肿瘤。

（3）低拷贝数（子宫内膜样）肿瘤。

（4）高拷贝数（浆液性）肿瘤

不同分型对应不同预后。

2013年 *Nature* 发表子宫内膜癌基因分型，根据基因表达不同分为四种类型，这成为指导子宫内膜癌临床诊治及判断预后的新分型。

引自：Cancer Genome Atlas Research Network，Kandoth C，Schultz N，et al. Integrated genomic characterization of endometrial carcinoma.Nature，2013，497（7447）：67-73.

妇科内镜诊断与治疗培训教材 | 中国医师协会妇科内镜医师培训学院
首都医科大学附属北京妇产医院培训基地

子宫内膜癌的治疗

● **手术治疗**　主要的治疗方法。

◎ **放射治疗**　主要的辅助治疗方法。

◷ **化学治疗**　主要用于晚期患者，包括新辅助化疗。

◎ **孕激素治疗**　用于晚期患者和要求保留生育功能的年轻患者。

手术为首选方法，放射治疗多用于有高危因素或不适合手术的患者；孕激素用于雌激素依赖型。

妇科内镜诊断与治疗培训教材 | 中国医师协会妇科内镜医师培训学院
首都医科大学附属北京妇产医院培训基地

子宫内膜的手术治疗

全面分期手术

首选治疗

尽管绝大多数子宫内膜癌病灶局限于子宫，但是全面分期手术仍然是早期子宫内膜癌的首选治疗。

手术范围

2009年修订的FIGO分期中推荐的全面分期手术包括：全子宫＋双附件切除＋双侧盆腔及腹主动脉旁淋巴结切除。

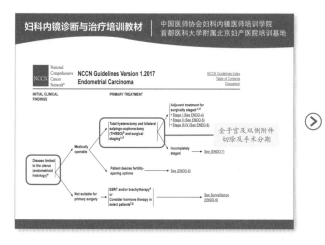

对于局限于宫腔内的子宫内膜样腺癌，可手术的患者采用全子宫及双侧附件切除术及手术分期。

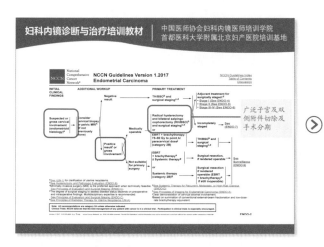

对于可疑宫颈浸润的子宫内膜样腺癌行宫颈病理活检或 MRI，如病理阳性或影像结果提示明确宫颈浸润，行广泛子宫及双侧附件切除手术或筋膜外全子宫切除及手术分期。

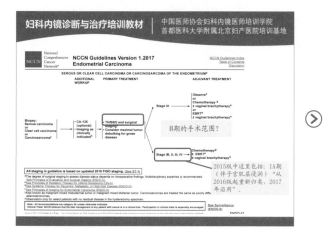

对浆乳癌、透明细胞癌或癌肉瘤行全子宫及双侧附件切除术；对Ⅱ期手术范围无明确规定，对ⅠB、Ⅱ、Ⅲ、Ⅳ型建议放化疗。

妇科内镜诊断与治疗培训教材 | 中国医师协会妇科内镜医师培训学院
首都医科大学附属北京妇产医院培训基地

腹腔镜在子宫内膜癌治疗中的应用

- **01** 腹腔镜技术治疗妇科肿瘤发展史
- **02** 子宫内膜癌手术关于淋巴结切除的争议
- **03** 年轻患者保留卵巢的问题
- **04** 关于肥胖患者的讨论
- **05** 术中大子宫标本的取出

妇科内镜诊断与治疗培训教材 | 中国医师协会妇科内镜医师培训学院
首都医科大学附属北京妇产医院培训基地

01 腹腔镜治疗妇科恶性肿瘤的历史

1989	1992	1994
Querleu & Nezhat	Childers	Dargent
开始腹腔镜下盆腔淋巴结清扫	率先报道了早期子宫内膜癌腹腔镜分期手术	报道了腹腔镜下盆腔淋巴结切除联合经阴道根治性子宫颈切除

Dargent	Nezhat	Possover
报道了腹腔镜下盆腔淋巴结清扫和腹腔镜辅助经阴道广泛子宫切除	报道了首例腹腔镜下广泛子宫切除和盆腔淋巴结切除	报道了腹腔镜下改良的保留神经的广泛性子宫切除
1992	1992	2003

妇科内镜诊断与治疗培训教材 | 中国医师协会妇科内镜医师培训学院
首都医科大学附属北京妇产医院培训基地

01 子宫内膜癌：腹腔镜手术指征

FIGO Ⅰ～Ⅱ期	➡ 腹腔镜 分期手术	—— 手术范围同开腹手术
初次手术未进行全面分期手术的患者	➡ 腹腔镜 再分期手术	—— 主要进行淋巴结切除术
早期子宫内膜癌需要保留生育功能的患者	➡ 腹腔镜 手术探查	—— 确认子宫外无病灶

腹腔镜主要应用于早期子宫内膜癌或再分期手术者。

妇科内镜诊断与治疗培训教材 | 中国医师协会妇科内镜医师培训学院
首都医科大学附属北京妇产医院培训基地

01 子宫内膜癌：腹腔镜*vs.*开腹手术临床经验

Zulla（2012）的荟萃分析纳入了8篇随机对照研究（3666例患者）以评价腹腔镜手术的安全性。

研究	时间（年）	病例数（腹腔镜/开腹）	期别	淋巴结切除术（%）	
				盆腔	腹主动脉旁
Fram	2005	29 *vs.* 32	I	55.2 *vs.* 53.1	-
Zorlu	2005	40 *vs.* 38	I	100 *vs.* 100	-
Tozzi	2005	63 *vs.* 59	I～III	84 *vs.* 83.5	60.3 *vs.* 61.2
Zullo	2009	40 *vs.* 38	I	100 *vs.* 100	10 *vs.* 7.9
Malzoni	2009	81 *vs.* 78	I	100 *vs.* 100	24 *vs.* 28
Walker	2009	1696 *vs.* 920	I～IIa	98 *vs.* 99	94 *vs.* 97
Mourits	2010	185 *vs.* 94	IG1～IG2	-	-
Janda	2010	190 *vs.* 142	I	40.5 *vs.* 67.6	

腹腔镜用于子宫内膜癌治疗的前瞻性研究最多。

引自：Zullo F, Falbo A, Palomba S.Safety of laparoscopy vs laparotomy in the surgical staging of endometrial cancer: a systematic review and metaanalysis of randomized controlled trials. Am J Obstet Gynecol, 2012, 207 (2)：94-100.

妇科内镜诊断与治疗培训教材 | 中国医师协会妇科内镜医师培训学院
首都医科大学附属北京妇产医院培训基地

01 子宫内膜癌：腹腔镜*vs.*开腹手术临床经验

结果显示，腹腔镜手术组较开腹手术组相比：

✓ 术中并发症没有统计学差异。
✓ 术后并发症发生率显著减少。
✓ 术中清扫的淋巴结数目没有统计学差异。

腹腔镜手术远期风险及疗效好于开腹手术。

妇科内镜诊断与治疗培训教材 | 中国医师协会妇科内镜医师培训学院
首都医科大学附属北京妇产医院培训基地

01 子宫内膜癌：腹腔镜*vs.*开腹手术临床经验

Galaal（2012）的荟萃分析纳入了8篇随机对照研究（3644例患者），

结果显示：

Fram 2002
Tozzi 2005
Zorlu 2005
Malzoni 2009
Zullo 2009
Mourits 2010
Janda 2010
Walker 2012

- 死亡和复发风险
- 围手术期死亡率
- 输血
- 膀胱输尿管损伤或肠管损伤
- 血管损伤

在腹腔镜手术组和开腹手术组没有差别

- 术中出血量
- 住院时间

在腹腔镜手术组显著缩短

引自：Galaal K, Bryant A, Fisher AD, et al. Laparoscopy versus laparotomy for the management of early stage endometrial cancer. Cochrane Database Syst Rev, 2012, 12 (9)：CD006655.

妇科内镜诊断与治疗培训教材 | 中国医师协会妇科内镜医师培训学院
首都医科大学附属北京妇产医院培训基地

01　妇科肿瘤专家组（GOG）Lap2研究

研究对象：Ⅰ～Ⅱa期的子宫内膜癌患者（2616例）按2：1进行腹腔镜与开腹手术，结果显示：

➤ 腹腔镜组：1696例。
➤ 开腹手术组：920例。
➤ 腹腔镜中转开腹：25.8%（434例）。
➤ 手术分期：
✓ 淋巴结切除数：99%（开腹）vs.98%（腹腔镜）。
✓ 盆腔淋巴结：切除数相当。
✓ 腹主动脉旁淋巴结：97% vs. 94%。
✓ 淋巴结转移率：均9%。

引自：
1.Walker JL，Piedmonte MR，Spirtos NM，et al. Laparoscopy compared with laparotomy for comprehensive surgical staging of uterine cancer：Gynecologic Oncology Group Study LAP2.J Clin Oncol，2009，27（32）：5331-5336.

2. Kornblith AB，Huang HQ，Walker JL，et al. Quality of life of patients with endometrial cancer undergoing laparoscopic international federation of gynecology and obstetrics staging compared with laparotomy：a Gynecologic Oncology Group study. J Clin Oncol，2009，27（32）：5337-5342.

妇科内镜诊断与治疗培训教材 | 中国医师协会妇科内镜医师培训学院
首都医科大学附属北京妇产医院培训基地

01　GOG Lap2研究

	经腹手术（n=920）	%	腹腔镜手术（n=1248）	%	P
手术时间（min）	130	-	204	-	<0.001
住院时间>2天	845	94	867	52	<0.001
并发症					
血管损伤	29	4	75	5	-
术后发热	33	8	55	3	-
肠梗阻	80	9	80	5	-
伤口感染	33	4	53	3	-
输血	66	7	143	9	-
死亡	8	1	10	<1	-
膀胱\直肠损伤	23	3	58	3	-

1. 术中合并症两组相当，术后中重度不良反应腹腔镜组少于开腹组（14% vs.21%，P＜0.001）。

2. 腹腔镜组住院时间明显短于开腹组。

妇科内镜诊断与治疗培训教材 | 中国医师协会妇科内镜医师培训学院
首都医科大学附属北京妇产医院培训基地

01　GOG Lap2研究

术后6周内生活质量：腹腔镜（n=535）vs.经腹（n=267），腹腔镜组除了担心肿瘤复发外，其余所有QOL指标均好于经腹组。

➤ 疼痛症状及与疼痛相关的功能抵触减轻。
➤ 较好的身体状况与情绪。
➤ 较早的恢复活力并回到工作中。
➤ 较好的精神面貌。

两组5年生存率几乎相同（89.8%），两组总的复发率分别为11.4%和10.2%。

该研究证实腹腔镜手术适宜子宫内膜癌的治疗，如果患者没有相关禁忌证，对于Ⅰ～Ⅱ期子宫内膜癌患者应首选腹腔镜手术治疗。

妇科内镜诊断与治疗培训教材　中国医师协会妇科内镜医师培训学院
首都医科大学附属北京妇产医院培训基地

 01　腹腔镜 _vs._ 开腹的长期生存结局

分析因 Ⅰ～Ⅲ期宫体癌症进行全子宫切除的患者，基于SEER-Medicare数据库（6304例）。

■ 微创手术（2165例，34.3%）
■ 开腹手术（4139例，65.7%）

	微创手术	开腹手术
接受阴道近距离放疗比例（%）	33.6	31
接受辅助性盆腔放疗比例（%）	34.3	31.3
总体合并症（%）	22.7	39.7

微创手术组围手术期死亡率较低（0.6% _vs._1.1%），不影响总体死亡率（OR=0.89，95% CI：0.75 ～ 1.04）或癌症特异性死亡率（HR=0.83，95% CI：0.59 ～ 1.16）。

微创手术行全子宫切除不影响子宫内膜癌女性的长期生存结局。

引 自：Wright JD, Burke WM, Tergas A, et al. Comparative Effectiveness of Minimally Invasive Hysterectomy for Endometrial Cancer.J Clin Oncol, 2016, 34（10）：1087-1096.

妇科内镜诊断与治疗培训教材　中国医师协会妇科内镜医师培训学院
首都医科大学附属北京妇产医院培训基地

 01

SGO Clinical Documents

 腹腔镜手术可以作为子宫内膜癌治疗的标准手术路径（A级证据）。

引自：SGO Clinical Practice Endometrial Cancer Working Group, Burke WM, Orr J, et al. Endometrial cancer：a review and current management strategies：part I. Gynecol Oncol, 2014, 134（2）：385-392.

妇科内镜诊断与治疗培训教材　中国医师协会妇科内镜医师培训学院
首都医科大学附属北京妇产医院培训基地

02　子宫内膜癌手术关于淋巴结切除的争议

子宫内膜癌的淋巴结切除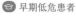

🎓 早期低危者
· 术前诊断为子宫内膜癌的IA期患者是否均要进行系统手术分期？
· 系统手术分期能否提高生存率？
· 淋巴结切除是否为过度治疗？

💡 中危患者
· age over 60 years
· deeply invasive G1 or G2
· superficially invasive G3

🔖 高危患者
· deeply invasive, G3
· Stage Ⅱ
· LVSI+
· Rare pathological types (UPSC CCC)

ESMO 对于子宫内膜癌淋巴结切除术：

（1）早期低危患者淋巴切除存在争议。

（2）中危患者：年龄＞60岁，G1 及 G2 伴有深肌层浸润或 G3 表浅肌层浸润也存在争议。

（3）高危患者：深肌层浸润、G3、Ⅱ期、淋巴血管间质浸润、特殊病例类型（如浆液性癌和透明细胞癌等）。对于高危患者需型淋巴切除术。

妇科内镜诊断与治疗培训教材 | 中国医师协会妇科内镜医师培训学院
首都医科大学附属北京妇产医院培训基地

 02 子宫内膜癌手术关于淋巴结切除的争议

Ia、G1～G2无高危因素可以不行淋巴清扫，以避免更多手术并发症。

Case等发现33%的冰冻切片诊断与最终病理结果不符，有28%患者最后分级升高。

| **主张不切除** | 主张切除 |

971例子宫内膜样癌患者的病理分析：低危患者（小于50%肌层浸润，肿瘤直径小于2cm，高中分化）淋巴转移发生率为0.8%。

术前、术后病理类型和分化程度可能不一致，且术中冰冻对肌层浸润判断也可能有误差。

妇科内镜诊断与治疗培训教材 | 中国医师协会妇科内镜医师培训学院
首都医科大学附属北京妇产医院培训基地

02 子宫内膜癌手术关于淋巴结切除的争议

2015 FIGO对子宫内膜癌淋巴切除的建议：
➢ 尽管淋巴结状态是分期体系中的指标，盆腔及腹主动脉旁淋巴结切除的治疗价值仍有争议。
➢ 常规进行选择性淋巴取样的价值尚未确定。
➢ 淋巴结切除术的最低要求：
（1）在所有患者中切除增大或可疑的淋巴结。
（2）有高危因素（G3，深肌层浸润、宫颈浸润、浆液性或透明细胞癌）的患者应进行系统的盆腔淋巴结切除术和切除任何增大的主动脉旁淋巴结。

妇科内镜诊断与治疗培训教材 | 中国医师协会妇科内镜医师培训学院
首都医科大学附属北京妇产医院培训基地

02 子宫内膜癌手术关于淋巴结切除的争议

2017 NCCN指南对内膜癌淋巴切除的建议：
➢ 淋巴结切除是用于发现需要术后辅助治疗的患者。
➢ 淋巴结转移的低危因素包括：
（1）肿瘤侵犯肌层<1/2，没有侵犯宫颈。
（2）肿瘤直径<2cm。
（3）G1和G2。
➢ 需要同时切除盆腔和腹主动脉旁淋巴结：
（1）深肌层浸润。
（2）G3。
（3）浆液性癌、透明细胞癌或癌肉瘤。
➢ 其他仅可切除盆腔淋巴结者。

引自：

1.Case AS, Rocconi RP, Straughn JM Jr, et al.A provective blinded evaluation of the accuracy of frozen section for the surgical management of endometrial cance.Obstet Gynecol, 2006, 108 (6)：1375-1379.

2.Milam MR, Java J, Walker JL, et al. Gynecologic Oncology Group.Nodal metastasis risk in endometrioid endometrial cancer.Obstet Gynecol, 2012, 119 (2pt1)：286-292.

妇科内镜诊断与治疗培训教材 | 中国医师协会妇科内镜医师培训学院
首都医科大学附属北京妇产医院培训基地

02　子宫内膜癌手术关于淋巴结切除的争议

关于腹主动脉旁淋巴结

Lancet　2010

　　由于盆腔淋巴结阴性而腹主动脉旁淋巴结阳性的子宫内膜癌患者发生率高达10%～35%，而且肠系膜下动脉水平以上发生淋巴结转移的风险也很高，因此，对于子宫内膜癌患者，应常规行腹主动脉旁淋巴结切除术，切除上界最好达到肾血管水平。

妇科内镜诊断与治疗培训教材 | 中国医师协会妇科内镜医师培训学院
首都医科大学附属北京妇产医院培训基地

02　子宫内膜癌手术关于淋巴结切除的争议

关于腹主动脉旁淋巴结

FIGO　2015

腹主动脉旁淋巴结取样的指征：

✓ 怀疑腹主动脉旁及髂总淋巴结转移。
✓ 有大块的附件病灶及增大的盆腔淋巴结。
✓ 浸润肌层全层。
✓ 高级别肿瘤。
✓ 透明细胞癌、浆液性乳头样癌及癌肉瘤等亚型。

妇科内镜诊断与治疗培训教材 | 中国医师协会妇科内镜医师培训学院
首都医科大学附属北京妇产医院培训基地

NCCN Guidelines Version 1.2017 Endometrial Carcinoma

肠系膜下和肾血管水平腹主动脉旁淋巴结评估也可用于高危肿瘤的分期，例如：
（1）深肌层浸润。
（2）高级别病变。
（3）病理类型为浆液性腺癌、透明细胞癌或癌肉瘤。

2017年NCCN指南指出，对于高危内膜癌患者需行腹主动脉旁淋巴结切除术。

妇科内镜诊断与治疗培训教材 | 中国医师协会妇科内镜医师培训学院
首都医科大学附属北京妇产医院培训基地

02   子宫内膜癌手术关于淋巴结切除的争议

国内指南：常见妇科恶性肿瘤的诊治指南（第四版）：

✓ 术中剖视子宫，检查癌肿大小、部位、肌层受侵深度，根据肿瘤分化程度，肌层浸润深度（冰冻病理检查确定）决定是否行盆腔及腹主动脉旁淋巴结切除术。

✓ 很多子宫内膜癌患者都属于肥胖或老年患者，有其他内科并发症、手术耐受性差的患者需要临床综合判断是否需要进行淋巴结切除术。

✓ 子宫内膜样腺癌G1无肌层或浅肌层浸润，因淋巴转移＜1%，可不行淋巴结切除或取样。

国内指南对子宫内膜癌淋巴切除需根据子宫内膜癌的特点并结合患者情况行个体化评估。

妇科内镜诊断与治疗培训教材 | 中国医师协会妇科内镜医师培训学院
首都医科大学附属北京妇产医院培训基地

前哨淋巴结

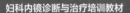

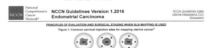

图2：宫颈注射后最常见的SLN部位（蓝色，箭头所示）

图3：较不常见的SLN部位（绿色，箭头所示），通常见于淋巴干不与脐韧带交叉，而沿输尿管中段向上走行至髂总和骶前区域

子宫内膜癌手术分期中前哨淋巴结评估常用的宫颈注射部位。

妇科内镜诊断与治疗培训教材 | 中国医师协会妇科内镜医师培训学院
首都医科大学附属北京妇产医院培训基地

关于前哨淋巴结显像的临床研究

2017年美国FIRES研究：前哨淋巴结成像的应用。

研究设计	目前最大样本量的多中心、前瞻性、队列研究。 • 2012-8-1至2015-10-20 • 10家医院，18个外科医生 • 385例临床考虑I期的患者
研究目的	前哨淋巴结活检与金标准的淋巴结清扫相比，临床应用的价值、敏感性与阴性预测值如何 • 不包括特异性和阳性预测值 • 不包括肿瘤结局

注射方法：
0.5mg/ml的吲哚菁绿（ICG）宫颈3°、9°各注射1ml，深度1cm

FIRES：机器人子宫内膜癌前哨淋巴结活检的荧光成像。

妇科内镜诊断与治疗培训教材 中国医师协会妇科内镜医师培训学院
首都医科大学附属北京妇产医院培训基地

02 关于前哨淋巴结显像的临床研究

FIRES研究的结果：

> 293 had at least one sentinel lymph node
> mapped successfully
> 257 were node negative
> 36 were node positive
> 35 had at least one positive sentinel
> lymph node
> 1 had negative sentinel lymph nodes

	True positive nodes	True negative nodes
Positive sentinel lymph node	35	0
Negative sentinel lymph node	1	257

主要研究结果：
✓ 敏感性为97.2%
✓ 阴性预测值为99.6%

FIRES 研究的结果显示：293例至少有一个前哨淋巴结显影，其中有 257 例淋巴结阴性，36 例淋巴结阳性；在真阳性的 36 例淋巴结中有 1 例前哨淋巴结阴性，其敏感性达 97.2%，阴性预测值为 99.6%。

阴性预测值高，可替代系统性淋巴结切除。

妇科内镜诊断与治疗培训教材 中国医师协会妇科内镜医师培训学院
首都医科大学附属北京妇产医院培训基地

02 关于前哨淋巴结显像的临床研究

FIRES研究的结果：

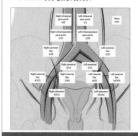

✓ 共标记888个SLN（L：415；R：472）
✓ 20%位于传统淋巴结清扫范围外

妇科内镜诊断与治疗培训教材 中国医师协会妇科内镜医师培训学院
首都医科大学附属北京妇产医院培训基地

02 关于前哨淋巴结显像的临床研究

FIRES研究的结果

385例患者

29例未治疗

340例进行了淋巴结清扫
16例未清扫淋巴结

不良反应

AE：33例（9%）

SAE：22例

✓ 术后神经改变：
• 周围神经损伤。
• 中枢神经系统损伤：
晕厥（4例），呼吸窘迫或衰竭（4例）
✓ 恶心、呕吐（3例）
✓ 肠损伤（3例）
✓ 输尿管损伤（1例）（注：出血后在红外线下看不清输尿管，术中热损伤，术中发现）

妇科内镜诊断与治疗培训教材 | 中国医师协会妇科内镜医师培训学院
首都医科大学附属北京妇产医院培训基地

02　关于前哨淋巴结显像的临床研究

FIRES研究的结论：

These results show that sentinel lymph node biopsy is equivalent to lymphadenectomy in the staging of endometrial cancer.

Patients with sentinel lymph nodes negative for metastatic disease can be reassured that this result is accurate in more than 99% of cases, and only approximately 3% of patients with nodal metastases will have their disease unrecognized by sentinel lymph node biopsy（false negative rate）.

结果表明：

（1）前哨淋巴结活检的分期效果可等同于子宫内膜癌分期术中的淋巴结切除术。

（2）前哨淋巴结阴性的患者中99%以上的病例是准确的，只有约3%的淋巴结转移患者中前哨淋巴结阴性（假阴性率）。

引自：Rossi EC, Kowalski LD, Scalici J, et al. A comparison of sentinel lymph node biopsy to lymphadenectomy for endometrial cancer staging（FIRES trial）：a multicentre, prospective, cohort study. Lancet Oncol, 2017, 18（3）：384-392.

妇科内镜诊断与治疗培训教材 | 中国医师协会妇科内镜医师培训学院
首都医科大学附属北京妇产医院培训基地

03　年轻患者保留卵巢的问题

保留卵巢的可能风险
- ✓ 卵巢分泌雌激素刺激微小残存病灶生长。
- ✓ 同时存在卵巢原发癌或隐匿性转移癌的风险（5%）。

B **保留卵巢的临床研究**
- ✓ 年轻低危早期子宫内膜癌患者保留生育功能治疗安全有效。
- ✓ 早期子宫内膜癌患者保留卵巢未增加复发概率。
- ✓ 绝经期前早期子宫内膜癌患者保留卵巢不增加癌症相关死亡率。

年轻低危患者保留卵巢存在争议。

妇科内镜诊断与治疗培训教材 | 中国医师协会妇科内镜医师培训学院
首都医科大学附属北京妇产医院培训基地

03　年轻患者保留卵巢的问题

保留卵巢的指征
- ✓ 45岁以下
- ✓ 子宫内膜样腺癌
- ✓ Ia期G1
- ✓ 腹腔细胞学阴性
- ✓ 术前、术中未发现可疑腹膜后淋巴结
- ✓ 雌孕激素受体均阳性
- ✓ 患者迫切要求
- ✓ 有较好的随访条件

不能保留卵巢的情况
- ✓ 合并Lynch综合征的妇女终身发生卵巢恶性肿瘤的风险为9%～12%
- ✓ 对于1级亲属或2级亲属存在卵巢恶性肿瘤或乳腺癌家族史或既往有乳腺癌病史的患者

1. 选择性保留卵巢安全可行，应术前充分知情告知，术中检查子宫标本，同时要明确卵巢无肿瘤转移或原发肿瘤。

2. 保留卵巢并非改善子宫内膜癌患者术后生活质量的唯一方式，术后应用药物治疗同样能有效缓解低雌激素相关症状，同时避免卵巢转移风险。

妇科内镜诊断与治疗培训教材 中国医师协会妇科内镜医师培训学院
首都医科大学附属北京妇产医院培训基地

 04 关于肥胖患者的讨论

- 32例接受腹腔镜手术的肥胖（BMI＞30）及病态肥胖（BMI≥40）患者，其手术时间、淋巴结切除数量、失血量和住院时间等与非肥胖患者无差异。

肥胖患者行腹腔镜手术更加安全可行。

- 对179例肥胖患者（BMI＞30）进行回顾性研究发现，腹腔镜组淋巴结切除数量更多、失血量少、并发症发生率低、住院时间缩短。

肥胖已不再是腹腔镜治疗子宫内膜癌的禁忌。

引自：

1. Gehrig PA，Cantrell LA，Shafer A，et al.What is the opitimal minimally invasive surgical procedure for endometrial cancer staging in the obese and morbidly obse woman. Gynecol Oncol，2008，111（1）：41-45.

2. Eisenhauer EL，Wypych KA，Mehrara BJ，et al.Comparing surgical outcomes in obes women undergoing laparotomy.laparoscopy，or laparotomy with panniculectomy for the staging of uterine mlignancy.Ann Surg Oncol，2007，14（8）：2384-2391.

妇科内镜诊断与治疗培训教材 中国医师协会妇科内镜医师培训学院
首都医科大学附属北京妇产医院培训基地

04 关于肥胖患者的讨论

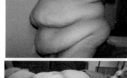 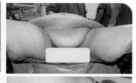
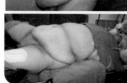 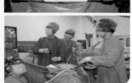

子宫内膜癌肥胖患者的腹腔镜手术。

妇科内镜诊断与治疗培训教材 中国医师协会妇科内镜医师培训学院
首都医科大学附属北京妇产医院培训基地

05 术中大子宫标本取出的问题

➢ 需要完整取出子宫，避免用粉碎器或分块取出子宫。
➢ 避免手术导致的扩散。

子宫内膜癌患者腹腔镜子宫切除术后，必须保证子宫完整取出，遵循无瘤原则。

妇科内镜诊断与治疗培训教材 | 中国医师协会妇科内镜医师培训学院
首都医科大学附属北京妇产医院培训基地

结 语

　　腹腔镜在子宫内膜癌的治疗中是一种安全有效的手术方式，可以作为早期子宫内膜癌治疗的标准手术路径。肥胖患者选择腹腔镜手术较开腹手术更具优势。

　　丰富的经验提升我们的技巧，先进的观念使我们更明智，应根据具体的医疗条件及患者的具体情况而定，正确评估受益和风险，从而实现疗效和安全性的完美结合。

妇科手术中输尿管的损伤及处理

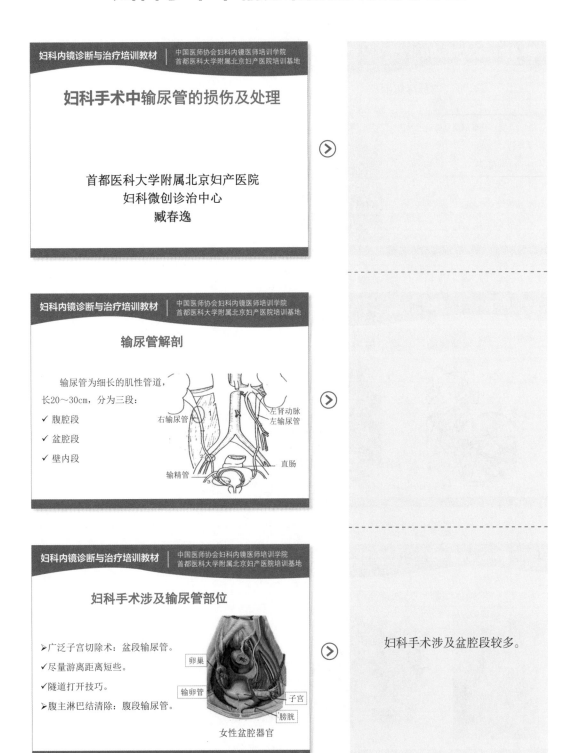

妇科内镜诊断与治疗培训教材　中国医师协会妇科内镜医师培训学院
　　　　　　　　　　　　　　首都医科大学附属北京妇产医院培训基地

妇科手术中输尿管的损伤及处理

首都医科大学附属北京妇产医院
妇科微创诊治中心
臧春逸

妇科内镜诊断与治疗培训教材　中国医师协会妇科内镜医师培训学院
　　　　　　　　　　　　　　首都医科大学附属北京妇产医院培训基地

输尿管解剖

输尿管为细长的肌性管道，长20～30cm，分为三段：
- ✓ 腹腔段
- ✓ 盆腔段
- ✓ 壁内段

右输尿管　左肾动脉　左输尿管　输精管　直肠

妇科内镜诊断与治疗培训教材　中国医师协会妇科内镜医师培训学院
　　　　　　　　　　　　　　首都医科大学附属北京妇产医院培训基地

妇科手术涉及输尿管部位

- ➤ 广泛子宫切除术：盆段输尿管。
- ✓ 尽量游离距离短些。
- ✓ 隧道打开技巧。
- ➤ 腹主淋巴结清除：腹段输尿管。

卵巢　输卵管　子宫　膀胱
女性盆腔器官

妇科手术涉及盆腔段较多。

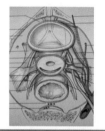

宫颈环解剖

认清宫颈环解剖是妇科手术的
基本功：
- ✓ 两个间隙
- ✓ 两个侧窝
- ✓ 两根管
- ✓ 三对韧带

掌握好宫颈环解剖意味着妇产科绝大部分手术问题可以解决了。

本节图片大部分引自：龙雯晴.妇产科手术图谱.北京：北京大学医学出版社，2008.

宫颈前间隙：显露出隧道出口

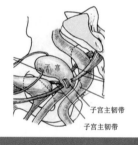
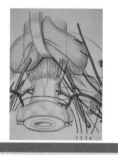

宫颈前间隙要打得深，充分显露出来隧道出口。

宫颈后间隙：充分游离骶韧带

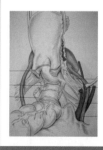
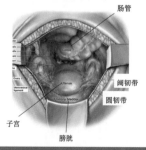

注意直肠的损伤。

妇科内镜诊断与治疗培训教材 中国医师协会妇科内镜医师培训学院
首都医科大学附属北京妇产医院培训基地

膀胱侧窝：充分游离

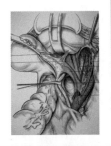

- 膀胱侧窝前腹股沟韧带，内侧为膀胱侧壁，外侧为髂血管，后侧为主韧带。
- 闭孔神经及闭孔血管。

轻柔打开侧窝，避免损伤出血。

妇科内镜诊断与治疗培训教材 中国医师协会妇科内镜医师培训学院
首都医科大学附属北京妇产医院培训基地

直肠侧窝

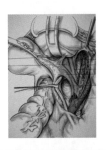

前为主韧带，内为直肠，后为骶韧带，外为盆腔血管。

可以看到主韧带不是致密结缔组织。

妇科内镜诊断与治疗培训教材 中国医师协会妇科内镜医师培训学院
首都医科大学附属北京妇产医院培训基地

盆腔血管和尿管

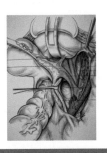

- 髂内动脉分支。
- 尿管和子宫动脉关系。
- 尿管走行。

注意输尿管的隧道走行。

妇科内镜诊断与治疗培训教材 | 中国医师协会妇科内镜医师培训学院
首都医科大学附属北京妇产医院培训基地

三对韧带

- ✓ 膀胱宫颈韧带。
- ✓ 主韧带。
- ✓ 骶韧带。

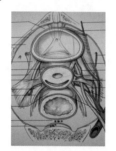

妇科内镜诊断与治疗培训教材 | 中国医师协会妇科内镜医师培训学院
首都医科大学附属北京妇产医院培训基地

腹腔镜手术损伤特点

- ➢ 热损伤性。
- ➢ 损伤迟发性表现：术后2周。
- ➢ 处理损伤时间点的尴尬性。
  - ✓ 术后炎症反应对修补成功的
    影响。
  - ✓ 损伤对患者生活的影响。

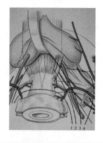

妇科内镜诊断与治疗培训教材 | 中国医师协会妇科内镜医师培训学院
首都医科大学附属北京妇产医院培训基地

输尿管术中分清解剖、仔细检查

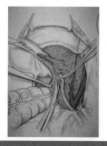 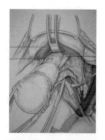

没有损伤过输尿管的妇科医生只有两种，其中一种是因为做的手术还不够多。

妇科内镜诊断与治疗培训教材 | 中国医师协会妇科内镜医师培训学院
首都医科大学附属北京妇产医院培训基地

输尿管手术操作

远离输尿管，分离输尿管时应保持其血运。

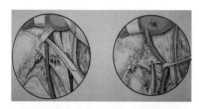

动作轻柔，找好解剖位置。

妇科内镜诊断与治疗培训教材 | 中国医师协会妇科内镜医师培训学院
首都医科大学附属北京妇产医院培训基地

术中发现尿管损伤

➢ 手术结束前仔细检查手术部分及输尿管：
  ✓ 有无相邻两个管状断端，多成六角星。
  ✓ 尿管是否扩张、增粗。
  ✓ 沿途有无液体渗出，小破口难以发现。
  ✓ 尿管有无电凝造成局部颜色发暗且面积大。
➢ 大血性渗出
  ✓ 观察渗出部位有无血块，是否为稀水样。
  ✓ 特别注意有无明显出血，且是否有持续性血性液体渗出。

妇科内镜诊断与治疗培训教材 | 中国医师协会妇科内镜医师培训学院
首都医科大学附属北京妇产医院培训基地

常见尿管损伤原因

✓ 广泛子宫切除打输尿管隧道时。
✓ 高位结扎漏斗韧带时。
✓ 既往手术粘连输尿管走行改变。
✓ 深部浸润型子宫内膜异位症累及输尿管，正常解剖位置改变。

妇科内镜诊断与治疗培训教材 | 中国医师协会妇科内镜医师培训学院
首都医科大学附属北京妇产医院培训基地

术中发现损伤要及时修补

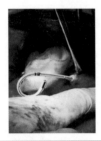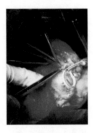

妇科内镜诊断与治疗培训教材 | 中国医师协会妇科内镜医师培训学院
首都医科大学附属北京妇产医院培训基地

膀胱损伤的表现

- ✓ 手术过程中观察尿液颜色、尿量。
- ✓ 尿袋有无充气。
- ✓ 血尿。
- ✓ Foley气囊。
- ✓ 手术结束前仔细检查膀胱有无肌层损伤。

妇科内镜诊断与治疗培训教材 | 中国医师协会妇科内镜医师培训学院
首都医科大学附属北京妇产医院培训基地

术后发现尿管损伤

- ✓ 损伤发现时间多为术后10～15天，是手术并发症之一，表现为输尿管瘘、膀胱瘘、直肠瘘。
- ✓ 损伤原因多为超声刀、双极电凝所致组织缺血坏死。
- ✓ 术中未发现的损伤，即某些损伤术中已发生，但未及时发现，术后导致相关临床体征出现，多于术后7天左右出现。

妇科内镜诊断与治疗培训教材 | 中国医师协会妇科内镜医师培训学院
首都医科大学附属北京妇产医院培训基地

泌尿系损伤常见症状

术后警惕：腹痛、腹胀，腹部压痛、反跳痛、发热等。

- ✓ 术后症状出现时间
- ✓ 输尿管
- ✓ 膀胱

妇科内镜诊断与治疗培训教材 | 中国医师协会妇科内镜医师培训学院
首都医科大学附属北京妇产医院培训基地

阴道排液

- ✓ 常用检查：美蓝实验、膀胱镜检查、逆行输尿管造影、静脉肾盂造影。
- ✓ 鉴别输尿管阴道瘘、膀胱阴道瘘。

妇科内镜诊断与治疗培训教材 | 中国医师协会妇科内镜医师培训学院
首都医科大学附属北京妇产医院培训基地

损伤修补时间及方法

- ✓ 膀胱、输尿管阴道瘘术后3个月修补，可以采用阴式、开腹、腹腔镜修补。
- ✓ 在修补之前应在超声引导下行肾盂穿刺造瘘，减少尿液对损伤处的刺激和炎症反应，有利于修补的成功。
- ✓ 对于膀胱及输尿管小的破口可自行愈合，避免再次手术。

妇科腹腔镜手术并发症的特点与防治

妇科内镜诊断与治疗培训教材 | 中国医师协会妇科内镜医师培训学院 首都医科大学附属北京妇产医院培训基地

妇科腹腔镜手术并发症的 特点与防治

首都医科大学附属北京妇产医院

妇科微创诊治中心

成九梅

妇科内镜诊断与治疗培训教材 | 中国医师协会妇科内镜医师培训学院 首都医科大学附属北京妇产医院培训基地

腹腔镜并发症的概况

➢ 诊断性腹腔镜：发生率为0.19%～0.27%。

➢ 腹腔镜手术：发生率为1.6%～3.0%，以腹腔镜辅助阴式全子宫切除术(laparoscopic assisted transvaginal hysterectomy,LAVH)的并发症最高，达9.4%～16.6%。

手术难度增加，并发症发生的比率增加。

妇科内镜诊断与治疗培训教材 | 中国医师协会妇科内镜医师培训学院 首都医科大学附属北京妇产医院培训基地

腹腔镜并发症的概况

➢ 随着技术的不断提高，总的并发症发生率呈下降趋势。

➢ 随着手术难度不断增加，严重并发症的发生率并不一定减少。

有临床意义的并发症大多发生在子宫手术、盆腔淋巴结切除、重度子宫内膜异位症、盆腔严重粘连等复杂或困难手术。

妇科内镜诊断与治疗培训教材 | 中国医师协会妇科内镜医师培训学院
首都医科大学附属北京妇产医院培训基地

国内的概况和特点

➢ 缺少并发症的确切数据。
➢ 缺少多中心大样本的研究结果。
➢ 缺少单项手术的比较研究。

容易引起同行的疑问和责问，容易引起医疗纠纷和法律诉讼。

妇科内镜诊断与治疗培训教材 | 中国医师协会妇科内镜医师培训学院
首都医科大学附属北京妇产医院培训基地

我们必然会发生手术并发症！
我们应时刻警惕并发症发生！

常在河边走哪有不湿鞋。

妇科内镜诊断与治疗培训教材 | 中国医师协会妇科内镜医师培训学院
首都医科大学附属北京妇产医院培训基地

Patient safety is the first priority during laparoscopy!

患者的安全始终是我们手术中首先要考虑的。

妇科内镜诊断与治疗培训教材 | 中国医师协会妇科内镜医师培训学院
首都医科大学附属北京妇产医院培训基地

腹腔镜并发症的分类

1. 腹腔镜特殊并发症

2. 手术相关并发症

3. 其他并发症

妇科内镜诊断与治疗培训教材 | 中国医师协会妇科内镜医师培训学院
首都医科大学附属北京妇产医院培训基地

腹腔镜特殊并发症

➤ 穿刺相关的并发症：损伤
➤ 充气相关并发症
➤ 气腹相关并发症
➤ 器械相关并发症

妇科内镜诊断与治疗培训教材 | 中国医师协会妇科内镜医师培训学院
首都医科大学附属北京妇产医院培训基地

腹腔镜特殊并发症：穿刺相关的并发症（损伤）

主要损伤部位：

（1）腹膜后血管（0.005%～0.01%）

（2）大网膜血管

（3）腹壁血管

（4）内脏脏器

主要原因为"穿刺不当"，包括：
（1）Verress 针穿刺。
（2）中心 Trocar 的穿刺。

妇科内镜诊断与治疗培训教材 | 中国医师协会妇科内镜医师培训学院
首都医科大学附属北京妇产医院培训基地

腹膜后血管损伤

血管损伤

> 易损伤的顺序依次为：右髂总动脉、腹主动脉及下腔静脉。
> 左髂总动脉位于乙状结肠下方，故较少受损。

➤ 腹膜后血管损伤为严重并发症，一旦损伤出血可危及生命！

妇科内镜诊断与治疗培训教材 | 中国医师协会妇科内镜医师培训学院
首都医科大学附属北京妇产医院培训基地

腹膜后血管损伤

血管损伤

气针引起的血管损伤可用抽吸试验证实，一旦诊断应将其留置血管内，立即开腹修补。
留置气针的目的：
① 作为指示，手术时易找到出血部位。
② 减少损伤处出血。

➤ Trocar 引起的血管损伤更为严重。

妇科内镜诊断与治疗培训教材 | 中国医师协会妇科内镜医师培训学院
首都医科大学附属北京妇产医院培训基地

腹膜后血管损伤

血管损伤

因为脐部无皮下组织，所以在切开脐部皮肤时可能损伤腹主动脉，如果患者快速出现循环衰竭，应考虑大血管损伤的可能。

➤ 腹膜后大血管的损伤主要与闭合式穿刺有关，开放式或直视下穿刺伤机会少。

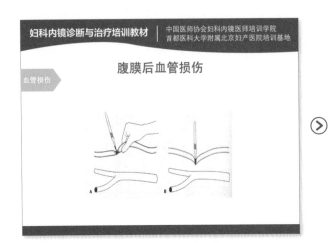

在脐部做最初切口时，应抬高脐内组织，尽量减少下面组织结构的意外损伤。

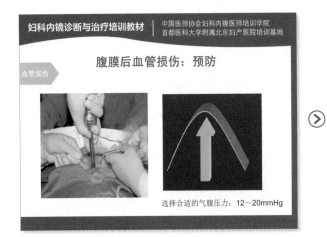

机械力量增加皮肤与大血管之间的距离。

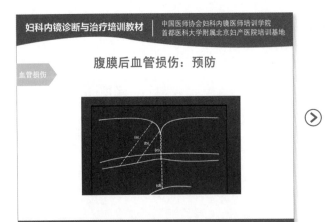

辅助 Trocar 穿刺时方向应对着子宫底部，不可对着骶骨或侧盆壁。

妇科内镜诊断与治疗培训教材 中国医师协会妇科内镜医师培训学院
首都医科大学附属北京妇产医院培训基地

血管损伤

腹壁血管损伤：腹壁血管分布

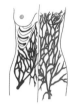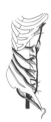

腹壁血管包括：腹壁浅动脉、腹壁上动静脉、腹壁下动静脉。

妇科内镜诊断与治疗培训教材 中国医师协会妇科内镜医师培训学院
首都医科大学附属北京妇产医院培训基地

血管损伤

腹壁血管损伤：预防

➢ 通过解剖标志确定血管的位置。

➢ 腹壁下动脉的走行是从髂外动脉至股管（圆韧带进入腹壁处），穿刺时避开这些部位。

➢ 穿刺位置靠近侧腹有可能损伤髂外血管。

由于辅助 Trocar 穿刺是在腹腔镜的窥视下进行，通过腹腔的照明可看到腹壁血管，因而可避免损伤。

妇科内镜诊断与治疗培训教材 中国医师协会妇科内镜医师培训学院
首都医科大学附属北京妇产医院培训基地

血管损伤

腹壁血管损伤：处理

压迫止血：用12号Folley导尿管自Trocar穿刺处插入腹腔，气囊内注入5～10ml盐水，外拉Folley尿管使气囊压迫于腹壁以止血。

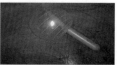

由于缝合止血或者双极电凝止血效果肯定，此方法临床很少采用。

妇科内镜诊断与治疗培训教材 | 中国医师协会妇科内镜医师培训学院
首都医科大学附属北京妇产医院培训基地

腹壁血管损伤：处理

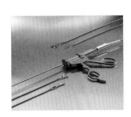

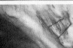

缝合止血：腹壁全层缝合止血，缝合位置应包括 Trocar 穿刺处上下 1～2cm 处。

妇科内镜诊断与治疗培训教材 | 中国医师协会妇科内镜医师培训学院
首都医科大学附属北京妇产医院培训基地

血管损伤

其他血管的损伤

➤ 包括：大网膜、肠系膜、卵管系膜等。
➤ 处理：电凝或缝合，严重时开腹止血。
➤ 预防：
（1）掌握穿刺技术。
（2）手术结束前检查腹腔内有无腹膜后血管损伤
　　　及出血。

肠系膜血管损伤电凝止血需慎重。

妇科内镜诊断与治疗培训教材 | 中国医师协会妇科内镜医师培训学院
首都医科大学附属北京妇产医院培训基地

与穿刺相关的并发症：内脏损伤

主要的损伤部位：
➤ 胃肠道（胃、肠管）
➤ 膀胱

与 Veress 气腹针、第一个 Trocar 穿刺位置有关。

妇科内镜诊断与治疗培训教材 | 中国医师协会妇科内镜医师培训学院
首都医科大学附属北京妇产医院培训基地

内脏损伤

高危因素

➢ 手术技术
➢ 包括缺乏经验
➢ 器械太钝或用力过猛
➢ 腹腔内粘连

1. 无腹部手术史：腹腔内粘连发生率可达 8‰，其中严重粘连为 4‰。

2. 开腹手术后高达 94% 的患者出现盆腔粘连。

3. 腹腔镜手术后高达 93% 的患者会发展为盆腔粘连，55%～100% 进行过妇科腹腔镜手术的女性会发展为术后粘连。

4. 开腹肌瘤剔除术后粘连率超过 90%，腹腔镜肌瘤剔除术后粘连率高达 70%。

妇科内镜诊断与治疗培训教材 | 中国医师协会妇科内镜医师培训学院
首都医科大学附属北京妇产医院培训基地

内脏损伤

高危因素

➢ 腹部手术史，特别是纵切口手术将明显增加腹腔内粘连尤其是肠道粘连的机会。
➢ 文献报道，有腹部手术史者脐部肠管粘连为 3%～5%。

高度警惕有手术史的患者。

妇科内镜诊断与治疗培训教材 | 中国医师协会妇科内镜医师培训学院
首都医科大学附属北京妇产医院培训基地

内脏损伤

肠管损伤

损伤的分类：
➢ Ⅰ类损伤：正常位置无粘连肠管的损伤。
➢ ⅡB类损伤：肠管粘连于前腹壁引起损伤，而大网膜无损伤者。
➢ ⅡA类损伤：大网膜粘连于前腹壁引起的损伤，可合并肠管损伤。

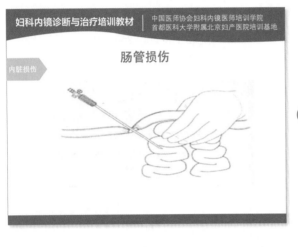

用手提高腹壁时，应避免无意中抓住肠管而造成肠管损伤。

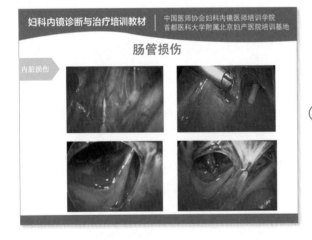

左图为ⅡB类损伤。

妇科内镜诊断与治疗培训教材 | 中国医师协会妇科内镜医师培训学院
首都医科大学附属北京妇产医院培训基地

内脏损伤

膀胱损伤

➤ 原因
✓ 术前未排空膀胱，因盆腔包块将膀胱上推，开腹或腹腔镜手术时造成损伤。
✓ 行全子宫切除术下推膀胱不够。
✓ 膀胱与子宫颈粘连严重，下推时造成膀胱肌层撕裂，甚至穿孔。
✓ 手术血肿形成伴感染、脓肿、坏死，形成膀胱瘘。
➤ 处理
✓ 术中发现者，立即予以缝合。
✓ 术中未发现或术中修补未愈合者，可根据具体情况择期进行修补。

妇科内镜诊断与治疗培训教材　中国医师协会妇科内镜医师培训学院
首都医科大学附属北京妇产医院培训基地

穿刺相关内脏损伤：预防

内脏损伤

➢ 改变第一个Trocar穿刺的位置。

➢ 应用开放式腹腔镜替代闭合式腹腔镜。

➢ 应用更安全的Trocar。

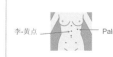

李-黄点　　　　Palmer点

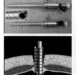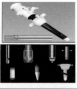

带有发光装置的 Trocar 价格昂贵，在中国不适合。

妇科内镜诊断与治疗培训教材　中国医师协会妇科内镜医师培训学院
首都医科大学附属北京妇产医院培训基地

充气相关并发症

➢ 气栓：很少见，一旦发生可有生命危险。

✓ 致命性的气栓通常是由于气针直接插入血管内充气所致。

✓ 一旦发生立即停止充气，给予输液、吸氧、中心静脉插管抽气。

气栓是可预防的并发症，只有明确气针进入腹腔后才可开始充气。

妇科内镜诊断与治疗培训教材　中国医师协会妇科内镜医师培训学院
首都医科大学附属北京妇产医院培训基地

充气相关并发症

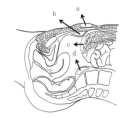

注入部位：
a. 皮下
b. 覆膜前
c. 大网膜
d. 腹膜后

严重时可引起呼吸性酸中毒，表现为血 pH 下降、CO_2 分压升高、O_2 分压降低。

妇科内镜诊断与治疗培训教材 | 中国医师协会妇科内镜医师培训学院
首都医科大学附属北京妇产医院培训基地

充气相关并发症

纵隔气肿：
- ✓ 皮下气肿延伸至纵隔。
- ✓ 气体通过横膈裂孔所致。

> 严重时可引起呼吸、循环功能障碍，甚至出现休克或心跳停止。

妇科内镜诊断与治疗培训教材 | 中国医师协会妇科内镜医师培训学院
首都医科大学附属北京妇产医院培训基地

充气相关并发症

处理：
- ✓ 立即停止手术。
- ✓ 局部穿刺排气。
- ✓ 严密观察病情变化。

> 预防的关键是掌握正确的穿刺技术，气针必须正确穿入腹腔内。

妇科内镜诊断与治疗培训教材 | 中国医师协会妇科内镜医师培训学院
首都医科大学附属北京妇产医院培训基地

气腹相关并发症

CO_2吸收引起的并发症：
　　CO_2经腹膜吸收后在局部形成的酸性环境可对膈神经产生损伤，并造成术后膈神经牵涉性疼痛，如肩膀及肋骨的疼痛。

> 由于呼吸系统有很强的代偿能力，若肺功能正常，一般不出现CO_2吸收而造成呼吸性酸中毒。

妇科内镜诊断与治疗培训教材 | 中国医师协会妇科内镜医师培训学院
首都医科大学附属北京妇产医院培训基地

气腹相关并发症：预防

✓ 充气速度不要太快　　✓ 用加温加湿的CO_2气体
✓ 气腹压力不要过高　　✓ 术后尽量排除残余气体
✓ 手术时间不宜过长　　✓ 使用无气腹腔镜

妇科内镜诊断与治疗培训教材 | 中国医师协会妇科内镜医师培训学院
首都医科大学附属北京妇产医院培训基地

与器械相关的并发症

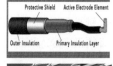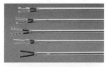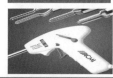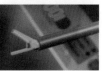

妇科内镜诊断与治疗培训教材 | 中国医师协会妇科内镜医师培训学院
首都医科大学附属北京妇产医院培训基地

与器械相关的并发症

➢ 主要并发症：
✓ 电传导损伤。
✓ 热传导损伤。
➢ 受损器官：
✓ 多为腹腔内脏器，如肠道或输尿管。
✓ 也有皮肤或其他部位。

妇科内镜诊断与治疗培训教材 中国医师协会妇科内镜医师培训学院
首都医科大学附属北京妇产医院培训基地

与器械相关的并发症

➢ 在腹腔镜手术过程中我们常常要用到"电"。
➢ 如果非目标组织受伤，可能出现重大问题。

在使用能量相关的器械时，一定要了解它们的工作原理！

妇科内镜诊断与治疗培训教材 中国医师协会妇科内镜医师培训学院
首都医科大学附属北京妇产医院培训基地

与器械相关的并发症

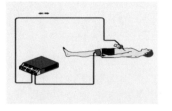

单极回路

电流自器械输出，通过患者全身再回到负极板，完成电流的循环。

妇科内镜诊断与治疗培训教材 中国医师协会妇科内镜医师培训学院
首都医科大学附属北京妇产医院培训基地

与器械相关的并发症

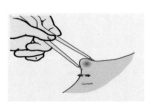

双极回路

电流只在双极两电极板之间循环。

妇科内镜诊断与治疗培训教材 | 中国医师协会妇科内镜医师培训学院
首都医科大学附属北京妇产医院培训基地

与器械相关的并发症

➤ 单极电凝器械电流向电阻低的部位如肠管、输尿管等传导，因此靠近这些部位手术时，可能由于电传导引起损伤。

➤ 手术器械表面有破损、绝缘层破坏或负极板有破损，术中有可能漏电，引起接触部位的损伤。

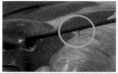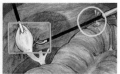

绝缘失败导致电损伤！

妇科内镜诊断与治疗培训教材 | 中国医师协会妇科内镜医师培训学院
首都医科大学附属北京妇产医院培训基地

与器械相关的并发症

➤ 应用单极或双极凝血时，如果使用时间较长，周围组织的热传导作用可造成损伤。

➤ 电手术器械造成的损伤术中不易发现，诊断及治疗常常被延误，故应加以注意。

对带有心脏起搏器的患者，电手术器械可干扰其功能，造成严重后果。

妇科内镜诊断与治疗培训教材 | 中国医师协会妇科内镜医师培训学院
首都医科大学附属北京妇产医院培训基地

与器械相关的并发症

➤ 激光造成的损伤主要为热损伤，但CO_2激光穿透性较差，通常仅为0.1mm，故较安全。

➤ 超声刀由于工作温度为70℃，热传导较少。

超声刀由于没有电流，适合有电手术器械禁忌证的患者。

妇科内镜诊断与治疗培训教材 | 中国医师协会妇科内镜医师培训学院
首都医科大学附属北京妇产医院培训基地

与器械相关的并发症：预防

➤ 术前检查电手术器械的工作状态，绝缘层包括负极板有无破损。

➤ 减少单极使用，尽量使用双极及超声刀。

➤ 电手术器械不用时，应断开能源。

电手术器械操作时注意盆腹腔脏器走行，保持安全距离。

妇科内镜诊断与治疗培训教材 | 中国医师协会妇科内镜医师培训学院
首都医科大学附属北京妇产医院培训基地

特殊器官损伤

➤ 胃损伤

➤ 大肠

➤ 小肠

➤ 泌尿系统：膀胱、输尿管

妇科内镜诊断与治疗培训教材 | 中国医师协会妇科内镜医师培训学院
首都医科大学附属北京妇产医院培训基地

胃损伤

➤ 胃扩张是胃损伤最主要的因素。

➤ 平卧时，25%的妇女胃可达脐下。

➤ 气针引起的胃穿孔通常较小，不易被发现，一旦发现应插胃管进行胃肠减压，手术可照常进行。

胃肠道损伤发生率为 $0.1\% \sim 0.3\%$。

妇科内镜诊断与治疗培训教材 中国医师协会妇科内镜医师培训学院
首都医科大学附属北京妇产医院培训基地

胃损伤

➢ 术后持续胃肠减压、禁食、输液，并给予预防性抗生素。
➢ Trocar引起的胃穿孔通常较大，如损伤直径小于5mm，
可保守治疗；如损伤较大，则应开腹探查，进行修补术。
术中充分冲洗腹腔，术后处理同上。

腹腔镜技术日益成熟，镜下修补完全没有问题！

妇科内镜诊断与治疗培训教材 中国医师协会妇科内镜医师培训学院
首都医科大学附属北京妇产医院培训基地

肠管损伤

➢ 横结肠位于气针及腹腔镜Trocar下方，最易损伤。
➢ 直肠及乙状结肠固定于盆腹腔中央，如存在子宫内
膜异位症或炎性粘连时，亦易受损。

升结肠、降结肠位于腹腔的边缘，受损的机会较少，但有腹腔粘连、正常的解剖位置被改变时，亦有损伤的可能。

妇科内镜诊断与治疗培训教材 中国医师协会妇科内镜医师培训学院
首都医科大学附属北京妇产医院培训基地

肠管损伤

➢ 由于结肠和直肠内有细菌，因此即使少量的大肠液进
入腹腔，亦可引起严重的并发症。
➢ 通常气针及Trocar引起的结肠和直肠损伤的处理与损
伤的部位、程度、类型及发现的时间有关。
➢ 一般均需开腹探查，伤口小、腹腔污染少可考虑一期
缝合。

缝合时应垂直于纵轴，避免肠腔狭窄。

妇科内镜诊断与治疗培训教材 | 中国医师协会妇科内镜医师培训学院
首都医科大学附属北京妇产医院培训基地

肠管损伤

➢ 损伤较大、腹腔污染重，则不宜行肠修补术，以肠切除、肠造瘘为宜，以后再行肠吻合术。
➢ 结肠、直肠热灼伤通常不能行肠修补术，应行肠切除、肠吻合以及今后的肠吻合术。

对高危人群，术前做充分肠道准备非常必要。

妇科内镜诊断与治疗培训教材 | 中国医师协会妇科内镜医师培训学院
首都医科大学附属北京妇产医院培训基地

小肠损伤

➢ 由气针引起的小肠损伤通常较小，镜下看到肠液流出或抽出肠液即可诊断，小肠液通常无菌，小肠损伤小或表面撕裂通常可行非手术治疗。
➢ 如有贯通伤、肠壁及肠系膜内血管撕裂并有活跃出血或逐渐增大的血肿，应开腹手术，术中探查整段小肠是否有其他损伤。

气腹针引起的损伤可通过保守治疗方法治愈。

妇科内镜诊断与治疗培训教材 | 中国医师协会妇科内镜医师培训学院
首都医科大学附属北京妇产医院培训基地

小肠损伤

➢ 损伤表浅可给予禁食、输液、预防性抗生素等保守方法。
➢ 大的损伤应开腹探查：
✓ 创面整齐、清洁的可行修补术。
✓ 撕裂伤或肠系膜损伤通常需行肠切除及吻合术。

由 Trocar 引起的损伤后果更严重。

妇科内镜诊断与治疗培训教材 | 中国医师协会妇科内镜医师培训学院
首都医科大学附属北京妇产医院培训基地

小肠损伤

对怀疑有肠道损伤者的处理：

➢ 抗生素

➢ 禁食、输液

➢ 胃肠减压

➢ 24小时后无效，再次腹腔镜手术或开腹探查

妇科内镜诊断与治疗培训教材 | 中国医师协会妇科内镜医师培训学院
首都医科大学附属北京妇产医院培训基地

小肠损伤

➢ 子宫内膜异位症(endometriosis, EMs)及有腹部手术粘连形成史的患者，易引起损伤。对致密的粘连，应先暴露组织界限再用剪刀锐性分离，避免用单极电刀。

➢ 电凝、电切或激光引起的热灼伤，常于术后数日才出现腹膜炎表现，如恶心、呕吐、厌食、发热及腹痛。

肠道浆膜面避免用电凝，特别是单极电凝，解剖未明确前不能盲目应用电刀切断任何组织。

妇科内镜诊断与治疗培训教材 | 中国医师协会妇科内镜医师培训学院
首都医科大学附属北京妇产医院培训基地

小肠嵌顿

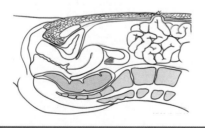

大于1cm的切口注意关闭腹膜并缝合筋膜。

妇科内镜诊断与治疗培训教材　中国医师协会妇科内镜医师培训学院
首都医科大学附属北京妇产医院培训基地

小肠嵌顿

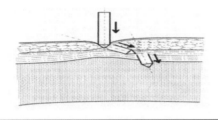

用"Z"字轨迹技术插入戳卡。

妇科内镜诊断与治疗培训教材　中国医师协会妇科内镜医师培训学院
首都医科大学附属北京妇产医院培训基地

泌尿系损伤

　　膀胱损伤高危因素有术中膀胱未排空、膀胱正常解剖发生变化（如剖宫产史）、身材矮小或儿童。诊断方法：

✓ 术中：直视、美蓝试验。

✓ 术后：尿少、血尿、耻骨上胀痛/发热时应怀疑，必要时行膀胱造影。

泌尿系统损伤发生率为 $0.1\%\sim0.2\%$。

妇科内镜诊断与治疗培训教材　中国医师协会妇科内镜医师培训学院
首都医科大学附属北京妇产医院培训基地

泌尿系损伤：膀胱损伤

治疗：

（1）浆膜或损伤小，可保守治疗。

（2）损伤较大，腹腔镜或开腹修补术。

预防：

（1）保持尿管通畅。

（2）掌握穿刺技术。

（3）分离膀胱腹膜反折时，应紧贴宫颈进行。

术中发现损伤及时修补，预后好。术后数日发现以具体情况决定修补时间。

妇科内镜诊断与治疗培训教材 中国医师协会妇科内镜医师培训学院
首都医科大学附属北京妇产医院培训基地

泌尿系损伤：输尿管损伤

输尿管损伤比膀胱损伤少见，输尿管易损伤的部位有5处：

- ✓ 进入盆腔处(近骨盆漏斗韧带处)
- ✓ 侧盆壁
- ✓ 子宫动脉下方
- ✓ 进入宫骶韧带处
- ✓ 膀胱入口处

症状无明显特异性，如发热、腰部疼痛或腹膜炎等，常于术后1～3周出现。

妇科内镜诊断与治疗培训教材 中国医师协会妇科内镜医师培训学院
首都医科大学附属北京妇产医院培训基地

泌尿系损伤：输尿管损伤

- ➤ 手术操作处理骨盆漏斗韧带。
- ➤ 处理子宫动脉。
- ➤ 分离盆壁粘连。
- ➤ 电烧子宫直肠窝异位病灶。
- ➤ 宫骶韧带止血时，可造成损伤。

在易出现损伤的部位操作要更加仔细小心。

妇科内镜诊断与治疗培训教材 中国医师协会妇科内镜医师培训学院
首都医科大学附属北京妇产医院培训基地

泌尿系损伤：输尿管损伤

治疗原则：
- ✓ 由损伤的部位、范围决定。

方法：
- ✓ 输尿管内置双-J导管。
- ✓ 尿道：尿道吻合术。
- ✓ 尿道：膀胱吻合术。

预防胜于治疗，必要时术前放置输尿管作为指示；术中解剖输尿管。

妇科内镜诊断与治疗培训教材 | 中国医师协会妇科内镜医师培训学院
首都医科大学附属北京妇产医院培训基地

其他并发症

➢ 麻醉并发症
➢ 神经损伤
➢ 切口疝
➢ 恶性肿瘤术后切口种植

妇科内镜诊断与治疗培训教材 | 中国医师协会妇科内镜医师培训学院
首都医科大学附属北京妇产医院培训基地

神经损伤：臂丛神经

　　臂丛神经损伤主要由于头低脚高位时间长、肩托使用不当、手臂过度外展或受压引起。
　　预防措施：使用内衬软垫的肩托，手臂不外展或适度外展，尽量缩短手术时间，避免肢体受压。

多为自限性，1～3个月可恢复。

妇科内镜诊断与治疗培训教材 | 中国医师协会妇科内镜医师培训学院
首都医科大学附属北京妇产医院培训基地

切口疝

较少见，由腹壁筋膜或腹膜缺损引起。

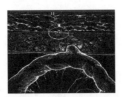

　　预防：脐部穿刺"Z"字轨迹进入，＞10mm的腹壁切口应缝合筋膜和腹膜。

妇科内镜诊断与治疗培训教材 | 中国医师协会妇科内镜医师培训学院
首都医科大学附属北京妇产医院培训基地

恶性肿瘤术后切口种植

　　文献报道恶性肿瘤尤其是卵巢恶性肿瘤腹腔镜手术后插管处，即使是早期卵巢恶性肿瘤亦有发生腹壁切口转移的情况。

⟩　　卵巢恶性肿瘤腹腔镜手术有争议，一定要遵循无瘤原则。

妇科内镜诊断与治疗培训教材 | 中国医师协会妇科内镜医师培训学院
首都医科大学附属北京妇产医院培训基地

预防和减少并发症

➤ 加强手术医生的培训，建立经验丰富、合作默契的手术组。
➤ 掌握手术的适应证及禁忌证。
➤ 检查手术器械设备，保证其工作情况良好。
➤ 术者应目不离镜，操作应细致准确。
➤ 做好处理各种并发症及随时开腹的准备。

⟩　　妇科内镜手术是非常安全的，一定会有美好的明天。

妇科相关疾病诊治

三维重建技术在盆底的应用与研究

三维重建技术在盆底的应用与研究

南方医科大学南方医院
妇产科
刘萍 陈春林团队

三维重建

三维重建技术是一种利用计算机技术将扫描获得的二维图像进行处理而得到数字化三维模型的形态学研究方法。

数字化三维重建模型优势

➤ 立体感强
➤ 三维虚拟
➤ 多角度旋转

妇科内镜诊断与治疗培训教材　中国医师协会妇科内镜医师培训学院
首都医科大学附属北京妇产医院培训基地

 MRI结合数字化三维重建
技术是研究女性盆底结构
的好方法。

妇科内镜诊断与治疗培训教材　中国医师协会妇科内镜医师培训学院
首都医科大学附属北京妇产医院培训基地

一、年轻未育女性

妇科内镜诊断与治疗培训教材　中国医师协会妇科内镜医师培训学院
首都医科大学附属北京妇产医院培训基地

骨盆静态MRI三维重建模型

➤ 骨盆根据形状分为四种类型：女
型，扁平型、类人猿型、男型。
➤ 我国妇女最常见的类型是女型，
约占52%～58.9%。

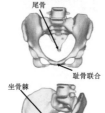
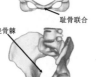

1. 骨盆是女性盆底肌肉及韧带
的重要附着处。

2. 肛提肌，它是女性盆底最大
块的肌肉，其中耻尾肌起于耻骨降
支内侧，绕过阴道、直肠向后止于
尾骨。

3. 宫骶韧带，它起自第 2～4
骶骨前方，绕过直肠两侧，止于子
宫颈或阴道上段。

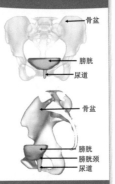

膀胱尿道静态MRI三维重建模型

- 成人膀胱大部分在小骨盆内，最低部位为膀胱颈，排空的膀胱位于耻骨联合和子宫之间，正常膀胱容量为350～500ml。
- 女性尿道全长3～5cm，管径约0.6cm。

1. 膀胱的支持结构主要有耻骨膀胱韧带、耻骨宫颈筋膜、膀胱宫颈阴道韧带、盆筋膜腱弓等，当膀胱支持韧带及盆底肌肉受损，膀胱可随阴道前壁一起脱出阴道口。

2. 女性尿道主要由吊床样结构提供支持，盆底支持组织松弛时，尿道可随膀胱及阴道前壁一起脱出阴道口。

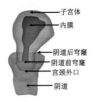

子宫阴道静态MRI三维重建模型

- 子宫是孕育胚胎及产生月经的器官，正常子宫长7～8cm，宽4～5cm，厚2～3cm。
- 阴道位于小骨盆下部中央，阴道前壁长6～9cm，阴道后壁长7.5～10.07cm。

1. 子宫分为子宫体和子宫颈两部分，子宫体与子宫颈的比例因年龄和卵巢功能而不同，生育期妇女为2：1。

2. 阴道为上宽下窄，前后为略扁的肌性管道，膀胱截石位时阴道先水平走行约3cm，再向后约呈45°角向下指向坐骨棘。

3. 主骶韧带及盆底肌肉的损伤可引起子宫脱垂。

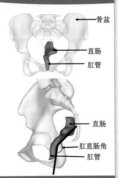

直肠肛管静态MRI三维重建模型

- 直肠位于盆腔后部，向上连接乙状结肠，向下连接肛管，前为子宫及阴道，全长10～14cm。肛管长2～3cm，与阴道下段之间相隔会阴体。

1. 直肠前方与阴道后壁相连，盆底肌肉与韧带损伤时，常与阴道后壁一起脱出阴道口。

2. 肛直肠角是由U形的耻骨直肠肌牵拉而成，肛直肠角的变化反映了耻骨直肠肌的活动情况。

妇科内镜诊断与治疗培训教材 | 中国医师协会妇科内镜医师培训学院
首都医科大学附属北京妇产医院培训基地

盆腔肌肉静态MRI三维重建模型

➤ 盆底肌肉上层包括肛提肌和尾骨肌。

➤ 盆底肌肉下层包括坐骨海绵体肌、球海绵体肌、会阴浅横机、肛门外括约肌。

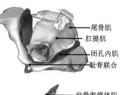
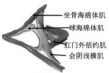

1. 肛提肌是封闭骨盆出口的一组骨骼肌复合体,在盆底肌中发挥着主要的支持作用。

2. 尾骨肌位于肛提肌的后方,协助肛提肌封闭骨盆底。

3. 坐骨海绵体肌、球海绵体肌、会阴浅横机、肛门外括约肌位于外生殖器、会阴皮肤及皮下组织的深面。

4. 闭孔内肌是位于小骨盆侧壁内面的扁肌,对盆底无支持作用。

妇科内镜诊断与治疗培训教材 | 中国医师协会妇科内镜医师培训学院
首都医科大学附属北京妇产医院培训基地

主骶韧带静态MRI三维重建模型

➤ 子宫主韧带起自宫颈和(或)阴道的侧后缘,沿着髂内动脉的分支血管向两侧盆壁走行。

➤ 宫骶韧带起自宫颈和(或)阴道的侧后缘,绕直肠两侧向骶骨走行。

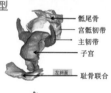
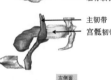

1. 子宫主韧带和宫骶韧带构成阴道第一水平支持。

2. 子宫主韧带和宫骶韧带悬吊子宫和上段阴道,向后牵拉宫颈,维持子宫位于坐骨棘平面以上。

3. 当腹腔压力升高时,腹腔压力压向阴道后壁及肛提肌板,避免阴道脱垂的发生。

4. 当第一水平支持结构破坏时,可导致子宫和阴道穹窿脱垂。

妇科内镜诊断与治疗培训教材 | 中国医师协会妇科内镜医师培训学院
首都医科大学附属北京妇产医院培训基地

骶棘韧带及骶结节韧带静态MRI三维重建模型

➤ 骶棘韧带起自第四骶孔外侧,下至第一尾骨横突外侧,呈三角形结构,连接至坐骨棘。

➤ 骶结节韧带位于骶棘韧带后方,起于髂后上棘,呈扇形向外下汇集附着于坐骨结节。

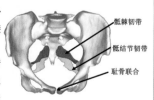

1. 骶棘韧带较为坚韧,可用作悬吊固定点,常选取距离坐骨棘2cm处的韧带下方作为穿刺点。

2. 骶棘韧带悬吊术适用于中、重度子宫脱垂或穹窿脱垂患者。

3. 因骶棘韧带位置较深且周围结构复杂,在进行骶棘韧带悬吊术时易损伤血管或神经,了解其周围毗邻结构有助于增加手术安全性。

妇科内镜诊断与治疗培训教材 | 中国医师协会妇科内镜医师培训学院
首都医科大学附属北京妇产医院培训基地

骶前血管静态MRI三维重建模型

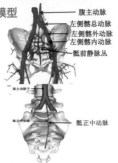

- 骶正中动脉在腹主动脉分叉处上方1～1.5cm处发出，于第4～5腰椎体前面跨过骶岬进入骨盆，经直肠后面下降至尾骨尖，止于尾骨球。
- 骶正中静脉与骶正中动脉相伴行，汇入髂总静脉，与沿途相邻的横静脉支相互汇合成网状。

1. 骶骨固定术适用于阴道穹窿或子宫中、重度脱垂及其他盆底重建术后失败患者。

2. 骶前区血管丰富，血管解剖变异较大，术中可能因损伤骶前血管而存在较大的风险，且骶前血管损伤后止血困难，可能导致难以控制的大出血而危及生命。

3. 目前较多学者认为，骶前固定术相对安全区为第一骶骨面。

妇科内镜诊断与治疗培训教材 | 中国医师协会妇科内镜医师培训学院
首都医科大学附属北京妇产医院培训基地

动态MRI *VS.* 静态MRI脏器三维重建模型

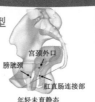

- 静态时可观察到年轻未育女性膀胱颈、宫颈外口及肛直肠连接部均位于耻尾线（PCL线）以上。
- 动态时可看到各脏器指示点有轻微下移，但仍位于PCL线以上。

1. 在静息期使用静态序列对盆腔进行扫描成像称为静态成像。

2. 在屏气用力期（行 Valsalva 动作）或排便期使用动态序列对盆腔进行扫描成像称为动态成像。

妇科内镜诊断与治疗培训教材 | 中国医师协会妇科内镜医师培训学院
首都医科大学附属北京妇产医院培训基地

动态MRI *VS.* 静态MRI肛提肌三维重建模型

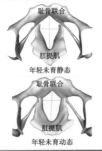

- 肛提肌是封闭骨盆出口的一组骨骼肌复合体。
- 肛提肌不仅可承托盆腔脏器处于正常位置，还能主动收缩维持脏器正常功能。

1. 静态时可观察到年轻未育女性肛提肌裂孔呈 V 型，无断裂，与耻骨联合下缘连接紧密无撕脱。

2. 动态时可观察到肛提肌裂孔发生了轻微的增大，呈 U 形，无断裂，与耻骨联合下缘连接紧密。

妇科内镜诊断与治疗培训教材 | 中国医师协会妇科内镜医师培训学院
首都医科大学附属北京妇产医院培训基地

二、POP女性

妇科内镜诊断与治疗培训教材 | 中国医师协会妇科内镜医师培训学院
首都医科大学附属北京妇产医院培训基地

宫颈管过长静态MRI三维重建模型

子宫颈内腔呈梭形，以阴道为界，分为上下两部，上部占宫颈2/3，称为子宫颈阴道上部；下部占宫颈1/3，称为子宫颈阴道部。

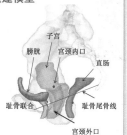

1. 成年女性宫颈长 2.5～3.0cm，下端称为子宫颈外口，通向阴道。

2. 子宫脱垂的患者常常合并宫颈延长，但单纯通过盆腔器官脱垂定量分期法（POP-Q）的 C 点位置难以区分是真正的子宫脱垂还是宫颈延长。

妇科内镜诊断与治疗培训教材 | 中国医师协会妇科内镜医师培训学院
首都医科大学附属北京妇产医院培训基地

POP女性盆腔器官动态MRI三维重建模型

➤ 盆腔器官脱垂是由于盆底支持结构的缺陷、损伤或功能障碍所引发的盆腔器官脱出于阴道内或阴道外。

➤ 膀胱脱垂常合并子宫脱垂。

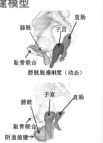

1. 目前临床上多采用 POP-Q 来评估盆腔器官脱垂程度。

2. 盆腔器官脱垂Ⅲ度是指脱垂最远端超过处女膜平面 > 1cm，但小于阴道总长度 — 2cm，即量化值 > +1cm，但小于（TVL — 2）cm。

3. 盆腔器官脱垂Ⅳ度是指下生殖道呈全长外翻，脱垂最远端即宫颈或阴道残端脱垂超过阴道总长 — 2cm，即量化值 ≥（TVL — 2）cm。

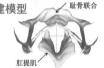

妇科内镜诊断与治疗培训教材　中国医师协会妇科内镜医师培训学院
首都医科大学附属北京妇产医院培训基地

POP动态 *vs.* 静态MRI肛提肌三维重建模型

➤ 肛提肌是最为大块的盆底肌肉，起极其重要的支持作用。

➤ MRI上显示活体静态时，肛提肌形态为向上凸起。

耻骨联合
肛提肌
POP静态
耻骨联合
肛提肌
POP动态

1. 盆腔脏器脱垂患者肛提肌支撑力减弱，静息状态时肛提肌形态未见明显异常。

2. 盆腔器官脱垂患者屏气用力时，肛提肌裂孔明显增大，反映肛提肌收缩功能异常。

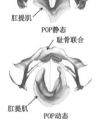

妇科内镜诊断与治疗培训教材　中国医师协会妇科内镜医师培训学院
首都医科大学附属北京妇产医院培训基地

POP合并肠疝患者动态MRI三维重建模型

➤ 肠疝是由于盆腔支持结构的缺损，使小肠或乙状结肠进入膀胱阴道间隙或直肠阴道间隙内。

➤ 临床上阴道前壁或阴道后壁重度膨出可能合并肠疝。

耻骨联合
膀胱
小肠疝
直肠
子宫
耻骨联合
膀胱
直肠
子宫
小肠疝

1. 临床上阴道前壁脱垂或阴道后壁脱垂的评估依赖于妇科检查，难以判断是否合并肠疝。

2. 通过动态 MRI 检查可以直观观察阴道脱出物。

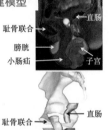

妇科内镜诊断与治疗培训教材　中国医师协会妇科内镜医师培训学院
首都医科大学附属北京妇产医院培训基地

三、孕产妇

妇科内镜诊断与治疗培训教材 | 中国医师协会妇科内镜医师培训学院
首都医科大学附属北京妇产医院培训基地

妊娠及产后盆腔脏器MRI三维重建模型

➤ 由于妊娠子宫重量的长期增加，子宫位置下移，子宫颈下降到耻骨尾骨线以下。

➤ 产后子宫位置恢复到正常位置，子宫颈位于耻骨尾骨线上方。

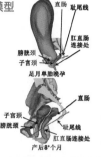

1. 妊娠晚期孕妇较年轻未育女性膀胱颈、宫颈、肛直肠连接处在盆腔中的位置均明显下降。

2. 妊娠本身可能导致盆底损伤。

妇科内镜诊断与治疗培训教材 | 中国医师协会妇科内镜医师培训学院
首都医科大学附属北京妇产医院培训基地

妊娠及产后盆腔脏器MRI三维重建模型

➤ 妊娠时，由于增大的子宫对神经、肌肉和结缔组织造成压迫、牵拉或者撕裂，可能引起盆底支持结构的损伤。

➤ 基于MRI三维重建，足月单胎晚孕状态可见肛提肌损伤。

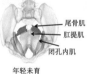
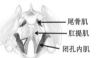

1. 妊娠本身可出现肛提肌的损伤（血肿或是撕裂）。

2. 部分产妇产后肛提肌损伤持续存在，未能恢复。

外阴常见疾病的诊疗

妇科内镜诊断与治疗培训教材 | 中国医师协会妇科内镜医师培训学院
首都医科大学附属北京妇产医院培训基地

外阴常见疾病的诊疗

首都医科大学附属北京妇产医院
妇科微创诊治中心
孟戈

妇科内镜诊断与治疗培训教材 | 中国医师协会妇科内镜医师培训学院
首都医科大学附属北京妇产医院培训基地

外阴常见疾病分类

➢ 外阴上皮内非瘤样病变
  ✓ 硬化性苔癣
  ✓ 鳞状上皮增生/慢性单纯性苔癣
  ✓ 其他皮肤病
➢ 外阴上皮内瘤变
  ✓ 外阴鳞状上皮内瘤变（VIN）：
    外阴LSIL
    外阴HSIL
    分化型VIN
  ✓ 外阴非鳞状上皮内瘤变：
    Paget病
    非浸润性黑色素瘤
➢ 浸润癌

根据 1987 年国际外阴疾病研究学会（ISSVD）外阴皮肤疾病分类法分类。我们这里着重介绍外阴上皮内非瘤样病变和外阴上皮内瘤变。

LSIL：宫颈低度鳞状上皮内病变。

HSIL：宫颈高度鳞状上皮内病变。

妇科内镜诊断与治疗培训教材 | 中国医师协会妇科内镜医师培训学院
首都医科大学附属北京妇产医院培训基地

一、外阴上皮内非瘤样病变

➢ 是一组女性外阴皮肤和黏膜组织发生色素改变和变性的常见慢性病变，这类病变过去被归类于外阴营养不良。
➢ 1987年国际外阴疾病研究会（ISSVD）与国际妇科病理家学会（ISGYP）提出新的分类系统与命名。
➢ 本病包括鳞状上皮增生、外阴硬化性苔癣和其他皮肤病。
➢ 临床上也称白色病变。

妇科内镜诊断与治疗培训教材 | 中国医师协会妇科内镜医师培训学院
首都医科大学附属北京妇产医院培训基地

ISSVD外阴上皮内非瘤变分类

1976—1988年	1989年至今
硬化萎缩性苔癣	硬化性苔癣
增生性营养不良	鳞状上皮增生/慢性单纯性苔癣
混合性营养不良	其他皮肤病

妇科内镜诊断与治疗培训教材 | 中国医师协会妇科内镜医师培训学院
首都医科大学附属北京妇产医院培训基地

外阴鳞状上皮增生

鳞状上皮增生是指一类因长期摩擦与搔抓外阴皮肤瘙痒部位导致表皮增厚的上皮变化，也称为慢性单纯性苔癣。

➤ 病理特点：表皮层角化过度和角化不全，棘细胞层增厚，但上皮细胞排列整齐、无异型性。

➤ 症状：外阴瘙痒，患者多难耐受而搔抓，严重者坐卧不安，影响睡眠。反复搔抓与瘙痒形成恶性循环。

➤ 体征：外阴有局部的皮肤增厚，通常可见抓痕。

➤ 确诊方法：依靠组织学检查。

妇科内镜诊断与治疗培训教材 | 中国医师协会妇科内镜医师培训学院
首都医科大学附属北京妇产医院培训基地

外阴鳞状上皮增生

鉴别诊断：

1. 外阴白癜风
2. 白化病
3. 特异性外阴炎
4. 外阴上皮内瘤变
5. 外阴癌

鳞状上皮病变转变为浸润癌通常是由于慢性刺激反应性改变导致鳞状上皮增生。

妇科内镜诊断与治疗培训教材 | 中国医师协会妇科内镜医师培训学院
首都医科大学附属北京妇产医院培训基地

外阴鳞状上皮增生

治疗：

➤ 一般治疗：保持皮肤清洁、干燥；忌食过敏、辛辣食物。

➤ 局部药物治疗：糖皮质激素类。

➤ 物理治疗：聚焦超声治疗、CO_2激光或冷冻治疗等。

➤ 手术治疗：局部病损组织出现不典型增生或有恶变可能者、反复应用药物治疗或物理治疗无效者，可采用表浅的外阴病损区切除。

对于炎症病例，需要使用抗生素、抗真菌药物，以及口服、病灶内或肌内注射类固醇药物，以打破愈痒愈抓、愈抓愈痒的恶性循环。

妇科内镜诊断与治疗培训教材 | 中国医师协会妇科内镜医师培训学院
首都医科大学附属北京妇产医院培训基地

外阴硬化性苔癣

外阴硬化性苔癣（LS）是一种以外阴及肛周皮肤萎缩变薄、色素减退呈白色病变为主要特征的疾病。

➤ 病理特点：表皮萎缩、过度角化及黑素细胞减少造成外阴苍白伴皮肤皱缩。

➤ 症状：外阴瘙痒及烧灼感，瘙痒程度较外阴鳞状上皮增生者轻。

➤ 体征：非常具有特征性。大体上，病变表现为双侧阴唇上白色补丁样区域，亦可呈类似于蝴蝶样或沙漏样形状。随着病变进展，可出现小阴唇及阴蒂的收缩和融合。

➤ 确诊：依靠组织学检查。

1. 该病变可发生于任何年龄，但多发生于绝经后女性。

2. 病因尚不明确，但一些迹象表明该疾病是一种自身免疫现象。

3. 病变被覆的皮肤变得菲薄而呈"卷烟纸"样表现。

4. 长期摩擦和搔抓可导致出现瘀斑和糜烂。皮肤由于丧失弹性而容易裂开。

妇科内镜诊断与治疗培训教材 | 中国医师协会妇科内镜医师培训学院
首都医科大学附属北京妇产医院培训基地

外阴硬化性苔癣

鉴别诊断：

1. 老年性生理学萎缩
2. 外阴白癜风
3. 白化病
4. 外阴神经性皮炎
5. 扁平苔癣

妇科内镜诊断与治疗培训教材 中国医师协会妇科内镜医师培训学院
首都医科大学附属北京妇产医院培训基地

外阴硬化性苔癣

治疗：

➢ 一般治疗：保持皮肤清洁、干燥；忌食过敏、辛辣食物。

➢ 药物治疗：2%环丙酸睾酮或苯酸睾酮油膏或水剂、0.3%黄体酮油膏、糖皮质激素类。

➢ 全身用药：阿维A、多种维生素、镇静、安眠和抗过敏药物。

➢ 物理治疗：同外阴鳞状上皮增生。

➢ 手术治疗：同外阴鳞状上皮增生。

1. 睾酮药膏局部外涂抹治疗成功率有限。

2. 高效皮质类固醇类药物可导致周围正常皮肤更加敏感，故用药应仅限于患处。

妇科内镜诊断与治疗培训教材 中国医师协会妇科内镜医师培训学院
首都医科大学附属北京妇产医院培训基地

二、外阴上皮内瘤变

➢ 外阴上皮内瘤变（vulvar intraepithelial neoplasia, VIN）是一组外阴病变的病理学诊断名称。

➢ 包括外阴鳞状上皮内瘤变和外阴非鳞状上皮内瘤变（Paget病和非浸润性黑色素瘤）。

➢ 鳞状细胞病变较非鳞状细胞病变常见。

➢ 近年来VIN发生率有所增加，趋于年轻化。

1. VIN病因尚不明确，目前认为大多数与人乳头瘤病毒16（HPV16）感染有关，也可能与外阴性传播疾病、肛门－生殖道瘤变、免疫抑制及吸烟相关。

2. 目前，约80%的VIN患者是HPV阳性，有研究发现HPV16感染导致了3/4以上的VIN病变。

妇科内镜诊断与治疗培训教材 中国医师协会妇科内镜医师培训学院
首都医科大学附属北京妇产医院培训基地

VIN历史术语

1. 鳞状细胞型（伴或不伴HPV感染表现）
    a. VIN I
    b. VIN II
    c. VIN III［原位鳞状细胞癌（CIS）、鲍恩病、Queyrat增值性红斑、单纯性原位癌］
2. 非鳞状细胞型佩吉特病原位黑色素瘤
鳞状细胞型VIN术语（ISSVD, 2004）：
✓ 经典VIN
✓ 疣型VIN
✓ 基底细胞型VIN
✓ 混合型（疣型/基底细胞型）VIN
✓ 分化型VIN

历史上，鳞状上皮内瘤变曾有许多命名。2004年国际外阴疾病研究协会（ISSVD）对VIN定义分类进行了修正，认为VIN I主要是HPV感染的反应性改变，VIN仅指高级别VIN病变（Ⅱ～Ⅲ）。

妇科内镜诊断与治疗培训教材 | 中国医师协会妇科内镜医师培训学院
首都医科大学附属北京妇产医院培训基地

外阴SILs最新分类

2015年ISSVD发布最新外阴鳞状上皮内瘤变（squamous intraepithelial lesion, SILs）的命名和分类：

✓ 外阴低级别鳞状上皮内瘤变（low-grade SIL of the vulva or vulvar, LSIL），包括扁平湿疣或HPV感染。

✓ 外阴高级别鳞状上皮内瘤变（high-grade SIL of the vulvar or vulvar, HSIL），2004年ISSVD术语中被称为"外阴上皮内瘤变常见型（uVIN）"。

✓ 分化型外阴上皮内瘤变（dVIN）。

1. 外阴 LSIL 是一种自限性疾病，通常为 HPV 一过性感染反应，并非癌前病变，如无症状无须治疗，临床上常常存在被过度诊断和过度治疗的情况。

2. 分化型 VIN 通常与 HPV 感染无关，与外阴皮肤疾病如硬化性苔癣相关，易进展为鳞状细胞癌，存在较高的恶性潜能，但临床医生常常忽视该类型 VIN。

妇科内镜诊断与治疗培训教材 | 中国医师协会妇科内镜医师培训学院
首都医科大学附属北京妇产医院培训基地

外阴HSIL与dVIN的区别

	dVIN	HSIL
好发年龄	50～60岁	30～50岁
占所有外阴癌前病变的比例	5%	95%
多病灶	少见	>50%
是否与吸烟有关	不想关	高度相关
合并情况	慢性炎症性皮肤病变，多见于硬化性苔癣	多见HPV感染
进展为外阴鳞癌的比例	35%	5%
发生深层浸润的平均时间	23个月	41个月
复发	易复发	不易复发
免疫组化	基底层及基底上层p53多为阳性	P16阳性
进展后的常见病理类型	角化型鳞状细胞癌（SCC）	疣型、基底细胞型

妇科内镜诊断与治疗培训教材 | 中国医师协会妇科内镜医师培训学院
首都医科大学附属北京妇产医院培训基地

临床表现

1.症状：

主要为外阴瘙痒、皮肤破损、烧灼感及溃疡等。

2.体征：

最常见的外阴病变为丘疹、斑点、斑块或乳头状疣，单个或多个，呈灰白、粉红色，少数为略高出皮肤有黑色素沉着，严重者可慢慢覆盖整个外阴。

1.VIN 临床表现无特异性，部分患者无症状。

2. 病灶可发生在外阴任何部位，可分布于外阴表面、肛门及会阴周围。病变可呈白色（50%），或在外阴及会阴部局部涂抹稀释的醋酸溶液，呈醋酸白改变，也可呈棕色（约25%）或呈红色。许多患者可有多种颜色改变。

妇科内镜诊断与治疗培训教材 | 中国医师协会妇科内镜医师培训学院
首都医科大学附属北京妇产医院培训基地

诊断

➤ 确诊依据活体组织病理检查，对任何可疑病变应做多点活检。取材时应注意深度，避免遗漏浸润癌。

➤ 阴道镜检查或采用3%～5%醋酸涂抹外阴病变皮肤，有助于提高病灶活检的准确率。

经典 VIN 的组织学特点是在基底层至基底膜上方至少 2/3 的表皮可见非典型基底细胞样细胞浸润。其可见有丝分裂象，但基底膜保持完整。

妇科内镜诊断与治疗培训教材 | 中国医师协会妇科内镜医师培训学院
首都医科大学附属北京妇产医院培训基地

筛查（一）

➤ 目前尚没有通过早期检测外阴HSIL进行外阴癌预防的相关筛查策略。

➤ 目前证据表明HPV四价及九价疫苗可以有效降低HSIL的发病风险，因此建议对11～12岁幼女接种HPV疫苗。

➤ 吸烟能显著增加HSIL发病风险，因此建议戒烟。

妇科内镜诊断与治疗培训教材 | 中国医师协会妇科内镜医师培训学院
首都医科大学附属北京妇产医院培训基地

筛查（二）

➤ 对于临床上不能明确诊断、可疑恶性、临床诊断后对治疗不敏感、伴有异性血管病变或既往病变稳定而近期在颜色、大小、边界上发生改变的，建议行进一步病理活检。

➤ 对于绝经后妇女出现明显的生殖器疣或任何年龄妇女可疑尖锐湿疣但对常规治疗不敏感的，建议行病理活检。

➤ 分化型VIN与外阴皮肤病变相关，因此应积极治疗外阴皮肤病变，特别是硬化性苔癣。

妇科内镜诊断与治疗培训教材 | 中国医师协会妇科内镜医师培训学院
首都医科大学附属北京妇产医院培训基地

VIN的治疗

在开始VIN的任何治疗前，必须行外阴活检以确定诊断。

1.外阴LSIL：

可选择观察、局部应用抗病毒药物，定期随访，对于病灶广泛的年轻患者可行激光或手术治疗。

2.外阴HSIL：

治疗方式包括手术、激光、药物、光动力诊疗和高强度聚焦超声等。

对分化型 VIN 应首先采用手术切除以排除外阴癌。

妇科内镜诊断与治疗培训教材 | 中国医师协会妇科内镜医师培训学院
首都医科大学附属北京妇产医院培训基地

手术治疗

➢ 位于有毛发生长部位的病变通常应采取局部扩大切除术以明确病理结果。

➢ 标准程序：在病变周围画出边界，切除范围在外侧 0.5～1cm处，切除深度达到但不超过皮下脂肪层。

➢ 同时应避免损伤周围脏器，如阴蒂、尿道、肛门等，并应尽量避免损伤性功能。

1. 经典 VIN（VIN2、VIN3）的传统治疗通过手术完成（局部扩大切除或激光切除）。对经典的疣型及基底细胞型 VIN 可采取消融法。

2. 对于排除恶变的无毛发生长部位也可仅行局部病灶切除术等。

妇科内镜诊断与治疗培训教材 | 中国医师协会妇科内镜医师培训学院
首都医科大学附属北京妇产医院培训基地

药物治疗

➢ 常用药物：咪喹莫特、西多福韦、5-氟尿嘧啶。

➢ 目前临床证据表明，5%咪喹莫特局部用药可有效治疗外阴HSIL。

➢ 用法：每周3次，涂于患处，连续用药12～20周，并每4～6周行阴道镜评估药效。

妇科内镜诊断与治疗培训教材 | 中国医师协会妇科内镜医师培训学院
首都医科大学附属北京妇产医院培训基地

CO_2激光治疗

➢ 在排除浸润癌的基础上，在无毛发部位可行CO_2激光治疗。

➢ 激光治疗可用于单发、多发或片状病灶的治疗，其复发风险高于手术切除。

➢ 激光气化治疗VIN对外阴组织结构破坏小、对性功能影响小、术后恢复快、可多次治疗。

激光治疗应选择合适的功率密度（$750 \sim 1250 \ W/cm^2$），以避免深部灼伤。治疗前可先行阴道镜辅助确定病变边缘，治疗范围应包括病变边缘 $0.5 \sim 1cm$ 的正常皮肤，同时破坏整个上皮层细胞。在阴毛被覆盖区域，激光治疗应破坏毛囊，并穿透皮下脂肪层 3mm 以上。在非阴毛被覆盖区域，激光治疗应穿透真皮层 2mm。

妇科内镜诊断与治疗培训教材 | 中国医师协会妇科内镜医师培训学院
首都医科大学附属北京妇产医院培训基地

光动力疗法（PDT）

➢ PDT作为一种非侵袭性的新技术，具有适合局部治疗浅表上皮病变的独特性能。

➢ 近年来将PDT用于治疗外阴上皮内瘤变，显示出光明的前景。

➢ PDT在保留器官的外形和功能的同时，可重复治疗，对于具有多灶发生倾向的VIN至关重要。

妇科内镜诊断与治疗培训教材 | 中国医师协会妇科内镜医师培训学院
首都医科大学附属北京妇产医院培训基地

VIN预后

➢ 普通型VIN发展为外阴鳞状上皮癌的进展率低于5%。

➢ 恶性进展的危险因素包括高龄、放疗和免疫缺陷。

➢ 分化型VIN与普通型VIN相比更易发展为外阴鳞状上皮癌。

HPV 感染及预防相关问题

HPV感染及预防相关问题

首都医科大学附属北京妇产医院
妇科微创诊治中心
马晓黎

第十三次全国妇产科学术会议：

　　"如果说，绒癌是上帝给人类的第一个癌瘤，并且可以治愈。

　　那么也可以说，子宫颈癌是我们给自己的第一个癌瘤，并且也可以消灭"。

——郎景和院士

子宫颈癌

➤ 子宫颈癌是女性中仅次于乳腺癌的第二种最常见的妇科恶性肿瘤。
➤ 2012年WHO估计，全球每年子宫颈癌新发病例为53万例，27.5万例妇女死于子宫颈癌，其中85%的病例发生在中低收入国家。

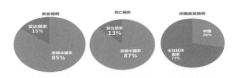

引自：WHO 全球肿瘤流行病统计数据 (2012)、中国肿瘤登记中心年报。

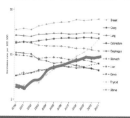

妇科内镜诊断与治疗培训教材 | 中国医师协会妇科内镜医师培训学院
首都医科大学附属北京妇产医院培训基地

中国子宫颈癌发病率呈逐年上升趋势、年轻化

中国国家癌症中心公布的2015年数据：在女性特有的肿瘤中，乳腺癌位居第一，子宫颈癌第二。

位置	发病率	位置	致死率
乳房	268.6	肺	177.8
肺	224	胃	158.7
胃	201.4	食管	121.3
结直肠	160.6	肝	111.5
食管	157.2	结直肠	80
肝	122.3	乳房	69.5
宫颈	98.9	胰腺	33.8
甲状腺	67.9	宫颈	30.5
子宫	63.4	卵巢	22.5
卵巢	52.1	子宫	21.8

妇科内镜诊断与治疗培训教材 | 中国医师协会妇科内镜医师培训学院
首都医科大学附属北京妇产医院培训基地

人乳头瘤病毒（HPV）

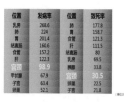

德国科学家Harald zur Hausen，第一次发现了导致子宫颈癌的HPV，因此获得了2008年诺贝尔医学或生理学奖。

几乎所有子宫颈癌患者的病理标本中均能找到HPV，从而印证了HPV是子宫颈癌的主要原因，也使子宫颈癌成为目前人类所有癌症病变中唯一病因明确的癌症。

——Jan M.Walboomer

妇科内镜诊断与治疗培训教材 | 中国医师协会妇科内镜医师培训学院
首都医科大学附属北京妇产医院培训基地

人乳头瘤病毒（HPV）

➢ HPV广泛存在于自然界，目前已知有250余种亚型。
➢ 2012年国际癌症研究机构（IARC）将HPV分为高危型、疑似高危型和低危型。
  ✓ 常见的高危型HPV有：
    HPV16、18、31、33、35、39、45、51、52、56、58、59 共12个亚型。
  ✓ 疑似高危型HPV有：
    HPV26、53、66、67、68、70、73、78、82 共9个亚型。
  ✓ 低危型HPV有：
    HPV6、11、40、42、43、44、54、61、72、81、89 共11个亚型。
➢ 前两者与子宫颈癌及高级别外阴、阴道、宫颈鳞状上皮内病变相关。
➢ 后者与生殖器疣及低级别外阴、阴道上皮内病变相关。

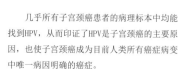

子宫颈癌是感染性疾病，是可以预防，以及治疗、治愈和消灭的疾病。

HPV 是人类癌瘤发病中唯一可以完全确认的致癌病毒。

1. 高危型 HPV16/HPV18 感染与 71% 子宫颈癌、75% 外阴癌、65% 阴道癌、85% 肛门上皮内瘤变（AIN）及肛门癌有关。

2. 高危型 HPV31/HPV33/HPV45/HPV52/HPV58 感染与 21% 子宫颈癌有关。

3. 低危型 HPV6/HPV11 感染与 90% 生殖器疣有关。

目前认为，口咽部位的癌症和部分乳房癌也可能与高危型 HPV 感染有关。

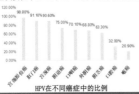

人乳头瘤病毒（HPV）

> WHO确认的致癌高危型HPV有14种：HPV16、18、31、33、35、39、45、51、52、56、58、59、66、68。
> HPV16和HPV18与恶性肿瘤的发生最为密切，导致了70%以上的子宫颈癌、80%的肛门癌、60%的阴道癌和40%的外阴癌。
> 资料显示，亚洲女性中HPV16和HPV18是导致子宫颈癌的主要HPV亚型。

HPV在不同癌症中的比例

一项中国多中心基于人群的研究显示，中国女性HPV感染率按年龄呈"双峰"分布：第一个高峰在"17～24岁"，第二个高峰在"40～44岁"。同时有其他研究表明，中国HPV感染存在双峰现象，研究中双峰出现的年龄均在25岁之前和40岁之后。

HPV感染途径

> 避孕套是预防HPV感染的有效方法，但并不完全可靠。
> 感染HPV不代表一定有不洁性生活史和多个性伴侣，但"不洁性生活史和多个性伴侣"的人群中HPV感染和持续感染的概率会增加，是促发子宫颈癌的重要高危因素。
> 现实中男性和女性都有感染HPV的可能，男性感染率高，但致病率低，不做常规筛查。
> 皮肤-皮肤、黏膜-黏膜的接触是HPV传播的重要途径。

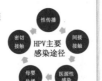

HPV病毒是小DNA病毒，主要侵犯鳞状上皮的基底层细胞及位于宫颈转化区的化生细胞，直接的皮肤、黏膜接触是最常见的传播途径。

HPV感染与子宫颈癌

有性生活的女性在一生中感染一种HPV亚型的可能性高达40%～80%，但80%的HPV感染会在8～12个月内被机体自然清除，只有高危型HPV持续感染才可能导致子宫颈癌。

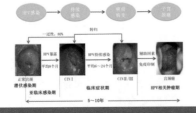

可以认为，没有HPV持续性感染的妇女几乎没有子宫颈癌的危险，实验室和流行病学证据均证实了这一观点。
——国际癌症研究署（IARC，2004）

妇科内镜诊断与治疗培训教材 | 中国医师协会妇科内镜医师培训学院
首都医科大学附属北京妇产医院培训基地

子宫颈癌三级防治措施

一级防治：

接种HPV疫苗及生活方式的调整。

二级防治：

子宫颈癌筛查及癌前病变的处理。

三级防治：

对确诊为子宫颈癌的患者实施手术及放、化疗治疗，减少致残率，降低死亡率。

妇科内镜诊断与治疗培训教材 | 中国医师协会妇科内镜医师培训学院
首都医科大学附属北京妇产医院培训基地

HPV疫苗大事记（一）

➢1980年，德国生物学家楚尔豪森证实子宫颈癌是由HPV感染所致。
➢1991年，中国科学家周健等人合成"HPV病毒样颗粒"，为HPV疫苗奠定基础。
➢2006年，默沙东公司研发出的四价HPV疫苗"加卫苗"在美国被批准上市。
➢2006年，葛兰素史克公司研发出二价HPV疫苗"卉妍康（Cervarix）"。
➢2008年，二价HPV疫苗"卉妍康"在我国大陆地区启动Ⅲ期临床试验。
➢2008年，楚尔豪森获得诺贝尔生理学或医学奖。

妇科内镜诊断与治疗培训教材 | 中国医师协会妇科内镜医师培训学院
首都医科大学附属北京妇产医院培训基地

HPV疫苗大事记（二）

➢2009年，四价HPV疫苗"加卫苗"在我国大陆地区启动Ⅲ期临床试验。
➢2012年，首个自主研发的HPV疫苗Ⅲ期临床试验启动。
➢2014年，默沙东公司的九价疫苗"加卫苗（Gardasi）"在美国上市。
➢2016年，二价HPV疫苗"希瑞适（卉妍康）"获中国药监局批准上市。
➢2017年，四价HPV疫苗"佳达修（加卫苗）"获中国药监局批准上市。
➢2017年，首个国产九价HPV疫苗临床试验启动。

妇科内镜诊断与治疗培训教材 | 中国医师协会妇科内镜医师培训学院
首都医科大学附属北京妇产医院培训基地

HPV疫苗安全性

➢ WHO和国际妇产科联盟（FIGO）表明：
- ✓ HPV疫苗具有良好的安全性。
- ✓ 接种疫苗引起的不良反应一般较轻微且短暂。
- ✓ 支持相应人群进行HPV疫苗接种以预防子宫颈癌。
- ✓ 接种HPV疫苗不会引起HPV感染。

1.WHO 确认子宫颈癌及其他 HPV 相关疾病在全球公共卫生问题中的重要性，并重申及建议，应将 HPV 疫苗纳入国家免疫计划。

2.子宫颈癌占 HPV 所有相关癌症的 84%，应作为 HPV 免疫接种的优先事项。

妇科内镜诊断与治疗培训教材 | 中国医师协会妇科内镜医师培训学院
首都医科大学附属北京妇产医院培训基地

HPV疫苗

➢全球疫苗安全咨询委员会（global advisory committee on vaccine safety, GACVS）先后在2007、2008、2009、2013、2014和2015年对HPV疫苗安全性进行了审核评估。2017年最新发表的新一轮评估意见认为，HPV疫苗具有非常好的安全性。

➢根据WHO 2017年5月的报告显示，全球共有超过130个国家批准HPV疫苗上市，其中71个国家（37%）将HPV疫苗纳入女性-国家免疫计划，11个国家（6%）纳入男性-国家免疫计划。

全球疫苗安全咨询委员会是一个独立的临床和科学专业咨询机构，为世卫组织提供关于疫苗安全问题的科学严谨建议，其覆盖多个疫苗领域，包括 HPV 疫苗。

妇科内镜诊断与治疗培训教材 | 中国医师协会妇科内镜医师培训学院
首都医科大学附属北京妇产医院培训基地

HPV疫苗接种

目前有三种HPV疫苗在中国获批：
➢二价HPV疫苗（希瑞适，Cervarix）。
➢四价HPV疫苗（加德西，Gardasil）。
➢九价HPV疫苗（加德西，Gardasil-9）。

HPV 疫苗接种是一级预防措施，不应排除之后需要进行的常规子宫颈癌筛查。

妇科内镜诊断与治疗培训教材 | 中国医师协会妇科内镜医师培训学院
首都医科大学附属北京妇产医院培训基地

HPV疫苗接种

二价HPV疫苗（希瑞适，Cervarix）：

➤2016年7月获准进入中国，2017年7月31日正式上市。

➤疫苗类型：HPV16和HPV18病毒样颗粒（VLP），L1衣壳。

➤可以预防HPV16和HPV18感染，超过70%的子宫颈癌是由这两种病毒引起。

➤佐剂：500μg氢氧化铝和50μg 3'-单磷酸酯A（AS04）。

➤重组技术：杆状病毒表达。

➤适用于9~25岁女性。

➤接种方案：第0、1、6个月接种。

妇科内镜诊断与治疗培训教材 | 中国医师协会妇科内镜医师培训学院
首都医科大学附属北京妇产医院培训基地

HPV疫苗接种

四价HPV疫苗（加德西，Gardasil）：

➤全球第一支HPV疫苗。

➤用重组酿酒酵母分别表达重组HPV6、HPV11、HPV16、HPV18型L1蛋白的病毒样颗粒，经纯化，添加铝佐剂等制成的四价疫苗。

➤不仅可以预防HPV16、HPV18，还可以预防HPV6、HPV11，后者主要引起生殖器疣。

➤佐剂：225μg非晶形羟基磷酸铝硫酸盐。

➤重组技术：酵母菌表达。

➤适用于20~45岁女性。

➤接种时间：第0、2、6个月接种。

妇科内镜诊断与治疗培训教材 | 中国医师协会妇科内镜医师培训学院
首都医科大学附属北京妇产医院培训基地

HPV疫苗接种

九价HPV疫苗（加德西，Gardasil-9）：

➤2014年在美国获批上市，2018年4月在中国上市。

➤针对HPV6、HPV11、HPV16、HPV18、HPV31、HPV33、HPV45、HPV52、HPV58九种亚型，可以预防90%的子宫颈癌。

➤佐剂：500μg非晶形羟基磷酸铝硫酸盐。

➤重组技术：酵母菌表达。

➤适用于16~26岁女性。

➤接种时间：第0、2、6个月接种。

妇科内镜诊断与治疗培训教材 | 中国医师协会妇科内镜医师培训学院
首都医科大学附属北京妇产医院培训基地

HPV疫苗接种一览表

项目	二价疫苗（Cervarix）	四价疫苗（Gardasil）	九价疫苗（Gardasil-9）
上市时间	2007年	2006年	2014年
中国获批时间	2016年7月	2017年5月	2018年4月
在中国的目标人群	9～25岁女性	20～45岁女性	16～26岁女性
疫苗类型	HPV16、18 VLP，L1衣壳	HPV6、11、16、18 VLP，L1衣壳	HPV6、11、16、18、31、33、45、52、58 VLP，L1衣壳
重组技术	杆状病毒表达	酵母表达	酵母表达
接种方案	第0、1、6个月	第0、2、6个月	第0、2、6个月

妇科内镜诊断与治疗培训教材 | 中国医师协会妇科内镜医师培训学院
首都医科大学附属北京妇产医院培训基地

HPV疫苗接种

中国临床试验数据显示：

四价HPV疫苗随访至第78个月时，预防HPV16或HPV18相关的CINⅡ（宫颈上皮瘤变）、CINⅢ、原位腺癌和子宫颈癌的保护效力为100%（95% CI：32.3%～100%），对HPV6、HPV11、HPV16或HPV18相关的CINⅠ、CINⅡ、CINⅢ原位腺癌和子宫颈癌的保护效力也是100%（95% CI：70.9%～100%）。

大量的临床试验和国外大样本长期随访数据显示，随访2～9.4年，疫苗预防HPV持续感染的第6、12个月有效率分别为96.9%～100%和94.3%～100%，对子宫颈上皮内病变有90.4%～100%的保护效果。

妇科内镜诊断与治疗培训教材 | 中国医师协会妇科内镜医师培训学院
首都医科大学附属北京妇产医院培训基地

HPV疫苗接种

二价HPV疫苗随访至第72个月时，对HPV16或HPV18相关的6个月持续感染和（或）CINⅠ⁺、CINⅡ⁺的保护效力分别为97.1%和87.3%，对HPV31、HPV33、HPV45持续感染6个月和CINⅡ⁺的保护效力分别为51.6%和74.9%，对HPV31相关的CINⅠ⁺的保护率达到100%。

大量的临床试验和国外大样本长期随访数据显示，随访2～9.4年，疫苗预防HPV持续感染的第6、12个月有效率分别为96.9%～100%和94.3%～100%，对子宫颈上皮内病变有90.4%～100%的保护效果。

妇科内镜诊断与治疗培训教材 | 中国医师协会妇科内镜医师培训学院
首都医科大学附属北京妇产医院培训基地

HPV疫苗接种常见问题

1.HPV疫苗从何时开始接种？

➤HPV疫苗最佳开始接种年龄为11～12岁。

➤美国食品与药品管理局（FDA）批准的是9～26岁。

➤目前可以按照不同的疫苗建议不同年龄进行接种。

WHO 文件对于 HPV 疫苗的推荐，HPV 疫苗的主要和次要目标人群为：

（1）为预防子宫颈癌，WHO 推荐接种 HPV 疫苗的目标年龄人群是 9～24 岁的女孩，即在进入性活跃期之前，女孩疫苗接种率超过 80% 可以降低男孩 HPV 感染的风险。

（2）次要目标为大于 15 岁的女性或者男性。

妇科内镜诊断与治疗培训教材 | 中国医师协会妇科内镜医师培训学院
首都医科大学附属北京妇产医院培训基地

HPV疫苗接种常见问题

2.接种疫苗前需要进行HPV检测吗？

➤接种HPV之前不需要进行HPV感染检测。

妇科内镜诊断与治疗培训教材 | 中国医师协会妇科内镜医师培训学院
首都医科大学附属北京妇产医院培训基地

HPV疫苗接种常见问题

3.有性生活后还可以接种吗？

➤无论是否发生性行为，均可接种HPV疫苗。

HPV 感染绝大多数通过性行为感染，避孕套是预防 HPV 感染的有效方法，但并不完全可靠。

妇科内镜诊断与治疗培训教材 | 中国医师协会妇科内镜医师培训学院
首都医科大学附属北京妇产医院培训基地

HPV疫苗接种常见问题

4.感染过HPV或得过宫颈病变还可以接种疫苗吗?

➤曾感染HPV造成宫颈病变者,治愈后可再接种,减少疾病的复发率。

妇科内镜诊断与治疗培训教材 | 中国医师协会妇科内镜医师培训学院
首都医科大学附属北京妇产医院培训基地

HPV疫苗接种常见问题

5.接种疫苗后还需要接受筛查吗?

➤约30%的子宫颈癌不能通过接种HPV疫苗预防。

➤有性生活的女性,无论是否接种过疫苗,都需要定期进行子宫颈癌筛查。

妇科内镜诊断与治疗培训教材 | 中国医师协会妇科内镜医师培训学院
首都医科大学附属北京妇产医院培训基地

HPV疫苗接种常见问题

6.已经感染了HPV,接种疫苗后还有用吗?

➤HPV疫苗对已经感染了相应HPV的人群不再具有保护作用。

1. 美国推荐对21岁以上有性生活史的女性开始进行子宫颈癌筛查,欧洲定为25岁以上。WHO建议在30岁或以上的女性中筛查。我国推荐筛查起始年龄在25～30岁。65岁及以上女性若既往10年内每3年1次连续3次细胞学检查无异常或每5年1次连续2次HPV检测阴性,无CIN病史,则不需要继续筛查。

2. 对有妊娠意愿的女性应在孕前检查时,询问近一年是否进行过子宫颈癌筛查,如没有,应建议进行子宫颈癌筛查,或在第一次产检时进行;对存在高危因素的妇女,如HIV感染妇女、免疫抑制妇女、宫内己烯雌酚暴露妇女,既往因CIN Ⅱ、CIN Ⅲ、AIS、子宫颈浸润癌接受过治疗的妇女应缩短子宫颈癌筛查间隔。

妇科内镜诊断与治疗培训教材 | 中国医师协会妇科内镜医师培训学院
首都医科大学附属北京妇产医院培训基地

HPV疫苗接种常见问题

7.HPV疫苗接种会造成病毒感染的危险吗？

➢目前HPV疫苗是预防性疫苗，本身不是病毒，是蛋白，没有病毒的功能，不会造成病毒感染。

妇科内镜诊断与治疗培训教材 | 中国医师协会妇科内镜医师培训学院
首都医科大学附属北京妇产医院培训基地

特殊时期HPV疫苗接种

➢已经怀孕的孕妇和哺乳期妇女，目前不推荐进行接种。

➢月经期不影响接种。

➢接种HPV疫苗6个月内意外怀孕了，不需要终止妊娠，目前尚未发现疫苗对胎儿有不利影响，对于余下的一针或两针疫苗，建议不要继续注射。

妇科内镜诊断与治疗培训教材 | 中国医师协会妇科内镜医师培训学院
首都医科大学附属北京妇产医院培训基地

HPV感染的预防

➢注意性生活卫生，每次、全程的使用避孕套。

➢预防接种HPV疫苗是预防HPV感染最有效的方法。

➢减少性伴侣。

➢定期进行子宫颈癌筛查。

➢及时治疗阴道炎症，改善局部环境，提高局部的免疫能力和抗病能力。

➢不建议盆浴，避免到公共泳池、浴池、泡温泉等。

➢积极锻炼身体，养成良好的生活作息习惯，增强机体免疫力。

宫颈病变的微创治疗

妇科内镜诊断与治疗培训教材　中国医师协会妇科内镜医师培训学院
首都医科大学附属北京妇产医院培训基地

宫颈病变的微创治疗

首都医科大学附属北京妇产医院
妇科微创诊治中心
孟戈

妇科内镜诊断与治疗培训教材　中国医师协会妇科内镜医师培训学院
首都医科大学附属北京妇产医院培训基地

子宫颈癌

➢ 宫颈癌是中低收入国家最常见的妇科恶性肿瘤，WHO的IARC最新数据显示，2018年全球宫颈癌新发病例约57万，超过31万女性死于宫颈癌。

➢ 全球不到一分钟就有一人被诊断为宫颈癌，不到两分钟就有一人因宫颈癌去世。

IARC：国际癌症研究署（机构）。

妇科内镜诊断与治疗培训教材　中国医师协会妇科内镜医师培训学院
首都医科大学附属北京妇产医院培训基地

子宫颈癌

　　2018年WHO统计，全球宫颈癌的发病率为13.1/10万，死亡率为6.9/10万，南非地区宫颈癌发病率仍高达43.1/10万，东非地区的宫颈癌死亡率高达30/10万。

妇科内镜诊断与治疗培训教材 | 中国医师协会妇科内镜医师培训学院
首都医科大学附属北京妇产医院培训基地

子宫颈癌

2018年5月WHO总干事讲到：全球消除宫颈癌！50年后将宫颈癌控制在罕见癌症的阈值（每年新发病例为4/10万）。

妇科内镜诊断与治疗培训教材 | 中国医师协会妇科内镜医师培训学院
首都医科大学附属北京妇产医院培训基地

子宫颈癌

➢ 15岁以下女孩中有90%接种预防性疫苗（2030年前）。
➢ 35～45岁女性中有70%接受HPV宫颈筛查。
➢ 筛查异常女性中有90%得到精准治疗和随访。
➢ 降低了30%的宫颈癌死亡率。

妇科内镜诊断与治疗培训教材 | 中国医师协会妇科内镜医师培训学院
首都医科大学附属北京妇产医院培训基地

子宫颈癌的病因

人乳头瘤病毒（HPV）感染：

是人类癌瘤发病中唯一可以完全确认的致病因素

妇科内镜诊断与治疗培训教材 | 中国医师协会妇科内镜医师培训学院
首都医科大学附属北京妇产医院培训基地

HPV感染

WHO确认的致癌高危型HPV有14种：

- ✓ HPV16（宫颈癌55%～60%）
- ✓ HPV18（宫颈癌10%～15%）
- ✓ HPV31、HPV33、HPV35、HPV39
- ✓ HPV45
- ✓ HPV51、HPV52、HPV56、HPV58、HPV59
- ✓ HPV66、HPV68

妇科内镜诊断与治疗培训教材 | 中国医师协会妇科内镜医师培训学院
首都医科大学附属北京妇产医院培训基地

HPV侵入途径

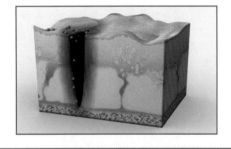

HPV经皮肤及黏膜破口侵入。

妇科内镜诊断与治疗培训教材 | 中国医师协会妇科内镜医师培训学院
首都医科大学附属北京妇产医院培训基地

2016年ACOG宫颈癌筛查指南

- ➢ 21岁以下：无需筛查（除外HIV感染）
- ➢ 21～29岁：细胞学筛查（3年1次）
- ➢ 30～65岁：

  推荐 联合筛查（5年1次）

  可选 细胞学筛查（3年1次）

- ➢ 65岁以上：子宫切除后无需筛查

  已接种HPV疫苗同上！

ACOG：美国妇产科医师学会。

妇科内镜诊断与治疗培训教材 | 中国医师协会妇科内镜医师培训学院
首都医科大学附属北京妇产医院培训基地

英国NHS阴道镜管理指南

2016年3月英国NHS发布第三版《阴道镜检查和宫颈筛查指南》，认可和推荐HPV检测在宫颈癌筛查和治疗后随访观察中的应用。

NHS：英国国家医疗服务体系。

妇科内镜诊断与治疗培训教材 | 中国医师协会妇科内镜医师培训学院
首都医科大学附属北京妇产医院培训基地

2018年CSCCP专家共识

➤ 高危型HPV阳性的处理（1年）。
➤ 子宫颈细胞学异常的处理（1年）。
➤ 细胞学联合高危型HPV检测进行联合筛查时异常结果的处理。
➤ 子宫颈癌筛查结果异常处理中应注意的问题。

CSCCP：为中国优生科学协会阴道镜和宫颈病理学分会。

妇科内镜诊断与治疗培训教材 | 中国医师协会妇科内镜医师培训学院
首都医科大学附属北京妇产医院培训基地

高危型HPV阳性的处理流程

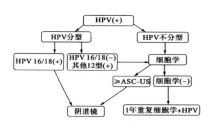

ASC–US：不能明确意义的非典型鳞状上皮细胞改变。

源自：2018年CSCCP专家共识。

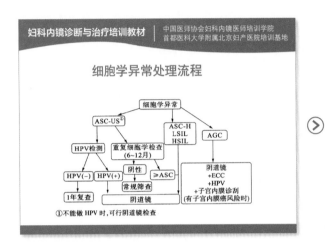

ASC–H：非典型鳞状细胞不能排除高级别上皮内病变。

AGC：非典型腺细胞。

ECC：宫颈管搔刮。

源自：2018 年 CSCCP 专家共识。

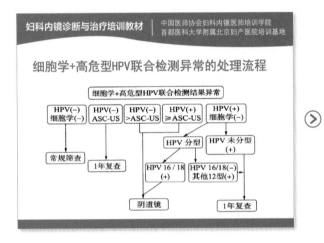

源自：2018 年 CSCCP 专家共识。

源自：2018 年 CSCCP 专家共识。

妇科内镜诊断与治疗培训教材　中国医师协会妇科内镜医师培训学院
首都医科大学附属北京妇产医院培训基地

组织病理学确诊HSIL的处理流程

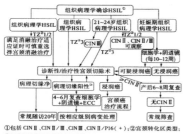

①包括 CIN Ⅱ、CIN Ⅱ/Ⅲ、CIN Ⅲ、CIN Ⅱ/P16(＋)；②宫颈转化区类型；
③切缘组织病理学报告 CIN Ⅱ 及以上

源自：2018 年 CSCCP 专家共识。

妇科内镜诊断与治疗培训教材　中国医师协会妇科内镜医师培训学院
首都医科大学附属北京妇产医院培训基地

　　子宫颈筛查结果异常的处理要遵循规范化的原则，进行个体化的处理，参考年龄、临床表现、细胞学检查质量、HPV检测、患者愿意、随访依从性、经济条件、医疗资源、各相关医生的经验及水平等，目的是最大限度地避免漏诊和过度处理。

源自：2018 年 CSCCP 专家共识。

妇科内镜诊断与治疗培训教材　中国医师协会妇科内镜医师培训学院
首都医科大学附属北京妇产医院培训基地

2018年USPSTF最新推荐

2018年8月21日《JAMA》发表：

✓ 21～29岁：TCT 3年（A）。

✓ 30～65岁：TCT 3年或TCT+HR-HPV 5年（A）。

✓ 65岁以上充分筛查且无高危因素、21岁以下、全子宫切除且无HSIL或CC史：不建议筛查（D）。

USPSTF：美国预防服务指南。
UR-HPV：高危型人乳头状瘤病毒。

妇科内镜诊断与治疗培训教材 | 中国医师协会妇科内镜医师培训学院
首都医科大学附属北京妇产医院培训基地

宫颈病变筛查

方案：

最佳：TCT（特异）、HPV（敏感）。

一般：巴氏涂片（pap smear）、HPV。

基本：VIA、VILI。

VIA：醋酸肉眼观察法。
VILI：碘染色肉眼观察法。

妇科内镜诊断与治疗培训教材 | 中国医师协会妇科内镜医师培训学院
首都医科大学附属北京妇产医院培训基地

宫颈癌最佳筛查方案

高危型HPV检测 ＋ 液基细胞学检查

| HPV阴性
细胞学阴性 | HPV阳性
细胞学阴性 | HPV阴性
细胞学阳性 | HPV阳性
细胞学阴性 |

随访
（次/3～5年）

随访
（次/年）

（－）

阴道镜检查/
多点活检+ECC

（+）

相应治疗

妇科内镜诊断与治疗培训教材 | 中国医师协会妇科内镜医师培训学院
首都医科大学附属北京妇产医院培训基地

宫颈病变诊断

"三阶梯"：

细胞学检查（浅而广）

阴道镜检查（窄而深）

组织学检查（确诊）

妇科内镜诊断与治疗培训教材 中国医师协会妇科内镜医师培训学院
首都医科大学附属北京妇产医院培训基地

第一阶梯

细胞学检查：临床筛查，敏感度为50%～75%

↓

不能据此进行临床诊断和处理

↓

活检组织病理学诊断：最后诊断

妇科内镜诊断与治疗培训教材 中国医师协会妇科内镜医师培训学院
首都医科大学附属北京妇产医院培训基地

异常细胞学

➢ ASC-US，ASC-H
➢ 鳞状上皮内病变（SIL）：
　　鳞状上皮内低度病变（LSIL）
　　鳞状上皮内高度病变（HSIL）
➢ 鳞状细胞癌（SCC）

妇科内镜诊断与治疗培训教材 中国医师协会妇科内镜医师培训学院
首都医科大学附属北京妇产医院培训基地

异常细胞学

➢ 腺细胞异常：联合筛查可以增加检出率，如阴道镜+ECC。
➢ ≥35岁或内膜癌高风险者应子宫内膜取样，如非典型腺细胞，不能明确意义（AGC-NOS）；非典型腺细胞，倾向癌变（AGC-FN）；原位腺癌（AIS）；腺癌。

异常细胞学

> 妊娠期ASC-US/LSIL：立即阴道镜检查或产后6周检查。

> 妊娠期ASC-H、HSIL、AGC：立即阴道镜检查，可行活检，易出血。

> 妊娠期禁止行颈管搔刮和子宫内膜取样。

第二阶梯

阴道镜检查：

用低倍放大（5～40倍）的数字化图像，检查、记录宫颈、阴道等被覆上皮的形态学变化（充分与否、鳞柱交界是否可见、转化区类型等），依据细胞学及HPV结果做出阴道镜拟诊。

阴道镜检查的目标

> 识别转化区（TZ）及鳞柱交界处。

> 明确阴道镜检查是否充分。

> 识别和评估病变大小、形态、轮廓、位置和范围。

> 宫颈管取样（妊娠期除外）。

> 识别并在病变处活检。

> 与患者交流并检查。

妇科内镜诊断与治疗培训教材 | 中国医师协会妇科内镜医师培训学院
首都医科大学附属北京妇产医院培训基地

阴道镜检查适应证

➤ 宫颈细胞学结果正常，HPV16、HPV18阳性。

➤ 宫颈细胞学检查结果异常：≥ASC-US。

➤ 绝经后LSIL及HR-HPV阳性。

➤ VIA/VILI结果异常。

➤ 巴氏Ⅱ B级及以上。

➤ 裸眼直观检查可疑宫颈浸润癌。

➤ 病史异常：性交出血、阴道排液等。

妇科内镜诊断与治疗培训教材 | 中国医师协会妇科内镜医师培训学院
首都医科大学附属北京妇产医院培训基地

阴道镜检查操作流程

➤ 依次使用三种化学试剂：生理盐水、3%～5%醋酸溶液、复方碘溶液。

➤ 宫颈管搔刮（ECC）：用于评估宫颈TZ Ⅱ～Ⅲ、AGC及HSIL，以明确病变是否累及颈管。

妇科内镜诊断与治疗培训教材 | 中国医师协会妇科内镜医师培训学院
首都医科大学附属北京妇产医院培训基地

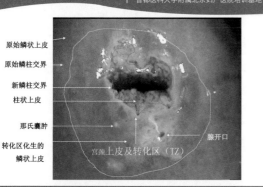

黄线：原始鳞柱交界。
蓝线：新鳞柱交界。

妇科内镜诊断与治疗培训教材 | 中国医师协会妇科内镜医师培训学院
首都医科大学附属北京妇产医院培训基地

阴道镜术语

➤ IFCPC：术语更新时间依次为1975年、1990年、
2002年、2011年。

➤ 总体评估：

充分/不充分注明原因。

鳞柱交界可见：完全、部分、不可见。

转化区类型：Ⅰ型、Ⅱ型、Ⅲ型。

IFCPC：国际宫颈病理及阴道镜联合会。

妇科内镜诊断与治疗培训教材 | 中国医师协会妇科内镜医师培训学院
首都医科大学附属北京妇产医院培训基地

异常阴道镜

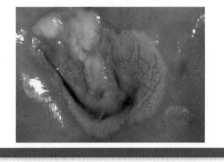

镶嵌 + 点状血管。

妇科内镜诊断与治疗培训教材 | 中国医师协会妇科内镜医师培训学院
首都医科大学附属北京妇产医院培训基地

异常阴道镜

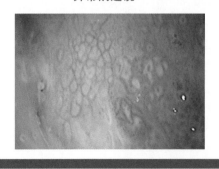

镶嵌。

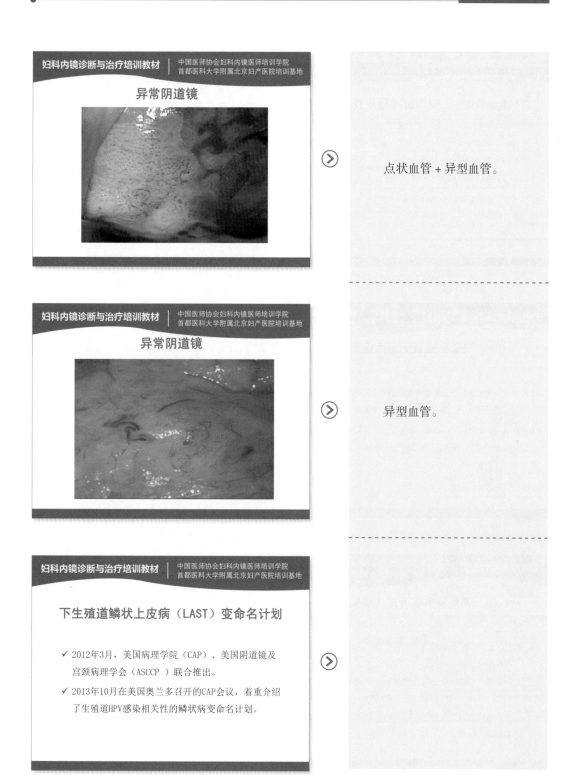

妇科内镜诊断与治疗培训教材 | 中国医师协会妇科内镜医师培训学院
首都医科大学附属北京妇产医院培训基地

2014年WHO女性生殖系统肿瘤分类（第四版）

➤ 将外阴、阴道及宫颈与HPV感染相关的鳞状细胞肿瘤的前期
病变均命名为"鳞状上皮内病变(SIL)"，其又分为：
　　（1）低级别鳞状上皮内病变（LSIL）
　　（2）高级别鳞状上皮内病变（HSIL）

妇科内镜诊断与治疗培训教材 | 中国医师协会妇科内镜医师培训学院
首都医科大学附属北京妇产医院培训基地

低级别鳞状上皮内病变

➤ 定义：由HPV感染引起临床及病理形态学改变的一种鳞状
上皮内病变，这一病变同时或今后发生癌变的风险较低。
➤ 同义词：CINⅠ、VaINⅠ、VINⅠ（普通型VINⅠ）、轻度
非典型性增生、扁平湿疣及挖空细胞病等。

VaIN：阴道上皮内瘤变。

妇科内镜诊断与治疗培训教材 | 中国医师协会妇科内镜医师培训学院
首都医科大学附属北京妇产医院培训基地

高级别鳞状上皮内病变

➤ 定义：这种鳞状上皮病变如果不治疗，有明显进展为浸
润性癌的风险。
➤ 同义词：CINⅡ（P16+）、CINⅢ、VaINⅡ、VaINⅢ、
VINⅡ、VINⅢ（普通型VINⅡ、VINⅢ），中度非典型性增
生、重度非典型性增生，以及鳞状上皮原位癌、外阴鲍
温病。

妇科内镜诊断与治疗培训教材　中国医师协会妇科内镜医师培训学院
首都医科大学附属北京妇产医院培训基地

P16

➢ 在高级别病变诊断中，P16的表达与组织学诊断标准相似，但更为客观。

➢ 提高病理医生诊断的准确性。

➢ 更准确地预测高级别病变的风险性。

➢ 美国CAP/ASCCP指南及2014版WHO分类中都明确提出P16免疫组化染色对于评估HSIL非常有帮助。

P16：免疫组化P16染色。
CAP：美国病理学院。
ASCCP：美国阴道镜和宫颈病理学会。

妇科内镜诊断与治疗培训教材　中国医师协会妇科内镜医师培训学院
首都医科大学附属北京妇产医院培训基地

LSIL的处理

➢ 处理：无需治疗，间隔1年联合筛查（初始筛查低级别病变）。

➢ 60%消退，30%持续，10%进展（2年内进展为HSIL）。

➢ TCT：HSIL 5年＞CINⅢ，风险15%。

LSIL：低度鳞状上皮内病变。

妇科内镜诊断与治疗培训教材　中国医师协会妇科内镜医师培训学院
首都医科大学附属北京妇产医院培训基地

HSIL的处理

➢ 阴道镜检查充分：可选择宫颈病变切除术或表面破坏术，LEEP或CKC。

➢ 约20%的HSIL10年内可进展为CC。

➢ 阴道镜检查不充分或ECC（HSIL）：诊断性切除术。

➢ 满意的阴道镜检查，除外浸润癌后。

HSIL：高度鳞状上皮内病变。
LEEP：高频电圈宫颈锥切术。
CKC：宫颈冷刀锥切术。

妇科内镜诊断与治疗培训教材 | 中国医师协会妇科内镜医师培训学院
首都医科大学附属北京妇产医院培训基地

HSIL的处理

➤ 特殊人群：21～24岁的年轻女性。

➤ Kaiser数据显示：133 947名21～24岁女性中，3例宫颈癌，HPV感染率高。

✓ 今后妊娠可能性高。

✓ 此人群中多数CINⅡ可消退。

✓ 处理：保守观察，病理CINⅢ需要治疗。

妇科内镜诊断与治疗培训教材 | 中国医师协会妇科内镜医师培训学院
首都医科大学附属北京妇产医院培训基地

锥切术的注意事项

➤ 长度：从最远端（外界）至最近端（内界）。
➤ 厚度：从间质边缘至切除标本的表面。
➤ 周径（可选择的）：切除标本的周长。

妇科内镜诊断与治疗培训教材 | 中国医师协会妇科内镜医师培训学院
首都医科大学附属北京妇产医院培训基地

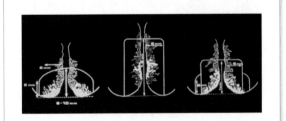

左图为宫颈病变三个常见的手术治疗模式，不管哪一个模式都有病灶残留的可能性。

妇科内镜诊断与治疗培训教材 | 中国医师协会妇科内镜医师培训学院
首都医科大学附属北京妇产医院培训基地

HSIL的随访

➤ 治疗后长期追踪（最长20年）：

（1）治疗后多年，仍可发生复发性HSIL、浸润癌。

（2）HSIL治疗后，复发性/持续性HSIL及浸润癌风险降低，但仍比正常人群高。

➤ 随访方法：细胞学、高危型HPV筛查。

妇科内镜诊断与治疗培训教材 | 中国医师协会妇科内镜医师培训学院
首都医科大学附属北京妇产医院培训基地

解释

HPV…

SIL …

CC…

    HPV：人乳头瘤病毒，只是感染，无病变。

LSIL：低度鳞状上皮内病变。

HSIL：高度鳞状上皮内病变。

CC：宫颈浸润癌。

妇科内镜诊断与治疗培训教材 | 中国医师协会妇科内镜医师培训学院
首都医科大学附属北京妇产医院培训基地

解释

➤HPV感染是非常常见的，70%～80%的妇女一生中曾会感染到HPV。

➤90%的妇女可通过自身免疫力把病毒排掉。

妇科内镜诊断与治疗培训教材 | 中国医师协会妇科内镜医师培训学院
首都医科大学附属北京妇产医院培训基地

解释

➢ 告诉HPV阳性的妇女，她只是感染了HPV，这不是疾病，只有SIL才是疾病。

➢ 对于只有HPV阳性，没有SIL的妇女，无需给予治疗。

妇科内镜诊断与治疗培训教材 | 中国医师协会妇科内镜医师培训学院
首都医科大学附属北京妇产医院培训基地

总结

➢ 子宫颈癌的末日已经开始到来！

➢ 这将是人类通过多种方法来全面预防和根除的第一个恶性肿瘤。

重视滋养细胞肿瘤的规范化诊断与治疗

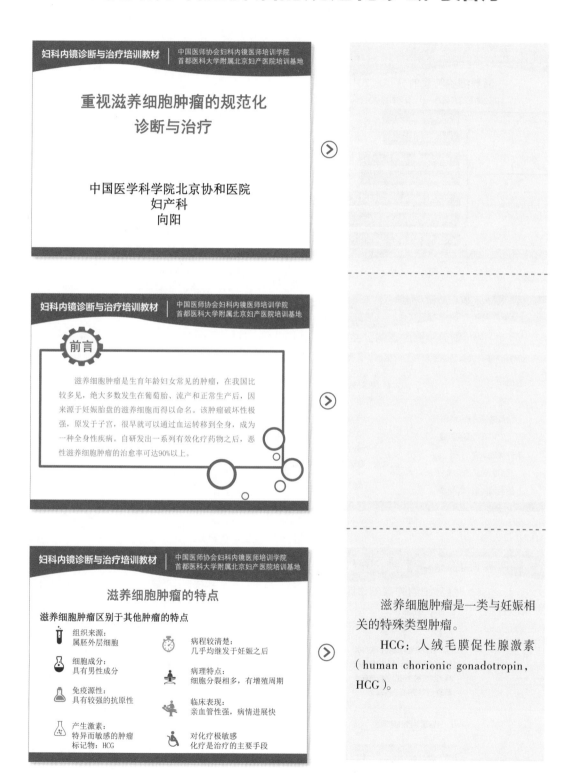

妇科内镜诊断与治疗培训教材　中国医师协会妇科内镜医师培训学院
首都医科大学附属北京妇产医院培训基地

重视滋养细胞肿瘤的规范化
诊断与治疗

中国医学科学院北京协和医院
妇产科
向阳

妇科内镜诊断与治疗培训教材　中国医师协会妇科内镜医师培训学院
首都医科大学附属北京妇产医院培训基地

前言

　　滋养细胞肿瘤是生育年龄妇女常见的肿瘤，在我国比较多见，绝大多数发生在葡萄胎、流产和正常生产后，因来源于妊娠胎盘的滋养细胞而得以命名。该肿瘤破坏性极强，原发于子宫，很早就可以通过血运转移到全身，成为一种全身性疾病。自研发出一系列有效化疗药物之后，恶性滋养细胞肿瘤的治愈率可达90%以上。

妇科内镜诊断与治疗培训教材　中国医师协会妇科内镜医师培训学院
首都医科大学附属北京妇产医院培训基地

滋养细胞肿瘤的特点

滋养细胞肿瘤区别于其他肿瘤的特点

- 组织来源：
  属胚外层细胞
- 细胞成分：
  具有男性成分
- 免疫源性：
  具有较强的抗原性
- 产生激素：
  特异而敏感的肿瘤
  标记物：HCG
- 病程较清楚：
  几乎均继发于妊娠之后
- 病理特点：
  细胞分裂相多，有增殖周期
- 临床表现：
  亲血管性强，病情进展快
- 对化疗极敏感
  化疗是治疗的主要手段

　　滋养细胞肿瘤是一类与妊娠相关的特殊类型肿瘤。

　　HCG：人绒毛膜促性腺激素（human chorionic gonadotropin，HCG）。

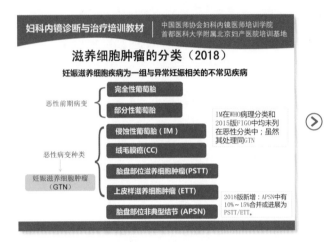

GTN：妊娠滋养细胞肿瘤（gestational trophoblastic neoplasia，GTN）。

IM：侵蚀性葡萄胎（invasive moles，IM）。

CC：绒毛膜癌（choriocarcinoma，CC）。

PSTT：胎盘部位滋养细胞肿瘤（placental site trophoblastic tumor，PSTT）。

ETT：上皮样滋养细胞肿瘤（epithelioid trophoblastic tumor，ETT）。

APSN：胎盘部位非典型结节（atypical placental site nodul，APSN）。

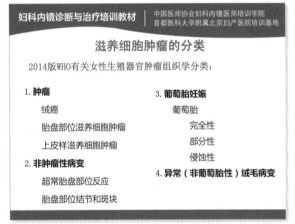

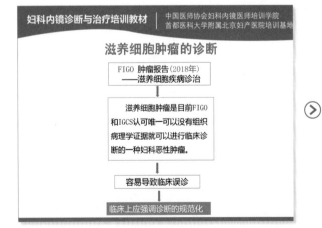

IGCS：国际妇科癌症学会（international gynecologic cancer society，IGCS）。

妇科内镜诊断与治疗培训教材 | 中国医师协会妇科内镜医师培训学院
首都医科大学附属北京妇产医院培训基地

滋养细胞肿瘤的诊断标准

葡萄胎后GTN的FIGO诊断标准（FIGO，2018）：

- ✓ HCG间隔3周，4次测定持续平台，即第1、7、14、21天。
- ✓ 每周监测HCG，连续3周，2周以上均上升，即第1、7、14天。
- ✓ 有组织病理学诊断。

特别提示：
✓2015版取消了2012版中"肺部X线检查的诊断标准"。
✓2018版取消了"葡萄胎清宫术后6个月或以上HCG仍然异常水平"。

2018版对2012版及2015版的指南均有更新。

妇科内镜诊断与治疗培训教材 | 中国医师协会妇科内镜医师培训学院
首都医科大学附属北京妇产医院培训基地

滋养细胞肿瘤的诊断标准

葡萄胎后GTN的FIGO诊断标准（FIGO，2015）：

- ✓ HCG间隔3周，4次测定持续平台，即第1、7、14、21天。
- ✓ 每周监测HCG连续3周，2周以上均上升，即第1、7、14天。
- ✓ 葡萄胎清宫术后6个月或以上，HCG仍然高水平。
- ✓ 有组织病理学诊断。

特别提示：
2015版取消了2012版中"肺部X线检查的诊断标准"。

妇科内镜诊断与治疗培训教材 | 中国医师协会妇科内镜医师培训学院
首都医科大学附属北京妇产医院培训基地

滋养细胞肿瘤的诊断标准

非葡萄胎后GTN的诊断：

➤仅有约50%的GTN继发于葡萄胎。

➤其他的则继发于自然流产、异位妊娠或足月产，通常不会推荐这些患者进行HCG的监测。

➤临床表现多样，可以为异常阴道出血或各种转移部位的出血。

非葡萄胎后GTN的诊断标准：
✓流产、足月产、异位妊娠后4周以上，血β-HCG水平持续在高水平，或曾经一度下降后又上升，已排除妊娠物残留或排除再次妊娠。
✓结合影像学检查。
✓组织学诊断。

临床上应警惕"非葡萄胎后的妊娠滋养细胞肿瘤"。

妇科内镜诊断与治疗培训教材 | 中国医师协会妇科内镜医师培训学院
首都医科大学附属北京妇产医院培训基地

滋养细胞肿瘤的诊断标准

中间型滋养细胞肿瘤诊断标准：

➤ 可继发于任何类型的妊娠之后。
➤ 必须有组织学诊断。

引自：向阳 . 宋鸿钊滋养细胞肿瘤学 . 3版 . 北京：人民卫生出版社，2011.

妇科内镜诊断与治疗培训教材 | 中国医师协会妇科内镜医师培训学院
首都医科大学附属北京妇产医院培训基地

滋养细胞肿瘤的诊断与鉴别诊断

➤ **典型的GTN常能确诊：**通过临床病史、影像学检查和血HCG水平等综合分析。

➤ **不典型的病例难以鉴别：**不典型GTN很难与不全流产、非典型异位妊娠区分开来，而后二者又属于良性疾病且不需要化疗。

> 对于不典型的病例，在治疗前明确诊断至关重要
> 应重视滋养细胞肿瘤的诊断及鉴别诊断

"God's first cancer, and man's first cure"
——Hertig AT, 1968

妇科内镜诊断与治疗培训教材 | 中国医师协会妇科内镜医师培训学院
首都医科大学附属北京妇产医院培训基地

滋养细胞疾病的鉴别诊断

FIGO 和ESMO的临床指南中均提到：

在GTN临床诊断困难时，可行组织病理学诊断、宫腔镜手术或诊刮术、腹腔镜或开腹行病灶切除术均可尝试作为获取组织的方法。

> 协和医院临床路径：对于可疑GTN患者或者不能除外中间型妊娠滋养细胞肿瘤的患者，必须获取组织病理学诊断。

组织病理学对于诊断困难的病例是非常重要的。

ESMO：欧洲肿瘤内科学会（European society for medical oncology，ESMO）。

妇科内镜诊断与治疗培训教材 | 中国医师协会妇科内镜医师培训学院
首都医科大学附属北京妇产医院培训基地

滋养细胞肿瘤的鉴别诊断

对于不典型病例：
- ✓ 妊娠及妊娠终止后阴道异常流血
- ✓ 血HCG阳性。

> 滋养细胞肿瘤
> 不全流产
> 异位妊娠
> 不典型的输卵管妊娠
> 宫角妊娠
> 宫颈妊娠
> 子宫瘢痕妊娠
> 肌壁间妊娠
> 子宫残角妊娠

鉴别困难：
- ✓ 超声检查的征象没有特异性。
- ✓ 血清 β-HCG水平在三者之间有重叠。
- ✓ 发生在宫角、残角子宫或肌壁间等部位的妊娠，刮宫术难以刮到妊娠物。

滋养细胞肿瘤诊断前需先排除妊娠相关性疾病。

妇科内镜诊断与治疗培训教材 | 中国医师协会妇科内镜医师培训学院
首都医科大学附属北京妇产医院培训基地

病例报告

- ✓ 女性，40岁，G5P1，2004年正常分娩，2003年、2017年胚胎停育并人流2次，2010年药物流产1次。
- ✓ 2018年9月13日胚胎停育行清宫术，术中见绒毛，未送病理。

| BUS | 近宫底偏前壁见约1.8cm×1.56cm的低回声 | 左前壁见2.7cm×2.7cm×2.6cm不均质略高回声 |

HCG：5445 4939 5215 4473 4619 3171

第2次清宫（1～3）

12/30 1/2 1/7 1/16 1/18 1/25

病例报告：鉴别妊娠相关性疾病与滋养细胞肿瘤，清宫后看超声结果及 HCG 的变化水平。

BUS：B 型超声（B ultrasound, BUS）。

妇科内镜诊断与治疗培训教材 | 中国医师协会妇科内镜医师培训学院
首都医科大学附属北京妇产医院培训基地

病例报告

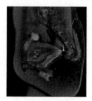 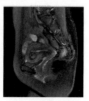

盆腔常规+增强MRI（2019年1月28日）：前壁肌层内见一等短T₁混杂T₂信号，直径约2.5cm，病变边缘见血管流空信号。子宫前壁肌层富血供占位伴出血，紧邻内膜，结合病史可符合滋养细胞疾病改变，请结合临床考虑；两侧宫旁血管迂曲增粗；结合带不均匀增厚。

MRI 是鉴别诊断滋养细胞肿瘤常用的检查方法。

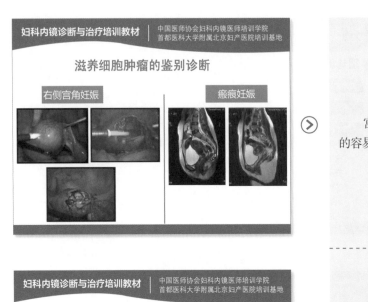

宫角妊娠及瘢痕妊娠也是常见的容易误诊为滋养细胞肿瘤的疾病。

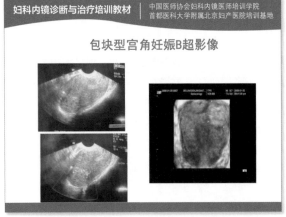

包块型宫角妊娠和滋养细胞肿瘤常很难鉴别。

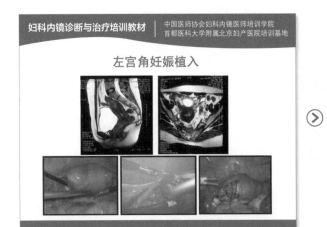

当鉴别困难时，获取组织学病理诊断非常重要。

妇科内镜诊断与治疗培训教材　中国医师协会妇科内镜医师培训学院
首都医科大学附属北京妇产医院培训基地

右宫角间质部妊娠

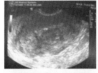 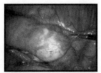
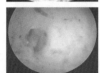 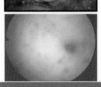

妇科内镜诊断与治疗培训教材　中国医师协会妇科内镜医师培训学院
首都医科大学附属北京妇产医院培训基地

右宫角部妊娠植入

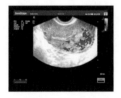 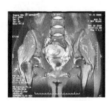

当妊娠组织发生植入时，与滋养细胞肿瘤的鉴别比较困难。

妇科内镜诊断与治疗培训教材　中国医师协会妇科内镜医师培训学院
首都医科大学附属北京妇产医院培训基地

剖宫产瘢痕妊娠（CSP）

受精卵着床于既往剖宫产瘢痕缺陷处的异位妊娠：
- ✓发生率为1/1800～1/2216。
- ✓属于剖宫产术后远期潜在的严重并发症。
- ✓可导致胎盘植入、子宫破裂，甚至孕产妇死亡。

CSP：剖宫产瘢痕妊娠（cesarean scar pregnancy，CSP）。

妇科内镜诊断与治疗培训教材 | 中国医师协会妇科内镜医师培训学院
首都医科大学附属北京妇产医院培训基地

CSP的分型（Vial分型）

第一型： 受精卵种植于瘢痕宫腔侧，妊娠囊向宫腔方向生长，该类型有可能发育为活胎，但有子宫破裂、大出血的风险。

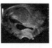

第二型： 受精卵种植于瘢痕处深肌层，妊娠囊向膀胱、腹腔内方向生长，该类型在孕早期即可发生子宫破裂。

Vial 分型较为简单，分为内生型和外生型两种类型。

妇科内镜诊断与治疗培训教材 | 中国医师协会妇科内镜医师培训学院
首都医科大学附属北京妇产医院培训基地

CSP的分型（PUMCH）

➤ **I型：** 瘢痕处宫腔内孕囊存活型。孕囊大部分位于子宫下段宫腔内，可见胚胎及胎心搏动，绒毛下局部肌层薄，孕囊周围局部肌层血流信号丰富。

➤ **II型：** 瘢痕处肌层内孕囊型。孕囊生长于子宫前壁下段瘢痕处肌层内，孕囊附着处肌层缺如或者变薄，常常见妊娠囊变形，胚胎结构模糊，胚胎停育，孕囊周围血流信号丰富。

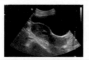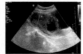

CSP 的 PUMCH 分型，据生长方式及局部表现分为三种类型。

PUMCH：北京协和医院（peking union medical college hospital, PUMCH）。

妇科内镜诊断与治疗培训教材 | 中国医师协会妇科内镜医师培训学院
首都医科大学附属北京妇产医院培训基地

CSP的分型（PUMCH）

➤ **III型：** 混合包块型或类滋养细胞疾病型。

✓ 因持续阴道出血，伴血清HCG持续异常，易被误诊为GTN。

✓ 子宫前壁下段可见囊实性或实性混合回声团，未见妊娠囊。

✓ 局部肌层缺如或变薄，与正常肌层分界不清。

✓ 局部血流信号极丰富（高速低阻），似滋养细胞肿瘤。

✓ 常常是前两种类型（清宫不全或不全流产后残留的妊娠组织继续生长后形成的）。

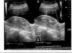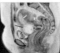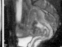

包块型 CSP 易误诊为滋养细胞肿瘤。

妇科内镜诊断与治疗培训教材 | 中国医师协会妇科内镜医师培训学院
首都医科大学附属北京妇产医院培训基地

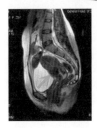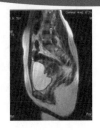

CSP妊娠囊位于子宫前壁下段肌层内，增大并向膀胱突出

MRI 可清晰显示妊娠囊位置。

妇科内镜诊断与治疗培训教材 | 中国医师协会妇科内镜医师培训学院
首都医科大学附属北京妇产医院培训基地

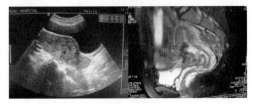

瘢痕妊娠B超与MRI比较

妇科内镜诊断与治疗培训教材 | 中国医师协会妇科内镜医师培训学院
首都医科大学附属北京妇产医院培训基地

滋养细胞肿瘤的鉴别诊断

鉴别诊断要点

✓强调病史询问。

✓注重妇科查体。

✓了解影像学特征。

✓充分利用内镜技术。

✓病理金标准作为保证。

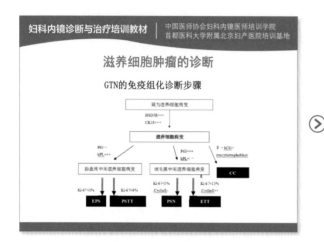

EPS：胎盘床超常。
PSTT：胎盘床滋养细胞肿瘤。
PSN：胎盘床结节。
ETT：上皮样滋养细胞肿瘤。
CC：绒癌。

妇科内镜诊断与治疗培训教材 | 中国医师协会妇科内镜医师培训学院
首都医科大学附属北京妇产医院培训基地

滋养细胞肿瘤的诊断与鉴别诊断

小结

✓ 重视GTN的诊断和鉴别诊断。

✓ 规范化治疗需基于规范化诊断。

✓ 对可疑患者首先想到常见病、多发病；综合临床资料进行
个体化鉴别诊断。

✓ 对于可疑GTN患者或者不能除外中间型GTN的患者，必须获
取组织病理学诊断。

✓ 化疗前要反复确认诊断，避免误诊误治。

妇科内镜诊断与治疗培训教材 | 中国医师协会妇科内镜医师培训学院
首都医科大学附属北京妇产医院培训基地

滋养细胞肿瘤的治疗

分期

分期用罗马数字Ⅰ、Ⅱ、Ⅲ、Ⅳ表示；
用冒号分开，随后用阿拉伯数字表示预后评
分的分数（如Ⅱ期：4分或Ⅳ期：9分）。

GTN的治疗：
✓ 以化疗为主
✓ 辅以手术和介入等

每一患者均需要分期和评分　→　患者年龄、生育要求、经济状态

化疗方案主要取决于分期和评分
分层管理

妇科内镜诊断与治疗培训教材 中国医师协会妇科内镜医师培训学院
首都医科大学附属北京妇产医院培训基地

妊娠滋养细胞肿瘤的FIGO临床分期

FIGO分期	定义
I	妊娠滋养细胞肿瘤严格局限于子宫体
II	妊娠滋养细胞肿瘤扩散到附件或阴道，但局限于生殖系统
III	妊娠滋养细胞肿瘤扩散到肺，伴或不伴有生殖道受累
IV	所有的其他部位转移

妇科内镜诊断与治疗培训教材 中国医师协会妇科内镜医师培训学院
首都医科大学附属北京妇产医院培训基地

FIGO/WHO滋养细胞肿瘤预后评分系统（2000）

FIGO/WHO高危因素	计分			
	0	1	2	4
年龄（岁）	<40	>40	–	–
前次妊娠	葡萄胎	流产	足月产	
妊娠后的间隔（月）	<4	4~6	7~12	>12
治疗前HCG（IU/L）	$<10^3$	$>10^3\sim10^4$	$>10^4\sim10^5$	$>10^5$
肿瘤最大直径（包括子宫）（cm）		3~4	≥5	
转移部位（包括子宫）	肺	脾、肾	胃肠道	脑、肝
转移瘤数目		1~4	5~8	>8
既往化疗失败史	–		单药化疗	两个药或多药

注：≤6分为低危；>6分为高危。

FIGO/WHO 滋养细胞肿瘤预后评分系统（2000）：
（1）≤6 分为低危。
（2）>6 分为高危。

妇科内镜诊断与治疗培训教材 中国医师协会妇科内镜医师培训学院
首都医科大学附属北京妇产医院培训基地

滋养细胞肿瘤的治疗：低危GTN

低危GTN的单药化疗方案（FIGO 2015）

MTX-FA	8天方案（MTX 50mg im D1, D3, D5, D7；亚叶酸15mg于MTX 24小时后口服，D2, D4, D6, D8）；每2周重复
MTX	0.4mg/kg（最大量25mg）iv或im×5天；每2周一次
Act-D	脉冲给药1.25mg/m² （最大量2mg）iv，每2周一次
Act-D	0.5mg iv×5天；每2周一次
其他	MTX 30~50mg/m² im，每周一次 MTX 300mg/m² 静点，每2周一次 5-Fu；依托泊苷

低危滋养细胞肿瘤常用的化疗方案。

妇科内镜诊断与治疗培训教材 | 中国医师协会妇科内镜医师培训学院
首都医科大学附属北京妇产医院培训基地

滋养细胞肿瘤的治疗：低危GTN

单药化疗的停药指征

FIGO 肿瘤报告（2018年）：

✓ HCG正常后巩固2～3程，可以减少复发机会。

✓ 完全缓解率接近100%。

巩固治疗疗程：

✓ 2个疗程复发为8.3%。

✓ 3个疗程复发为4%。

妇科内镜诊断与治疗培训教材 | 中国医师协会妇科内镜医师培训学院
首都医科大学附属北京妇产医院培训基地

滋养细胞肿瘤的治疗：低危GTN

单药耐药相关因素分析

几项RCT研究中的结果 预测单药化疗耐药的因素

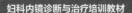

✓ 非葡萄胎妊娠。

✓ 病理诊断为绒癌 （Hammond 1973；Lurain 1995）。

✓ 治疗前HCG水平高 （McGrath 2010；Yarandi 2008）。

✓ 预后评分分值高（Osborne 2011）。

引自：Lawrie TA，Alazzam M，Tidy J，et al. First-line chemotherapy in low-risk gestational trophoblastic neoplasia. Cochrane Database Syst Rev，2016，6（6）；CD007102.

妇科内镜诊断与治疗培训教材 | 中国医师协会妇科内镜医师培训学院
首都医科大学附属北京妇产医院培训基地

滋养细胞肿瘤的治疗：低危GTN

单药耐药相关因素分析

英国Sheffield滋养细胞病疾病中心　N=289例　MTX 8天方案

单药耐药：FIGO 0～5分 *vs.* 6分（34% *vs.* 81%）β -HCG< *vs.* >10⁵ IU/L（34% *vs.* 84%）

→ 建议 → FIGO评分系统的低高危分界由6分改为5分或者β -HCG>10⁵IU/L的权重分值由4分改为6分

美国西北大学滋养细胞疾病中心　N=678例　与单药耐药相关的危险因素

- FIGO预后评分升高（3～4分；*OR*=2.02，*P*=0.027；5～6分；*OR*=5.56，*P*<0.001）
- 临床病理诊断为绒毛膜癌（*OR*=2.67，*P*=0.007）
- 治疗前β -HCG水平（>10 000mIU/ml，*OR*=2.62，*P*=0.002）

单药耐药的危险因素包括：FIGO 评分高、临床病理诊断为绒癌，治疗前 β -HCG 水平高（＞10 000mIU/ml）。

妇科内镜诊断与治疗培训教材 | 中国医师协会妇科内镜医师培训学院
首都医科大学附属北京妇产医院培训基地

滋养细胞肿瘤的治疗：低危GTN

N=135例

单药耐药相关因素分析

北京协和医院经验

完全缓解
N=96例（71%）

未缓解
N=39例

经三线化疗缓解
N=6例

经二线化疗缓解
N=33例

单中心回顾性研究

纳入标准：
- ✓ 2013年1月至2016年10月
- ✓ 前次妊娠为葡萄胎的GTN
- ✓ FIGO预后评分≤6分
- ✓ 中位随访13.5个月（范围1~56个月），所有患者均存活，无复发

预测单药Act-D耐药的因素

存在宫体侵袭性病灶：
- ✓ 存在病灶 vs. 没有病灶，OR=7.5（95% CI 2.7~20.8，P<0.001）
- ✓ FIGO预后评分（≥4分，≥5分）：≥5分 vs. <5分，OR=15.2（95% CI 1.5~156.1，P=0.022）
- ✓ 化疗前β-HCG（≥4000IU/L）：≥4000IU/L vs. <4000IU/L，OR=3.1（95% CI 1.2~8.3，P=0.021）

11例同时手术治疗：
- ✓ 5例腹腔镜下子宫病灶切除
- ✓ 4例腹腔镜下全子宫及双输卵管切除
- ✓ 1例腹腔镜下全子宫及双附件切除
- ✓ 1例开腹全子宫切除

预测单药 Act-D 耐药的主要因素包括存在宫体侵袭性病灶、FIGO 评分 ≥ 5 分，化疗前 β-HCG ≥ 4000IU/L。

妇科内镜诊断与治疗培训教材 | 中国医师协会妇科内镜医师培训学院
首都医科大学附属北京妇产医院培训基地

滋养细胞肿瘤的治疗：低危GTN

指南的理解与临床个体化原则：
- ✓ 对低危GTN患者应充分结合指南规范和临床经验的基础上治疗个体化，一线单药可选择MTX、Act-D或5-FU，目前证据更倾向于Act-D。

对于存在以下情况者，直接应用联合化疗更为合适：
- ✓ 治疗前β-HCG>10⁴ IU/L
- ✓ 临床病理诊断为绒毛膜癌
- ✓ FIGO评分>4分。

妇科内镜诊断与治疗培训教材 | 中国医师协会妇科内镜医师培训学院
首都医科大学附属北京妇产医院培训基地

"Update on the diagnosis and management of gestational trophoblastic disease" 文献指出

Low-risk gestational trophoblastic neoplasia:

✓ Patients with low-risk GTN (FIGO score 0 - 4)should be treated with one of the single-agent methotrexate or actinomycin D.

✓ Actinomycin D (Act-D) appeared to be superior to methotrexate (MTX) (risk ratio [RR] 0.64; 95% confidence interval, [CI] 0.54−0.76).

✓ Methotrexate was associated with significantly more treatment failure than actinomycin D (RR 3.81; 95% CI, 1.64−8.86). A further trial is ongoing, comparing not only efficacy, but toxicity and quality of life of pulsed actinomycin D and multiday methotrexate regimens.

国际妇产科杂志中有关滋养细胞疾病诊治最新进展指出，低危型滋养细胞肿瘤的治疗：

（1）低危 GTN 患者（FIGO 评分 0～4 分）应采用甲氨蝶呤或放线菌素 -D 单药治疗。

（2）研究显示，放线菌素 -D 的治疗明显优于甲氨蝶呤。

（3）甲氨蝶呤失败的病例明显多于 Act-D。

（4）放线菌素 -D 和多次 MTX 用药的疗效、毒性、生活质量的研究还在进行中。

引自：Ngan HY，Seckl MJ，Berkowitz RS，et al. Update on the diagnosis and management of gestational trophoblastic disease. Int J Gynaecol Obstet，2015，131 Suppl 2：S123-S126.

妇科内镜诊断与治疗培训教材 | 中国医师协会妇科内镜医师培训学院
首都医科大学附属北京妇产医院培训基地

✓ Patients with low-risk GTN (FIGO score 5 to 6 or pathologically diagnosed of choriocarcinoma) should be treated with multiple agent chemotherapy regimens.
✓ For patients with low-risk GTN, higher FIGO score or pathologic diagnosis of choriocarcinoma is associated with quite lower complete response to single-agent (MTX or Act-D) as first-line chemotherapy.
✓ Most authors recommended FIGO score 5 or 6 and pathologically diagnosed of choriocarcinoma as predictors for resistance to single-agent first-line therapy for low-risk GTN.

妇科内镜诊断与治疗培训教材 | 中国医师协会妇科内镜医师培训学院
首都医科大学附属北京妇产医院培训基地

Detailed data sources:

1.Two prospective studies:

✓In a phase Ⅲ trial of weekly methotrexate of pulsed dactinomycin for 216 patients with low-risk GTN, both regimens were less effective if the WHO risk score was 5 or 6 or if the diagnosis was choriocarcinoma （CR：9% and 42%，respectively）. For patients of FIGO score 0-2, 3-4 and 5-6, complete response of MTX were 70.4%, 40.0% and 12.5% respectively, and complete of Act-D were 80.4%, 63.3% and 44.4% respectively.

✓In a cross-sectional and prospective study of 117 patients with low-risk GTN treated with MTX as first-line chemotherapy, FIGO score≥6 was associated with lower primary remission.

妇科内镜诊断与治疗培训教材 | 中国医师协会妇科内镜医师培训学院
首都医科大学附属北京妇产医院培训基地

2. Five retrospective studies:

①In a retrospective study of 618 patients in Charing Cross Hospital, for patients treated with single-agent methotrexate, the primary cure rate ranged from 75% for a FIGO score of 0–1 through to 31% for those with a FIGO score of 6.

②In a retrospective study of 358 patients with low-risk GTN, resistance to initial methotrexate chemotherapy was associated with increasing FIGO score ($p < 0.001$). For patients of FIGO score 0-2, 3-4 and 5-6, complete response were 87%, 68% and 52% respectively.

③In a retrospective study of 358 patients with low-risk GTN, resistance to sequential methotrexate and actinomycin D chemotherapy was significantly associated with original FIGO score ≥ 3 and clinicopathologic diagnosis of choriocarcinoma.

1. 低风险 GTN 患者（FIGO 评分 5～6 分或病理诊断为绒癌）应采用多药联合化疗方案。

2. 对于低风险 GTN 患者，较高的 FIGO 评分或病理诊断为绒癌的患者使用单一药物（MTX 或 Act-D）作为一线化疗方案的完全缓解率低。

3. 大多数作者推荐将 FIGO 评分为 5 分或 6 分及病理诊断为绒癌的患者作为低风险 GTN 单药一线治疗耐药的预测因子。

详细的数据来源两个前瞻性研究：

（1）在对 216 例低风险 GTN 患者进行的每周一次 MTX 或放线菌素 –D 三期临床试验中，如果 WHO 风险评分为 5 分或 6 分，或者诊断为绒癌（CR：9%，42%），两种方案的效果都较差。FIGO 评分 0～2 分、3～4 分、5～6 分的患者 MTX 完全缓解率分别为 70.4%、40.0%、12.5%；Act-D 完全缓解率分别为 80.4%、63.3%、44.4%。

（2）在对 117 例接受 MTX 一线化疗的低风险 GTN 患者的横断面前瞻性研究中，FIGO 评分 ≥ 6 分与较低的原发性缓解相关。

五项回顾性研究：

（1）在对一项 618 例患者的回顾性研究中，对于 FIGO 评分为 0～1 分者，单药 MTX 初始治愈率为 75%，对于 FIGO 评分为 6 分者，治愈率仅达 31%；

（2）在对一项 358 例低危型 GTN 患者的回顾性研究中，MTX 初始化疗耐药与 FIGO 评分升高密切相关，对于 FIGO 评分为 0～2 分、3～4 分和 5～6 分者，完全缓解率分别为 87%、68% 和 52%。

（3）在对一项 358 例低危型 GTN 患者的回顾性研究中，对 MTX 和 Act-D 的续惯耐药与初始 FIGO 评分 ≥ 3 及临床病例诊断为绒癌密切相关。

妇科内镜诊断与治疗培训教材 中国医师协会妇科内镜医师培训学院
首都医科大学附属北京妇产医院培训基地

2. Five retrospective studies:

④In a retrospective study of 289 patients with low-risk GTN applying four doses intramuscular MTX, patients with low risk GTN that have a FIGO score of 6 had high rates of resistance to regimen and require further treatment.

⑤In a retrospective study of 135 patients with post-molar non-choriocarcinoma GTN who were chemotherapy-naive with a FIGO score ＜7 were treated with single-agent Act-D as a first-line regimen,as first-line chemotherapy. The results showed Act-D was generally effective and tolerable for patients with low-risk post-molar non-choriocarcinoma. Existing invasive uterine lesions observed by pre-chemotherapy transvaginal ultrasound, a FIGO score≥5, and pre-chemotherapy levels of β-HCG≥ 4000 IU/L were independent predictive factors for resistance to Act-D.

妇科内镜诊断与治疗培训教材 中国医师协会妇科内镜医师培训学院
首都医科大学附属北京妇产医院培训基地

FIGO CANCER REPORT 2018 - draft 2018 Jan 31
Update on the diagnosis and management of gestational trophoblastic disease

✓ Patients with low-risk GTN (FIGO score 0 - 4) should be treated with one of the single-agent methotrexate or actinomycin D. Actinomycin D (Act-D) appeared to be superior to methotrexate (MTX);
✓ Low risk post-molar or choriocarcinomas with a FIGO score 5-6 have an up to 30% chance of cure with single agent chemotherapy but one may choose multiple agent chemotherapy.

妇科内镜诊断与治疗培训教材 中国医师协会妇科内镜医师培训学院
首都医科大学附属北京妇产医院培训基地

FIGO CANCER REPORT 2018 - draft 2018 Jan 31
Update on the diagnosis and management of gestational trophoblastic disease

✓ For patients with low-risk GTN, higher FIGO score or pathologic diagnosis of choriocarcinoma is associated with lower complete response to single-agent (MTX or Act-D) as first-line chemotherapy. Most authors recommended FIGO score 5 or 6 and pathologically diagnosed of choriocarcinoma as predictors for resistance to single-agent first-line therapy for low-risk GTN.

五项回顾性研究：

（4）单药 MTX 初始治愈率为 75%，对于 FIGO 评分 6 分者有较高的耐药率，需进一步研究。

（5）在对一项 135 例继发于葡萄胎的非绒癌性、FIGO 评分＜7 分初始治疗的 GTN 患者使用单药 Act-D 化疗作为一线化疗方案，结果显示患者具有较好的治疗效果和耐受性。化疗前阴道超声显示存在浸润子宫病变，FIGO 评分≥5 分，化疗前 β-HCG≥4000IU/L 为 Act-D 耐药性的独立预测因素。

滋养细胞肿瘤诊治进展（FIGO 癌症报告 2018）：

（1）低危 GTN 患者（FIGO 评分为 0～4 分）应采用单剂甲氨蝶呤或放线菌素-D 治疗，Act-D 优于 MTX。

（2）低危的继发于葡萄胎的或 FIGO 评分为 5～6 分的绒癌者，有高达 30% 的机会靠单药化疗治愈，但可选择联合药物化疗。

滋养细胞肿瘤诊治进展（FIGO 癌症报告 2018）：

对于低危 GTN 患者、高 FIGO 评分或病理诊断为绒癌者，对单一药物作为一线化疗的完全反应性低。大多数作者推荐 FIGO 评分为 5 分或 6 分、病理诊断为绒癌者作为低危 GTN 单药一线治疗耐药的预测因子。

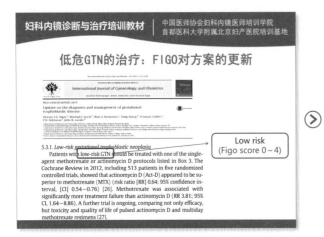

妇科内镜诊断与治疗培训教材 中国医师协会妇科内镜医师培训学院
首都医科大学附属北京妇产医院培训基地

低危GTN的治疗：FIGO对方案的更新

Update on the diagnosis and management of gestational trophoblastic disease

5.3.1. Low-risk gestational trophoblastic neoplasia

Patients with low-risk GTN should be treated with one of the single-agent methotrexate or actinomycin D protocols listed in Box 3. The Cochrane Review in 2012, including 513 patients in five randomized controlled trials, showed that actinomycin D (Act-D) appeared to be superior to methotrexate (MTX) (risk ratio [RR] 0.64; 95% confidence interval, [CI] 0.54–0.76) [26]. Methotrexate was associated with significantly more treatment failure than actinomycin D (RR 3.81; 95% CI, 1.64–8.86). A further trial is ongoing, comparing not only efficacy, but toxicity and quality of life of pulsed actinomycin D and multiday methotrexate regimens [27].

> Low risk
> (Figo score 0～4)

2018 滋养细胞诊治进展对低危 GTN 治疗方案的更新：

对于低危 GTN（FIGO 评分为 0～4 分）可使用单药 MTX 或 Act-D，Act-D 优于 MTX，MTX 失败的病例明显多于 Act-D，Act-D 和多次 MTX 用药的疗效、毒性、生活质量的研究还在进行中。

妇科内镜诊断与治疗培训教材 中国医师协会妇科内镜医师培训学院
首都医科大学附属北京妇产医院培训基地

低危GTN的治疗：FIGO对方案的更新

对于5～6分及临床病理诊断为绒癌的患者，2018版指南进行单独说明

Higher FIGO/WHO score (5–6) and clinicopathologic diagnosis of choriocarcinoma are both associated with an increased risk of resistance to single agent chemotherapy. Lowering the threshold for the use of multiple agent chemotherapy in these otherwise low-risk patients can be considered

高风险 FIGO/WHO 评分（5～6分）及临床病理诊断为绒癌者均对单一药物化疗耐药，对这些病例可考虑联合用药。

妇科内镜诊断与治疗培训教材 中国医师协会妇科内镜医师培训学院
首都医科大学附属北京妇产医院培训基地

滋养细胞疾病的治疗：高危GTN

治疗原则

- 以联合化疗为主
- 结合手术等其他治疗的综合治疗

化疗
- 5-Fu/Fudr为主的联合化疗方案（PUMCH）
- EMA-CO方案（2015 FIGO妇瘤年报）
- 应巩固3～4个疗程化疗

手术
- 主要作为辅助治疗
- 对控制大出血等各种并发症、消除耐药病灶、减少肿瘤负荷和缩短化疗疗程等方面仍有重要作用

预后
- 完全缓解率为95%
- 5年总生存率为90%
- 合并肝和（或）脑转移者预后差

高危型 GTN 的治疗根据病情以化疗为主，必要时联合手术及其他等综合治疗。

妇科内镜诊断与治疗培训教材 中国医师协会妇科内镜医师培训学院
首都医科大学附属北京妇产医院培训基地

极高危GTN的治疗

极高危	二线补救化疗方案
EP-EMA	依托泊苷、顺铂/依托泊苷、甲氨蝶呤、放线菌素-D
TP/TE	紫杉醇、顺铂/紫杉醇、依托泊苷
MBE	甲氨蝶呤、博来霉素、依托泊苷
VIP 或ICE	依托泊苷、异环磷酰胺、顺铂或卡铂
BEP	博来霉素、依托泊苷、顺铂
FA	5-Fu、放线菌素-D
FAEV	氟尿苷、放线菌素-D、依托泊苷、长春新碱
大剂量化疗联合自体骨髓或干细胞移植	
免疫治疗如pembrolizumab	

注：含5-FU/FUDR的方案从2015版开始进入指南；2018版新增checkpoint immunotherapies治疗，如pembrolizumab也对部分患者有效。

对极高危 GTN 的治疗，2018 年新增了免疫检查点的治疗，如抗 PD-1 的药物 pembrolizumab 对部分病例有效。

妇科内镜诊断与治疗培训教材 中国医师协会妇科内镜医师培训学院
首都医科大学附属北京妇产医院培训基地

免疫检查点配体在GTN中的表达

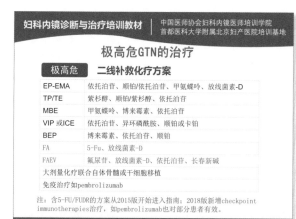

免疫检查点配体：

✓PD-L1

✓PD-L2

✓B7-H3

✓B7-H4

✓VISTA

✓B7H6

妇科内镜诊断与治疗培训教材 中国医师协会妇科内镜医师培训学院
首都医科大学附属北京妇产医院培训基地

免疫检查点在胎盘中的表达

免疫组化检测 30 例胎盘组织，免疫检查点 PD-L1、PD-L2、B7-H3、VISTA、B7-H6 在所有胎盘滋养细胞阳性表达，B7-H4 阴性。

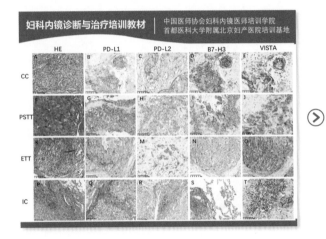

从免疫学角度讲，胎儿及其附属物携带父系抗原属于同种半异体移植物，具有较强的免疫原性，然而并没有被母体排斥。这是由于母胎界面介导了母胎免疫耐受，其中胎盘滋养细胞通过表达膜表面分子及可溶性分子训导母体来源的免疫细胞，在母胎免疫耐受及母胎免疫调节中发挥至关重要的作用。GTN 起源于胎盘滋养细胞，GTN 肿瘤细胞也可能通过表达膜表面分子驯化免疫细胞，从而逃避免疫系统的监视，促进肿瘤免疫逃逸。我们检测了 112 例 GTN 标本中免疫检查点的表达，结果发现 PD–L1、PD–L2、B7–H3、VISTA 几乎在所有的GTN 肿瘤中高表达。

妇科内镜诊断与治疗培训教材　中国医师协会妇科内镜医师培训学院
首都医科大学附属北京妇产医院培训基地

典型病例1

斯某，38岁，G1P0。

诊断：绒癌复发IV期（13分，肠道转移，肺转移）；FAEV化疗6个疗程后；外院25个疗程化疗史；腹腔镜全子宫双输卵管切除史；右肺下叶切除史；腹腔镜右半结肠切除术。

妇科内镜诊断与治疗培训教材　中国医师协会妇科内镜医师培训学院
首都医科大学附属北京妇产医院培训基地

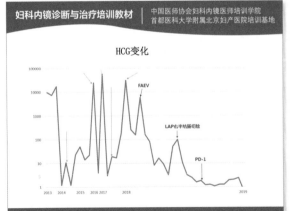

妇科内镜诊断与治疗培训教材 中国医师协会妇科内镜医师培训学院
首都医科大学附属北京妇产医院培训基地

典型病例2

冯某，32岁，G4P1。

诊断：产后绒癌Ⅳ期（18分，脑、肺、肾转移）；EMA/CO化疗10个疗程后；MTX鞘注10个疗程后；FAEV化疗5个疗程后；VP-16口服3个疗程后、TE-T+艾恒化疗1个疗程后；外院化疗11个疗程后；肺部放疗8个疗程后；右肺叶切除术史。

妇科内镜诊断与治疗培训教材 中国医师协会妇科内镜医师培训学院
首都医科大学附属北京妇产医院培训基地

HCG变化

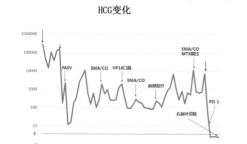

患者经过多药多疗程联合化疗、放疗，手术等治疗后，疾病仍未控，使用抗 PD-1 免疫治理后疾病缓解。

妇科内镜诊断与治疗培训教材 中国医师协会妇科内镜医师培训学院
首都医科大学附属北京妇产医院培训基地

典型病例3

刘某，37岁，G4P2。

诊断：绒癌复发Ⅲ期（8分，肺转移）；AE化疗1个疗程后；EMA/CO化疗4个疗程后；FAEV化疗7个疗程后；腹腔镜下全子宫+双侧输卵管切除、肺叶切除术；葡萄胎史；MTX化疗2个疗程史。

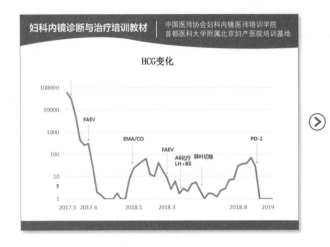

患者产后绒癌 IV 期，经过多疗程多药联合化疗、放疗，手术均未能满意控制病情，使用抗 PD-1 治疗后疾病缓解。

妇科内镜诊断与治疗培训教材 中国医师协会妇科内镜医师培训学院
首都医科大学附属北京妇产医院培训基地

滋养细胞肿瘤的治疗：极高危GTN

初始化疗方案的替代

✓对于极其严重病例，标准化疗可导致严重骨髓抑制、多器官衰竭。

✓开始时可以采用低剂量较弱方案，如VP-16（100mg/m²）+ 顺铂（20mg/m²），d1～2，每周1次，重复1～3周，病情缓解后，再转为标准化疗。

注意：PUMCH常在标准化疗前采用AE（Act-D+VP16）方案

应根据患者病情采用个体化治疗方案。

妇科内镜诊断与治疗培训教材 中国医师协会妇科内镜医师培训学院
首都医科大学附属北京妇产医院培训基地

滋养细胞肿瘤的治疗

手术治疗：目的

1 子宫出血不能控制时：子宫动脉栓塞、子宫切除。

2 肝、胃肠道、肾、脾转移灶出血：开腹止血。

3 脑转移灶出血、颅内高压：开颅手术。

4 孤立的耐药病灶：切除孤立的脑、肺部结节或子宫，可以提高生存率。

手术治疗在特定病例中占有重要作用。

妇科内镜诊断与治疗培训教材 | 中国医师协会妇科内镜医师培训学院
首都医科大学附属北京妇产医院培训基地

滋养细胞肿瘤的治疗

手术治疗：在高危耐药与复发患者中的价值

🔍 强调手术在耐药与复发患者中的治疗地位

虽然手术治疗已经不是滋养细胞肿瘤的主要治疗手段，但对于某些选择性病例，特别是耐药及复发患者，在化疗的同时进行局部病灶切除术，可以明显提高治疗的成功率。

妇科内镜诊断与治疗培训教材 | 中国医师协会妇科内镜医师培训学院
首都医科大学附属北京妇产医院培训基地

滋养细胞肿瘤的治疗

手术治疗：在高危耐药与复发患者中的价值

🏠 耐药及复发GTN的手术指征与时机

✓一般情况好，可以耐受手术。
✓无手术切除部位以外的活跃性病灶。
✓无证据表明有耐药的播散性病灶。
✓术前血清 β-HCG应尽可能控制在低水平。
✓切忌在HCG升高的情况下进行手术。

妇科内镜诊断与治疗培训教材 | 中国医师协会妇科内镜医师培训学院
首都医科大学附属北京妇产医院培训基地

滋养细胞肿瘤的治疗

手术治疗：如何确定耐药病灶是关键

✓ 全面了解患者治疗的整个过程。
✓ 回顾分析治疗过程中所有前后影像学的变化情况。
✓ 结合HCG的变化，动态观察不同部位与器官病灶的消长，尽可能确定孤立耐药病灶的部位。

引自：

1. Yang J，Xiang Y，W an X, et al. Recurrent gestational trophoblastic tumor：management and risk factors for recurrence.Gynecol Oncol，2006，103（2）：587-590.

2. Feng F，Xiang Y，Wan X, et al. Prognosis of patients with relapsed and chemoresistant gestational trophoblastic neoplasia transferred to the Peking Union Medical College Hospital. BJOG，2010，117（1）：47-52.

3. Lurain JR，Singh DK，Schink JC.Role of surgery in the management of high-risk gestational trophoblastic neoplasia.J Reprod Med，2006，51（10）：773-736.

手术治疗前需确定耐药病灶。

滋养细胞肿瘤的治疗

放疗

✓ 除了治疗脑转移，放疗在GTN的治疗中作用有限。
✓ 放疗是否比鞘内注射MTX对脑转移有效存在争议。

放疗的作用尚需进一步研究。

滋养细胞肿瘤的治疗：PSTT和ETT

手术	主要治疗手段，可以手术者尽量手术，切除原发灶及所有转移灶
化疗	✓ 对化疗的敏感性均低于绒癌 ✓ 用于手术切除困难、复发者 ✓ HCG正常者，不建议化疗 ✓ 方案：文献推荐EMA/EP，北京协和医院推荐FAEV或EMA/CO
放疗	试用于手术难以切除的局限病灶或耐药病灶。

胎盘部位滋养细胞肿瘤（placental site trophoblastic tumor，PSTT）和上皮样滋养细胞肿瘤（epithelioid trophoblastic tumor，ETT）的治疗与妊娠滋养细胞肿瘤存在一定差异，手术是治疗的主要手段，对化疗的敏感性低于GTN。

滋养细胞肿瘤的治疗

规范滋养细胞肿瘤初治策略，提高初治患者疗效

北京协和医院经验

初治GTN患者应根据预后评分进行全面评估与分层治疗

选择性低危患者：FIGO评分<4分、继发于葡萄胎、HCG<10 000mIU/ml者 —— 单药化疗

其他初治GTN患者：氟尿苷为主的联合化疗 —— 低危：FAE　高危：FAEV

GTN 规范的初始治疗是非常重要的。

妇科内镜诊断与治疗培训教材　中国医师协会妇科内镜医师培训学院
　　　　　　　　　　　　　　　　首都医科大学附属北京妇产医院培训基地

滋养细胞肿瘤的治疗

近30年我院初治的GTN病例

时间	病例数	CR率	复发率	死亡率
1985—2003年	621	83.4%	3.3%	3.7%
2004—2015年	1045	98.1%	2.3%	1.6%

注：CR：完全缓解率。

妇科内镜诊断与治疗培训教材　中国医师协会妇科内镜医师培训学院
　　　　　　　　　　　　　　　　首都医科大学附属北京妇产医院培训基地

滋养细胞肿瘤的治疗：避免过度治疗

治愈标准

传统治愈标准：三者均具备

- ✔ 血β-HCG每周检查一次，连续3次正常。
- ✔ 临床症状消失。
- ✔ 转移灶消失。

是否应进一步治疗？如何治疗？

- ✔ 一部分滋养细胞肿瘤患者。
- ✔ 在治疗中血β－HCG可以降至正常。
- ✔ 肺内转移灶经过一定疗程化疗后不再有变化。

妇科内镜诊断与治疗培训教材　中国医师协会妇科内镜医师培训学院
　　　　　　　　　　　　　　　　首都医科大学附属北京妇产医院培训基地

滋养细胞肿瘤的治疗：避免过度治疗

血HCG正常后肺内带瘤出院患者的预后分析：PUMCH资料

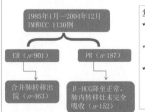

复发率比较：
- ✔ 901例CR患者 *vs.* 152例带瘤出院者 [31例（3.4%）*vs.* 6例（3.9%），
- ✔ *P*=0.7536]，复发时间平均为15.3个月（停药后6～72个月）
- ✔ CR患者中463例合并肺转移 *vs.* 152例带瘤出院者[10例（2.2%）*vs.* 6例（3.9%），*P*=0.2131]，复发时间平均为13.9个月（停药后4～25个月）

　　带瘤出院与合并肺转移复发时间无显著性差异。

　　引自：Yang J，Xiang Y，W an X，et al. The prognosis of gestational trophoblastic neoplasia patient with residual lung tumor after completing treatment.Gynecol Oncol，2006，103（2）：479-482.

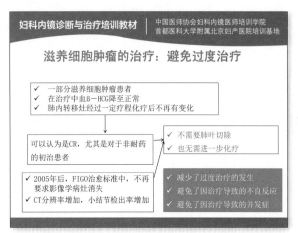

滋养细胞肿瘤的治疗：避免过度治疗

- 一部分滋养细胞肿瘤患者
- 在治疗中血β-HCG降至正常
- 肺内转移灶经过一定疗程化疗后不再有变化

可以认为是CR，尤其是对于非耐药的初治患者

- 不需要肺叶切除
- 也无需进一步化疗

- 2005年后，FIGO治愈标准中，不再要求影像学病灶消失
- CT分辨率增加，小结节检出率增加

- 减少了过度治疗的发生
- 避免了因治疗导致的不良反应
- 避免了因治疗导致的并发症

对肺内转移灶的处理原则不要求达到影像学消失，避免过度治疗。

滋养细胞肿瘤的治疗：随访

定期随诊检查中血β-HCG非常重要

- 每周检测β-HCG，连续正常3周后，改为每月1次
- 监测至少12个月，并严格避孕
- 停化疗1年后，可以考虑妊娠
- 一旦发现β-HCG升高，除外再次妊娠后，尽早进行全身体格检查及影像学检查以便尽早发现转移灶，对症治疗。
- 虽然某些患者可能需要心理和性心理咨询，但是GTN治愈后对将来的生育、妊娠和后代均无影响。

严密随访包括HCG、影像学等。

结　语

- GTN的规范诊断是规范治疗的前提。
- 规范的化疗是保证良好预后的关键，也是预防耐药与复发的重要前提。
- 重视GTN化疗的规范化管理，避免治疗的不足与过度。

低度恶性潜能卵巢肿瘤的临床病理特点及诊疗

妇科内镜诊断与治疗培训教材 | 中国医师协会妇科内镜医师培训学院
首都医科大学附属北京妇产医院培训基地

**低度恶性潜能卵巢肿瘤的
临床病理特点及诊疗**

首都医科大学附属北京妇产医院
妇科微创诊治中心
臧春逸

妇科内镜诊断与治疗培训教材 | 中国医师协会妇科内镜医师培训学院
首都医科大学附属北京妇产医院培训基地

肿瘤的概述

介于良性腺瘤与癌之间具有恶性潜能的上皮性肿瘤,具有某些恶性肿瘤的形态特点,但无破坏性间质浸润。

肿瘤整体预后好:年轻者应保留生育力,无生育要求者标准手术,不必常规淋巴清扫;术后无肿瘤残留和腹膜浸润者不必化疗,化疗应为温和方案,疗程不必多。

妇科内镜诊断与治疗培训教材 | 中国医师协会妇科内镜医师培训学院
首都医科大学附属北京妇产医院培训基地

病理分类

卵巢交界性肿瘤(BOTs)占卵巢上皮性肿瘤的10%~20%。其包括浆液性、黏液性、子宫内膜样、透明细胞肿瘤、Brenner瘤及混合性肿瘤(后四种罕见)。

浆液性居多。

妇科内镜诊断与治疗培训教材 | 中国医师协会妇科内镜医师培训学院
首都医科大学附属北京妇产医院培训基地

发病特点

　　发病率为2/10万，浆液性发病率为65%，黏液性发病率为35%，其中浆液性双侧为34%，黏液性双侧为8%。

✓ 浆液性：30%卵巢表面有肿瘤，26%出现浸润性腹膜种植。

✓ I期占50%～80%，5年生存率为96%，其他各期为92%。

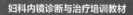

妇科内镜诊断与治疗培训教材 | 中国医师协会妇科内镜医师培训学院
首都医科大学附属北京妇产医院培训基地

高危病理特点

1.肿瘤表面乳头

　　（1）在浆液性交界肿瘤中可达30%，这种生长方式的肿瘤并不意味着肿瘤浸透了包膜，而是直接源于表面上皮，有的BOT完全或几乎全由外生乳头构成。

　　（2）在病理报告中强调"表面乳头"的意义是提示这些肿瘤约2/3合并腹膜种植。

　　见到有高危表现的肿瘤一定要行快速病理检查。

妇科内镜诊断与治疗培训教材 | 中国医师协会妇科内镜医师培训学院
首都医科大学附属北京妇产医院培训基地

高危病理特点

2.微乳头结构（micropapillary pattern, MPP）

　　微乳头结构又称微乳头型交界瘤，5%～10%的卵巢交界性浆液性肿瘤（SBOT）合并微乳头。肿瘤表面或囊内复杂结构是其主要特点，"微乳头结构"以粗短乳头表面细而长的微丝状或筛状结构为特征，有这种特征的肿瘤伴外生乳头和腹膜浸润性种植的概率增高。

妇科内镜诊断与治疗培训教材 | 中国医师协会妇科内镜医师培训学院
首都医科大学附属北京妇产医院培训基地

高危病理特点

3. 微浸润与微浸润性癌

（1）微浸润：是指交界瘤不伴有上皮内癌，间质内有单个或小簇状分布的嗜酸性胞浆的上皮细胞，浸润的面积限定在3～5mm内，可以是多发性的。

（2）微浸润性癌：是指交界瘤同时伴有上皮内癌（黏液性交界瘤），浸润成分结构呈筛状或成簇的乳头，细胞有高度异型性，但病变的直径仍在微浸润范围内。

这两点是临床特别难以区别和难以处理的情况。

妇科内镜诊断与治疗培训教材 | 中国医师协会妇科内镜医师培训学院
首都医科大学附属北京妇产医院培训基地

（3）目前微浸润与微浸润性癌两个名词的区别仅限于形态学上，其临床意义是否有所不同，尚待探讨。

2006年Mekenneg等报道165例伴微浸润的病例，在随诊中有18例复发或进展为癌，其中10例死于肿瘤，其临床 I 期的生存率为91%。

（4）若在一个"微乳头型交界瘤"中伴有"微浸润"，则应该直接诊断为"低级别浆液性癌或交界瘤癌变"。虽然这种情况仍然属交界瘤的范畴（因为它无破坏性浸润），但要引起临床医生的重视。

妇科内镜诊断与治疗培训教材 | 中国医师协会妇科内镜医师培训学院
首都医科大学附属北京妇产医院培训基地

高危病理特点

4. 腹膜种植

（1）BOT虽然不是恶性肿瘤，但常伴有卵巢外扩散（20%～50%），主要见于SBTs和苗勒氏管型黏液性交界瘤，常见的扩散部位是盆腹腔腹膜。

（2）由于其临床过程大多属于良性，大多数预后很好。WHO将这种扩散命名为"种植"，而不是"转移"，伴有种植的患者其复发率为30%。

（3）种植类型 ⎰ 良性种植
⎱ 非浸润性种植
⎱ 浸润性种植

注意手术时多点胶膜活检。

妇科内镜诊断与治疗培训教材 | 中国医师协会妇科内镜医师培训学院
首都医科大学附属北京妇产医院培训基地

高危病理特点

①良性种植：腹膜化生性病变，几乎不会复发。

②非浸润性种植：以腹膜间皮化生、增生为特点，常有砂粒体，复发率为40.9%，癌变率0～19%。

③浸润性种植：不规则插入正常组织以微乳头筛状结构和小簇实性巢为特点，细胞形态相当于低度恶性的浆液性癌，浸润性种植很少见，复发率达50%，5年、10年存活率分别为55%、45%。

妇科内镜诊断与治疗培训教材 | 中国医师协会妇科内镜医师培训学院
首都医科大学附属北京妇产医院培训基地

高危病理特点

5. 淋巴结受累

指盆腔或主动脉旁淋巴结中出现类似卵巢交界性的上皮增生。淋巴结转移不如淋巴受累确切。

➤SBOT中7%～23%有区域淋巴结受累，可能为淋巴窦中真性转移，也可能将窦中间皮细胞误认为转移。

➤预后不受影响。

➤Seidman统计43例BOT伴淋巴结转移者，6.5年存活率为98%。

年轻患者淋巴结清除有争议，中国专家多行淋巴结清除。

妇科内镜诊断与治疗培训教材 | 中国医师协会妇科内镜医师培训学院
首都医科大学附属北京妇产医院培训基地

临床特征

1. 年龄：平均36～40岁，较上皮性癌小20岁左右。

BOT与恶性上皮性癌发病年龄的比较

恶性程度	发病年龄	平均发病年龄
BOT	25～55岁	36～40岁
恶性上皮性癌	40～70岁	58～60岁

妇科内镜诊断与治疗培训教材 ｜ 中国医师协会妇科内镜医师培训学院
首都医科大学附属北京妇产医院培训基地

临床特征

2.卵巢外种植：BOT卵巢外的病灶来源尚不清楚，可能性有：

（1）来自卵巢表面乳头脱落种植。

（2）体腔上皮化生学说。

　　因此，不用转移来描述这一现象，而常用种植、累及描述；卵巢外种植的发生率为20%～30%，最常见的转移为腹膜转移。

妇科内镜诊断与治疗培训教材 ｜ 中国医师协会妇科内镜医师培训学院
首都医科大学附属北京妇产医院培训基地

临床特征

3.腹膜后淋巴结累及：主要是浆液性BOT，黏液性BOT很少见。

（1）淋巴结病灶的来源尚有争议：

　①认为是真正的肿瘤转移。

　②来自淋巴结原位的良性腺体包涵体。

（2）有无区域淋巴结的累及不影响预后。

妇科内镜诊断与治疗培训教材 ｜ 中国医师协会妇科内镜医师培训学院
首都医科大学附属北京妇产医院培训基地

SBOTs特点

　　卵巢浆液性肿瘤中有9%～15%为交界性，双侧性占40%，多为囊实性，有分隔，常有孤立或融合的乳头结构，乳头部分血流丰富，囊内液与MBTs相比较清亮，因更容易有卵巢外的种植和累及腹膜后淋巴结，因此，预后较卵巢交界性黏液性肿瘤（MBOTs）差。

妇科内镜诊断与治疗培训教材 | 中国医师协会妇科内镜医师培训学院
首都医科大学附属北京妇产医院培训基地

MBOTs特点

卵巢黏液性肿瘤中12%为交界性，按上皮分化方向分为两个亚型：

（1）肠型。

（2）宫颈样型又称苗勒氏管型，由于镜下与浆液性肿瘤相似，又称浆黏性或混合型。

妇科内镜诊断与治疗培训教材 | 中国医师协会妇科内镜医师培训学院
首都医科大学附属北京妇产医院培训基地

MBOTs特点

①肠型MBOTs：

占MBOTs的85%，发病年龄为14～84岁，肿瘤几乎为单发（90%），通常体积大，平均17cm，多数为多房甚至蜂窝状，囊壁较厚，血运丰富，囊内液黏稠，仅少数有细小乳头，也很少有卵巢外种植，几乎都为临床期。

同时合并恶性的比例相对高，少数可产生大量胃泌素引起卓-艾综合征，当合并上皮内癌时应充分取材，除外浸润癌。

多房且肿物较大。

妇科内镜诊断与治疗培训教材 | 中国医师协会妇科内镜医师培训学院
首都医科大学附属北京妇产医院培训基地

MBOTs特点

②宫颈内膜型MBOTs：

占MBOTs的5%～15%，临床特点更像浆液性交界瘤，可伴有微乳头、微浸润，以及腹膜种植和累及腹膜后淋巴结。平均发病年龄为28.8～34岁，40%为双侧，肿瘤体积较小，平均11cm，呈单房或几个房，常可见到囊内外乳头，30%的患者伴有子宫内膜异位症，23%有卵巢外种植。

MBOTs的预后较好，5年生存率为99%～100%，复发率为3.1%。

妇科内镜诊断与治疗培训教材 | 中国医师协会妇科内镜医师培训学院
首都医科大学附属北京妇产医院培训基地

子宫内膜样交界瘤

➢ 十分少见，临床预后好，常同时伴有子宫内膜异位症，有的病例同时伴有子宫内膜增生或早期子宫内膜癌。

➢ 肿瘤多为单侧，以实性为主，少数为囊实性，部分可有囊内乳头，肿瘤大时可有出血、坏死，可伴有微乳头或微浸润。

➢ 有研究显示，他莫昔芬治疗可能是子宫内膜样BOT的致病因素。

妇科内镜诊断与治疗培训教材 | 中国医师协会妇科内镜医师培训学院
首都医科大学附属北京妇产医院培训基地

透明细胞交界瘤

➢ 罕见，文献仅报道了30例，预后好，平均发病年龄为60～70岁。

➢ 多为单侧，实性为主，质地较软，切面有小至中等的囊腔。

妇科内镜诊断与治疗培训教材 | 中国医师协会妇科内镜医师培训学院
首都医科大学附属北京妇产医院培训基地

肿瘤标记物

➢ SBOT：CA125和HE4中度升高。

➢ MBOT：CA199明显升高。

➢ CEA：阳性率为7.7%～9%，对于诊断无特异性。

CEA：癌胚抗素。

妇科内镜诊断与治疗培训教材 | 中国医师协会妇科内镜医师培训学院
首都医科大学附属北京妇产医院培训基地

影像学诊断

➤ **彩色超声**：囊内复合体（乳头或房隔）、阻流指数（RI）<1.0、缺乏肿瘤内汇合血管。

➤ **SBOT和宫颈内膜型MBOT**：肿瘤体积较小、囊腔少（通常单房）、囊内多有乳头和实性区、乳头内部血流低阻（RI<0.4）。

➤ **肠型MBOT**：单侧、体积大、多房隔（>10个囊腔者多）、囊壁光滑、囊内实性区或乳头少。

妇科内镜诊断与治疗培训教材 | 中国医师协会妇科内镜医师培训学院
首都医科大学附属北京妇产医院培训基地

冰冻病理诊断

非常重要，可靠性不一。术中根据冰冻病理决定手术范围具有相当风险，术前和术中与患者家属及时沟通十分必要。

术中冰冻	术后病理符合率（%）		
	癌	交界性	良性
癌	100	0	0
交界性	34	58	8
良性	8	4	88

数据来自：2017年SGO

冰冻病理才能完全确认，必须向患者家属交代明确。

妇科内镜诊断与治疗培训教材 | 中国医师协会妇科内镜医师培训学院
首都医科大学附属北京妇产医院培训基地

治疗问题

➤ 手术为主要治疗手段，多数不需要辅助治疗。

➤ 保守性手术、有生育要求（NCCN任何期别、FIGO I期）。

✓ 单侧肿瘤：保留子宫和健侧附件的全面分期手术。

✓ 双侧肿瘤：肿瘤剔除＋保留子宫的全面分期手术。

年轻患者以保留生育手术为主。

妇科内镜诊断与治疗培训教材 | 中国医师协会妇科内镜医师培训学院
首都医科大学附属北京妇产医院培训基地

治疗问题

保留生育解析：

1/3患者小于40岁，保守手术无病生存率和总生存率与进行理想分期手术无区别；保守手术者生育、妊娠结局很好，但需严密随访。

（1）适应证：年轻、有生育要求；I期、对侧卵巢输卵管正常；术后有条件长期随访。

（2）手术步骤：腹水→患侧附件切除，可疑时送冰冻→交界时对侧卵巢剖视、病理→探查盆腹腔→无恶性证据术毕。

（3）其他注意：附件切除和囊肿剥离术后复发率分别为2%～3%和20%，剥除仅限于双侧交界性或一侧已切除。

妇科内镜诊断与治疗培训教材 | 中国医师协会妇科内镜医师培训学院
首都医科大学附属北京妇产医院培训基地

（4）石蜡为癌，行再分期手术和（或）加化疗。

（5）保留生育能力手术后，自然妊娠率为32%～65%，持续不孕宜助孕。

（6）早期BOT保守术后促排卵安全，晚期和微乳头型最好不用。

（7）术后随访非常重要，每3个月复查1次，共2年，以后半年复查1次。5年复发率为20%，分娩后仍要复查。

（8）分娩后是否切除卵巢：有争议。应根据肿瘤组织类型、分期、术式及患者意愿，一般认为能长期随访可不切，复发时再切。

妇科内镜诊断与治疗培训教材 | 中国医师协会妇科内镜医师培训学院
首都医科大学附属北京妇产医院培训基地

治疗问题

不保留生育功能者：

（1）交界性肿瘤切除无病变子宫意义尚不明确。

（2）交界性子宫内膜样瘤应切除子宫。

（3）NCCN、FIGO仍推荐行全面分期手术。

妇科内镜诊断与治疗培训教材 | 中国医师协会妇科内镜医师培训学院
首都医科大学附属北京妇产医院培训基地

治疗问题

保守手术 *vs.* 非保守手术：

（1）BOT患者子宫＋双附件、附件单纯切除、单纯囊肿切除术后复发率分别为5.7%、15.1%和36.3%，复发后可再次行保守手术，患者仍可妊娠和长期存活。

（2）Yinon比较了40例附件切除和22例附件剥除的患者，随访88个月。复发率分别为27.5%和22.7%，无差异；剥除组无瘤间期明显短于切除组（23.6个月和41个月）；25例患者妊娠38次，分娩35次。

⊘

保守手术 *vs.* 非保守手术结果表明：保守手术复发风险显著升高，但不影响最终生存率。

妇科内镜诊断与治疗培训教材 | 中国医师协会妇科内镜医师培训学院
首都医科大学附属北京妇产医院培训基地

治疗问题

其他治疗问题：

（1）I期成年人无生育要求者标准术式：腹水＋全子宫＋双附件＋大网膜＋阑尾＋腹膜多点活检。

（2）同一肿瘤可同时存在良性、交界性、恶性成分，若冰冻病理不能确定交界和恶性，可加行淋巴清扫。

（3）II、III、IV期行肿瘤细胞减灭术，淋巴清扫有争议。

（4）临床完全缓解者多不进行二次探查。

⊘

妇科内镜诊断与治疗培训教材 | 中国医师协会妇科内镜医师培训学院
首都医科大学附属北京妇产医院培训基地

治疗问题

其他治疗问题：淋巴结切除与否？

（1）多数交界性肿瘤诊断时为I期，本身不存在淋巴结转移。

（2）淋巴结切除术可能提高分期，但并不影响总体生存率。

（3）淋巴结切除可出现并发症，影响年轻患者生育功能。

⊘

年轻患者慎重选择淋巴清除。

妇科内镜诊断与治疗培训教材 | 中国医师协会妇科内镜医师培训学院
首都医科大学附属北京妇产医院培训基地

治疗问题

其他治疗问题：大网膜切除与否？

（1）大网膜切除及腹膜多点活检可使近30%患者提高分期。

（2）可能影响预后。

（3）大网膜种植较为多见。

（4）大网膜切除并发症少，操作简单。

故推荐常规切除大网膜。

妇科内镜诊断与治疗培训教材 | 中国医师协会妇科内镜医师培训学院
首都医科大学附属北京妇产医院培训基地

治疗问题

其他治疗问题：阑尾切除与否？

（1）浆液性交界性肿瘤无需切除阑尾。

（2）黏液性交界性肿瘤多数切除阑尾。

（3）腹膜假黏液性瘤常规切除阑尾。

妇科内镜诊断与治疗培训教材 | 中国医师协会妇科内镜医师培训学院
首都医科大学附属北京妇产医院培训基地

辅助治疗

争议问题：

（1）化疗不良反应的问题。

（2）BOT并非对化疗不敏感。

（3）适宜的辅助治疗选择。

妇科内镜诊断与治疗培训教材 | 中国医师协会妇科内镜医师培训学院
首都医科大学附属北京妇产医院培训基地

辅助治疗

解析辅助治疗：

➢ 目的缩小病灶，为二次手术做准备。

➢ FIGO I 期及其他术后无残留，不必辅助治疗，但严密随访。

➢ 有浸润种植化疗。

➢ 选用温和化疗方案，疗程宜短。

➢ 宜查肿瘤细胞DNA含量、倍体水平、癌基因，明确转移灶
病理类型，有的放矢治疗。

复发子宫内膜异位症防治

妇科内镜诊断与治疗培训教材 | 中国医师协会妇科内镜医师培训学院
首都医科大学附属北京妇产医院培训基地

复发子宫内膜异位症防治

北京大学第一医院
妇产科
周应芳

妇科内镜诊断与治疗培训教材 | 中国医师协会妇科内镜医师培训学院
首都医科大学附属北京妇产医院培训基地

复发内异症（REM）

- ➤ 发病率
- ➤ 诊断及鉴别诊断
- ➤ 病因
- ➤ 治疗策略
- ➤ 预防

子宫内膜异位症简称"内异症"。

妇科内镜诊断与治疗培训教材 | 中国医师协会妇科内镜医师培训学院
首都医科大学附属北京妇产医院培训基地

一、REM的发病率

内异症是一种复发性疾病，其复发率为：

- ✓ 年复发率约10%。
- ✓ 5年复发率约50%。

引自：

1. 李华军，冷金花，郎景和，等.子宫内膜异位症保守性手术后复发的相关因素分析.中华妇产科杂志，2005，40（1）：13-16.

2. 韩秀青，周应芳，任霞.复发性盆腔子宫内膜异位症的诊治进展.北京医学，2007，29（1）：47-49.

妇科内镜诊断与治疗培训教材 　中国医师协会妇科内镜医师培训学院
首都医科大学附属北京妇产医院培训基地

二、REM的诊断及鉴别诊断

诊断标准：

①术后症状缓解3个月后病变复发并加重。

②术后盆腔阳性体征消失后又复出现或加重至术前水平。

③术后超声检查发现新的异位症病灶。

④血清CA125下降后又复升高，且除外其他疾病。

符合上述②③④3项标准之一且伴或不伴有①项标准者诊断为复发。

引自：

1. 李华军，冷金花，郎景和，等.子宫内膜异位症保守性手术后复发的相关因素分析.中华妇产科杂志，2005，40（1）：13-16.

2. 韩秀青，周应芳，任霞.复发性盆腔子宫内膜异位症的诊治进展，北京医学，2007，29（1）：47-49.

妇科内镜诊断与治疗培训教材 　中国医师协会妇科内镜医师培训学院
首都医科大学附属北京妇产医院培训基地

二.REM的诊断及鉴别诊断

鉴别诊断：

✓ 术后早期卵巢处于康复阶段，约10%病例B超可见暂时卵巢囊肿，故B超检查可疑有复发至少应观察3～6个月再予以治疗。

✓ EM术后容易发生盆腔包裹性积液，或会伴随包裹性积液，尤其是开腹手术更容易出现，经验不足时可能误诊为REM。

我们曾报道复发的包块19例中13例即为ECO，有27.3%并非内异症包块，而为炎症和肿瘤。

EM：子宫内膜异位症。

ECO：卵巢子宫内膜异位囊肿。

引自：王世阆，徐黎明.异位症开腹手术后再次盆腔手术（附22例分析）// 周应芳.现代妇产科理论与临床（七）.成都：四川科学技术出版社，1994；126-128.

妇科内镜诊断与治疗培训教材 　中国医师协会妇科内镜医师培训学院
首都医科大学附属北京妇产医院培训基地

三、REM病因

"复发"原因：

➢ **新生病灶？**

✓ 病因未控：无奈经血仍逆流。

➢ **残留病灶持续或长大**

✓ 巧克力囊肿难挖净。

✓ 深部病灶难清除。

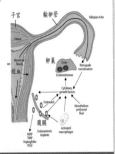

妇科内镜诊断与治疗培训教材 中国医师协会妇科内镜医师培训学院
首都医科大学附属北京妇产医院培训基地

四. REM治疗策略

原则：基本遵循初治的原则，但应个体化

✓ 痛经的治疗。

✓ 巧克力囊肿的治疗。

✓ 合并不育的治疗。

---

1. 合并子宫内膜异位囊肿则可进行手术治疗或超声引导 穿刺，给予 GnRH-a 3 个月后进行体外受精 - 胚胎移植（in vitro fertilization-embryo transfer, IVF-ET）。

2. 无卵巢子宫内膜异位囊肿者，给予 GnRH-a 3 个月后进行 IVF-ET。

引自：中华医学会妇产科学分会子宫内膜异位症协作组 . 子宫内膜异位症的诊治指南 . 中华妇产科杂志，2015, 50（3）：161-169.

妇科内镜诊断与治疗培训教材 中国医师协会妇科内镜医师培训学院
首都医科大学附属北京妇产医院培训基地

（一）痛经复发的治疗

首选药物治疗，无效再考虑手术

✓ 非甾体抗炎药（NSAIDs）。

✓ 性激素类药物。

✓ 中医中药。

性激素类药物：

（1）一线用药方案：口服避孕药 观察 3 个月，若有效，可继续使用。

（2）二线用药方案：GnRH-a、孕三烯酮、孕激素 [包括曼月乐（Mirena）]。

引自：

1. 陆叶，周应芳 . 子宫内膜异位症疼痛的手术治疗 . 实用妇产科杂志，2015, 31（9）：644-646.

2. 中华医学会妇产科学分会子宫内膜异位症协作组 . 子宫内膜异位症的诊治指南 . 中华妇产科杂志，2015, 50（3）：161-169.

妇科内镜诊断与治疗培训教材 中国医师协会妇科内镜医师培训学院
首都医科大学附属北京妇产医院培训基地

（二）复发巧克力囊肿的治疗

个体化治疗：

➤ 囊肿<4cm，无症状：观察。

➤ 囊肿较大，或有明显疼痛症状

　✓ 超声引导下囊肿穿刺及硬化治疗（需除外肿瘤）。

　✓ 手术（粘连紧密，手术困难）。

➤ 无生育要求者：**直接腹腔镜手术**

➤ 有生育要求者：

　✓ 卵巢储备功能好：直接腹腔镜手术。

　✓ 卵巢储备功能不好：bFSH升高及AMH降低等，生殖科取卵有优质胚胎后再手术，或超声引导下囊肿穿刺（及硬化治疗？）。

---

bFSH：基础卵泡刺激素。

AMH：抗苗勒试管激素。

妇科内镜诊断与治疗培训教材 | 中国医师协会妇科内镜医师培训学院
首都医科大学附属北京妇产医院培训基地

(二)复发巧克力囊肿的治疗

术式：

➤ 年轻有生育要求者
　✓保守性手术，约20％患者需第三次手术。
➤ 无生育要求，同时合并子宫腺肌病或子宫肌瘤，疼痛症状
　严重者
　✓切除异位病灶同时，可考虑行子宫切除术。
➤ 无生育要求、盆腔粘连广泛、年龄在45岁以上，疼痛症状
　严重者
　✓切除异位病灶同时，可考虑行子宫及双侧附件切除术。

妇科内镜诊断与治疗培训教材 | 中国医师协会妇科内镜医师培训学院
首都医科大学附属北京妇产医院培训基地

REM的腹腔镜手术

复发内异症粘连紧密，损伤风险明显增加：

➤ 术前
　✓充分评估：手术利弊。
　✓预处理：DIE患者，子宫活动差者。
　✓肠道准备。
➤ 术中
　✓谨防损伤，及时发现，及时修补。
➤ 术后
　✓提高并发症防范意识。

DIE：深部浸润型子宫内膜异位症。

妇科内镜诊断与治疗培训教材 | 中国医师协会妇科内镜医师培训学院
首都医科大学附属北京妇产医院培训基地

五、REM的预防

➤ 手术要彻底

　✓剥净巧克力囊肿。

　✓切除DIE病灶。

➤ 术后药物治疗

　✓延缓复发，6个月效果>3个月。

　✓LNG-IUS应用。

➤ 尽早妊娠

手术中应注意卵巢功能保护。

LNG-IUS：曼月乐环（左炔诺孕酮宫内节育系统）。

引自：中华医学会妇产科学分会子宫内膜异位症协作组.子宫内膜异位症的诊治指南.中华妇产科杂志，2015，50（3）：161-169.

妇科内镜诊断与治疗培训教材 | 中国医师协会妇科内镜医师培训学院
首都医科大学附属北京妇产医院培训基地

充分的术前准备

- ➤ **手术风险评估**
  - ✓ 疾病程度。
  - ✓ 医生技术。
  - ✓ 器械设备。
- ➤ **知情同意**
  - ✓ 手术的风险。
  - ✓ 中转开腹手术的可能。
  - ✓ 成功概率。
- ➤ **肠道准备**
  - ✓ 病变累及阴道直肠部位者。
- ➤ **科室协助**
  - ✓ 输尿管、肾脏、直结肠检查及评估，肾积水者DJ管插入。
  - ✓ 其他科协助手术的可能。

累及其他部位的病灶应进行充分术前评估，对术中发现的特殊部位病灶，如骶韧带异位病灶、膀胱内异症病灶等应一并切除。

妇科内镜诊断与治疗培训教材 | 中国医师协会妇科内镜医师培训学院
首都医科大学附属北京妇产医院培训基地

输尿管内异症的处理

治疗：

- ➤ **外在型**（适合妇科医生手术）
  - ✓ 粘连松解。
  - ✓ 病灶切除。
  - ✓ 术前最好行DJ管置入。
- ➤ **内在型**
  - ✓ 病变部位输尿管切除及吻合术。
  - ✓ 病变部位输尿管切除后行输尿管膀胱植入术。
  - ✓ 术中行输尿管插管。

引自：徐嘉宁，曾诚，薛晴，等.输尿管子宫内膜异位症 33 例临床分析.中国妇产科临床杂志，2014，15（2）：105-108.

妇科内镜诊断与治疗培训教材 | 中国医师协会妇科内镜医师培训学院
首都医科大学附属北京妇产医院培训基地

肠道内异症的处理

对肠道内异症的处理尽管有较大争议，多数学者的意见认为：

- ✓ 内异症罕见穿透直结肠黏膜，大多数情况下，病变即使侵犯直肠及直肠阴道隔，也不一定需要做肠切除术。
- ✓ 如果病变侵犯肠黏膜引起出血，以及有疼痛或梗阻症状则行肠管切除和吻合术，美国Harry Reich喜欢用直肠环型切割吻合器修补小的破损，简单易行，效果可靠，但费用较高。
- ✓ 症状不明显则仅行病灶部分切除，像刮胡子似的切除病灶，尽量不损伤肠管。

粘连预防

> 应尽量采用微创的方法，以减少粘连形成的风险，轻柔操作可减少组织损伤。
> 由于术后5～7天器官间粘连带便可形成，因此，术毕使用防粘连制剂。
>> ✓ 胶类：如几丁糖、透明质酸或生物蛋白胶等。
>> ✓ 隔膜材料：如因特隙、迪康等。

引自：中华医学会妇产科学分会.预防妇产科手术后盆腹腔粘连的中国专家共识（2015）.中华妇产科杂志，2015，6：401-405.

术后药物长期维持治疗

内异症患者长期管理的必要性：

✓ 内异症的主要病因难以去除。
✓ 内异症为一种慢性复发性疾病。
✓ 手术难以彻底切除病灶。
✓ 药物治疗也只是使病灶处于低活性状态，并不能真正意义上控制残余病灶。

引自：
1. Seong SJ，Kim D，Lee KH，et al.Role of Hormone Therapy After Primary Surgery for Endometrioma: A Multicenter Retrospective Cohort Study.Reprod Sci，2016，23（8）：1011-1018.
2. 周应芳.子宫内膜异位症患者长期管理的必要性.中华妇产科杂志，2017，52（3）：145-146.

术后药物长期维持治疗

常用药物：

✓ GnRH-a
✓ 孕三烯酮
✓ 复方口服避孕药(COC)
✓ 左炔诺孕酮宫内缓释系统 （LNG-IUS）

GnRH-a： 促性腺激素释放激素激动剂。

引自：中华医学会妇产科分会子宫内膜异位症协作组.子宫内膜异位症的诊治诊断指南.中华妇产科杂志，2015，50（3）：161-169.

妇科内镜诊断与治疗培训教材 中国医师协会妇科内镜医师培训学院
首都医科大学附属北京妇产医院培训基地

术后药物长期维持治疗

维持治疗（Maintenance therapy）

- ✓ 2008年首先由Kitawaki等提出：内异症保守性手术后先用GnRH-a 6个月，之后用递减剂量达那唑或复方口服避孕药继续治疗6个月，结果显示，GnRH-a的疗效可维持到术后至少1年。
- ✓ 近年来，国内学者也开始关注内异症保守性手术后长期治疗问题。

刘淑娟等还提出了"降阶梯治疗"概念及长期管理的策略，并就如何实现"长期或终生管理"理念发表了建议。

引自：

1. Kitawaki J, Ishihara H, Kiyomizu M, et al. Maintenance therapy involving a tapering dose of danazol or mid/low doses of oral contraceptive after gonadotropin-releasing hormone agonist treatment for endometriosis-associated pelvic pain.Fertil Steril, 2008, 89 (6)：1831-1835.

2. 刘淑娟，张潍，张晓红，等．子宫内膜异位症：终生管理与降阶梯治疗．医学与哲学，2015，36（22）：22-25，31.

妇科内镜诊断与治疗培训教材 中国医师协会妇科内镜医师培训学院
首都医科大学附属北京妇产医院培训基地

地诺孕素有效缓解疼痛症状

地诺孕素（Dienogest）

- ✓ 是德国德国Jenapharm公司开发的避孕药。
- ✓ 1995年地诺孕素和炔雌醇复方制剂（2mg+0.03m）作为避孕药在德国上市，商品名为"Valette"。
- ✓ 2007年在日本上市（1mg/d）：地诺孕素治疗内异症。
- ✓ 2009年欧洲上市：
  - · 2mg daily for 12 weeks was significantly more effective than placebo for reducing pain.

临床研究显示：地诺孕素每日2mg口服，连续3月，能够明显缓解内异症疼痛。

引自：Strowitzki T, Faustmann T, Gerlinger C, et al. Dienogest in the treatment of endometriosis-associated pelvic pain: a 12-week, randomized, double-blind, placebo-controlled study. Eur J Obstet Gynecol Reprod Biol, 2010, 15 (12)：193-198.

妇科内镜诊断与治疗培训教材 中国医师协会妇科内镜医师培训学院
首都医科大学附属北京妇产医院培训基地

Dienogest

Comparison of low-dose dienogest with low-dose danazol for long-term treatment of adenomyosis

- 20 patients receiving low-dose dienogest
- 22 patients receiving low-dose danazol

   both low-dose dienogest and low-dose danazol areeffective and safe for long-term management of endometriosis

有研究比较了长期使用低剂量地诺孕素与达那唑对子宫腺肌病的疗效观察：20例子宫腺肌病患者接受低剂量地诺孕素。22例患者接受低剂量达那唑治疗，结果显示，两种药物长期使用均是安全、有效的。

引自：Sasa H, Imai K, Suzuki A, et al. Comparison of Low-Dose Dienogest With Low-Dose Danazol for Long-Term Treatment of Adenomyosis. Obstetrics and Gynecology, 2014, 123Suppl1：97S-98S.

妇科内镜诊断与治疗培训教材　中国医师协会妇科内镜医师培训学院
首都医科大学附属北京妇产医院培训基地

Long-term use of dienogest for the treatment of endometriosis (Japan)

The safety and efficacy of 52 weeks of dienogest treatment (2mg/d)

✓ 135 patients
- Marked or moderate improvement were 72.5% at 24 weeks and 90.6% at 52 weeks
- The most common adverse drug reactions included metrorrhagia (71.9%), headaches (18.5%), and constipation (10.4%).
- Bone mineral density of the lumbar spine were
  ➢ $-1.6 +/-2.4\%$ ($P<0.05$)
  ➢ $-1.7 +/ -2.2\%$ at 24 and 52 weeks ($P<0.05$)

来自日本有关"长期使用地诺孕素对内异症的疗效观察"的研究，观察地诺孕素 2mg/d 连续使用 52 周对内异症治疗的安全性和有效性：

（1）135 例中、重度内异症患者口服地诺孕素 24 周和 52 周时，疼痛的缓解率分别为 72.5%、90.6%。

（2）最常见的药物不良反应包括子宫出血（71.9%）、头痛（18.5%）、便秘（10.4%）。

（3）服药 24 周、52 周时腰椎骨密度变化分别为 $-1.6 +/- 2.4\%$（$P<0.05$）、$-1.7 +/- 2.2\%$（$P<0.05$）。

引自：Momoeda M, Harada T, Terakawa N, et al. Long-term use of dienogest for the treatment of endometriosis.J Obstet Gynaecol Res, 2009, 35（6）: 1069-1076.

妇科内镜诊断与治疗培训教材　中国医师协会妇科内镜医师培训学院
首都医科大学附属北京妇产医院培训基地

地诺孕素

19-去甲睾酮衍生物的特性	孕酮衍生物的特性
对子宫内膜有强效孕激素样作用	良好的耐受性
血浆半衰期相对短，为9～11小时	抗雄激素效应
口服生物利用度高，>90%	对促性腺激素分泌有相对适中的抑制作用
	主要为外周作用

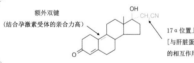

额外双键
（结合孕激素受体的亲合力高）

17α 位置上氰甲基代替乙炔基团
[与肝脏蛋白（如细胞色素P450）的相互作用小]

引自：

1.Sasagawa S, Shimizu Y, Kami H, et al. Dienogest is a selective progesterone receptor agonist in transactivation analysis with potent oral endometrial activity due to its efficient pharmacokinetic profile.Steroids, 2008, 73（2）: 222-231.

2.Ruan X, Seeger H, Mueck AO. The pharmacology of dienogest.Maturitas, 2012, 71（4）: 337-344.

3.McCormack PL.Dienogest: a review of its use in the treatment of endometriosis. Drugs, 2010, 70（16）: 2073-2088.

4.Sasagawa S, Shimizu Y, Kami H, et al. Dienogest is a selective progesterone receptor agonist in transactivation analysis with potent oral endometrial activity due to its efficient pharmacokinetic profile. Steroids, 2008, 73: 222-231.

5.Klipping C, Duijkers I, Remmers A, et al.Ovulation-inhibiting effects of dienogest in a randomized, dose-controlled pharmacodynamic trial of healthy women.J Clin Pharmacol, 2012, 52（11）: 1704-1713.

6.中华医学会妇产科分会子宫内膜异位症协作组.子宫内膜异位症的诊治诊断指南.中华妇产科杂志, 2015, 50（3）: 161-169.

妇科内镜诊断与治疗培训教材　中国医师协会妇科内镜医师培训学院
首都医科大学附属北京妇产医院培训基地

地诺孕素的中枢效应

地诺孕素适度抑制促性腺激素分泌，创建低雌激素内分泌环境

- 2 mg地诺孕素每日给药时，平均E_2浓度为（39±11）pg/mL[（143±40）pmol/L]
- "雌激素窗口剂量理论"学说，E_2水平在40～50 pg/ml（146～183 pmol/L）之间

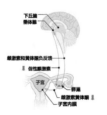

下丘脑
垂体系

雌激素和黄体酮负反馈
Ⅰ 促性腺激素

子宫
卵巢
雌激素受体
子宫内膜

妇科内镜诊断与治疗培训教材　中国医师协会妇科内镜医师培训学院　首都医科大学附属北京妇产医院培训基地

地诺孕素的局部效应

- 抗增生效应
  - ✓ 抑制芳香化酶的基因表达（$E_2\downarrow$）
- 抗炎效应
  - ✓ 降低IL-1β、IL-6、IL-8的表达
  - ✓ 抑制TLR-4 的表达
- 抗血管效应
- 抑制PGE-2 的表达

PGE-2：前列腺素 2。

引自：

1.Katsuki Y, Takano Y, Futamura Y, et al.Effects of dienogest, a synthetic steroid, on experimental endometriosis in rats.Eur J Endocrinol, 1998, 138（2）：216-226.

2. Fischer OM, Kaufmann-Reiche U, Moeller C, et al.Effects of dienogest on surgically induced endometriosis in rats after repeated oral administration.Gynecol Obstet Invest, 2011, 72（3）：145-151.

妇科内镜诊断与治疗培训教材　中国医师协会妇科内镜医师培训学院　首都医科大学附属北京妇产医院培训基地

术后药物长期维持治疗

不同药物长期序贯治疗应该是以后维持治疗发展的方向，比如：

✓ GnRH-a或孕三烯酮半年，之后避孕药包括左炔诺孕酮宫内缓释系统维持治疗。

✓ GnRH-a或孕三烯酮各3个月，之后避孕药维持，直到患者打算生育时停用。

引自：周应芳．子宫内膜异位症治疗中的过度与不足．中国实用妇科与产科杂志，2011, 27（7）：503-506.

妇科内镜诊断与治疗培训教材　中国医师协会妇科内镜医师培训学院　首都医科大学附属北京妇产医院培训基地

小结

➤ 内异症术后容易复发，治疗按指南处理

➤ 复发内异症粘连紧密，损伤风险明显增加

  - ✓ 术前充分准备
  - ✓ 术中谨防损伤，及时发现，及时修补
  - ✓ 术后提高并发症防范意识

➤ 要重视内异症复发的预防

  - ✓ 手术要彻底
  - ✓ 术后药物长期维持治疗

引自：中华医学会妇产科分会子宫内膜异位症协作组．子宫内膜异位症的诊治诊断指南．中华妇产科杂志，2015, 50（3）：161-169.

如何解释性激素报告单

生殖内分泌轴：具有相互作用，脉冲有快有慢、有高有低，周期大多时间是抑制性反馈，排卵前是促进性反馈。

FSH：卵泡刺激素（follicle stimulating hormone，FSH）。

LH：促黄体生成素（luteinizing hormone，LH）。

基础体温测定的意义：可以了解患者有无排卵及判断月经周期的天数。

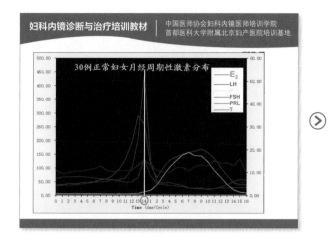

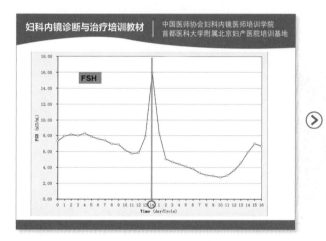

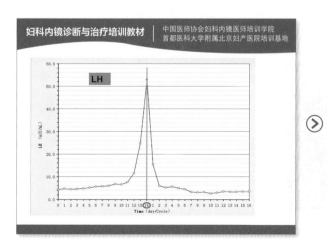

E_2：雌二醇（estradiol，E_2）。

P：孕酮（progesterone，P）。

PRL：催乳素（prolactin，PRL）。

T：睾酮（testosterone，T）。

月经周期中 FSH 的曲线：

（1）前半期为卵泡期，后半期为黄体期。

（2）FSH 在卵泡期升高后下降至中期，最后黄体期下降，黄体中期最低。

（3）FSH 作用是募集卵泡。

月经周期中 LH 的曲线：

（1）LH 只存一个 T 峰。

（2）卵泡直径为 1.0cm 时开始上升，排卵时 LH 峰值高于 FSH。

（3）性激素检查单齐结合 E_2 数值判读。

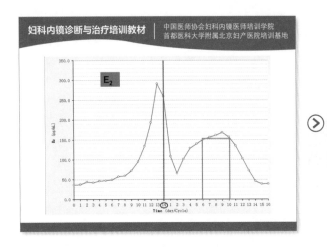

月经周期中 E_2 的曲线：存在两个峰，分别为卵泡成熟和黄体中期两个峰。

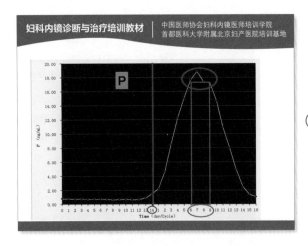

月经周期中孕酮的曲线：孕酮只有一个峰，在黄体成熟时出现。

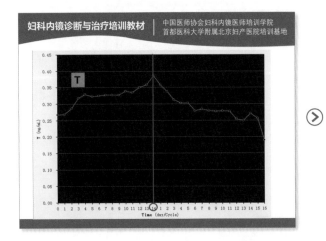

月经周期中雄激素的曲线：雄激素是开元线，雌激素的原料。

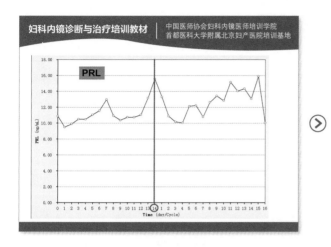

妇科内镜诊断与治疗培训教材 | 中国医师协会妇科内镜医师培训学院
首都医科大学附属北京妇产医院培训基地

月经周期中泌乳素的曲线：

（1）泌乳素每月的脉冲幅度很大，13～14次/月，每次持续一个多小时，因此，在一个月经周期中变化很大。其可刺激乳腺小泡的发育，为哺乳做准备，雌激素是泌乳素的刺激因子。

（2）查泌乳素的基础值应在早卵泡期，月经第2～4天早晨空腹静坐1小时抽血为宜。

妇科内镜诊断与治疗培训教材 | 中国医师协会妇科内镜医师培训学院
首都医科大学附属北京妇产医院培训基地

早卵泡期的正常值

	E₂ (pg/ml)	P (ng/ml)	FSH (mIU/ml)	LH (ng/ml)	PRL (ng/ml)	T (ng/ml)
均值	40.68	0.92	7.70	4.22	12.02	0.29
标准差	19.55	0.52	1.86	1.75	6.09	0.14

排卵前峰值

	E₂ (pg/ml)	P (ng/ml)	FSH (mIU/ml)	LH (ng/ml)	PRL (ng/ml)	T (ng/ml)
均值	291.08	1.49	15.95	52.98	15.62	0.39
标准差	75.61	0.37	7.76	24.35	7.88	0.15

黄体峰值

	E₂ (pg/ml)	P (ng/ml)
均值	291.08	1.49
标准差	75.61	0.37

月经周期三个时间点的正常值：

（1）早卵泡期：评估卵巢功能。

（2）排卵期前峰值：评估卵子成熟度。

（3）黄体峰值：评估黄体功能。

妇科内镜诊断与治疗培训教材 | 中国医师协会妇科内镜医师培训学院
首都医科大学附属北京妇产医院培训基地

月经第2～4天抽血

表1

	E₂ (pg/ml)	FSH (mIU/ml)	LH (ng/ml)	PRL (ng/ml)	T (ng/ml)
均值	32.12	6.51	4.63	11.16	0.24

表2

	E₂ (pg/ml)	FSH (mIU/ml)	LH (ng/ml)	PRL (ng/ml)	T (ng/ml)
均值	56.45	16.57	4.67	17.23	0.33

表3

	E₂ (pg/ml)	FSH (mIU/ml)	LH (ng/ml)	PRL (ng/ml)	T (ng/ml)
均值	12.54	8.43	5.72	13.57	0.16

表4

	E₂ (pg/ml)	FSH (mIU/ml)	LH (ng/ml)	PRL (ng/ml)	T (ng/ml)
均值	65.54	4.41	13.79	36.54	0.66

表1：激素值正常。

表2：卵巢功能储备症。

表3：低雌激素血症？不是的，其完全正常。

表4：多囊卵巢综合征性激素检查结果。

妇科内镜诊断与治疗培训教材 | 中国医师协会妇科内镜医师培训学院
首都医科大学附属北京妇产医院培训基地

月经第2~4天抽血

表1

	E₂ (pg/ml)	FSH (mIU/ml)	LH (ng/ml)	PRL (ng/ml)	T (ng/ml)
均值	122.12	3.32	2.23	4.66	0.43

表2

	E₂ (pg/ml)	FSH (mIU/ml)	LH (ng/ml)	PRL (ng/ml)	T (ng/ml)
均值	52.45	6.57	4.67	8.23	0.36

表3

	E₂ (pg/ml)	FSH (mIU/ml)	LH (ng/ml)	PRL (ng/ml)	T (ng/ml)
均值	113.54	28.43	5.72	15.57	0.24

表4

	E₂ (pg/ml)	FSH (mIU/ml)	LH (ng/ml)	PRL (ng/ml)	T (ng/ml)
均值	15.43	16.41	8.76	2.54	0.18

表1：超声示可能已存在残留卵泡囊肿，可伴有几个大卵泡。

表2：超声查卵泡次数。

表3：残留卵泡囊肿，卵巢功能较差。

表4：卵巢功能差。

妇科内镜诊断与治疗培训教材 | 中国医师协会妇科内镜医师培训学院
首都医科大学附属北京妇产医院培训基地

ART月经第2~4天抽血

表1

	E₂ (pg/ml)	P (ng/ml)	FSH (mIU/ml)	LH (ng/ml)	PRL (ng/ml)	T (ng/ml)
均值	55.57	0.73	8.51	3.65	16.25	0.25

表2

	E₂ (pg/ml)	P (ng/ml)	FSH (mIU/ml)	LH (ng/ml)	PRL (ng/ml)	T (ng/ml)
均值	67.62	3.41	7.77	5.32	14.57	0.43

表3

	E₂ (pg/ml)	P (ng/ml)	FSH (mIU/ml)	LH (ng/ml)	PRL (ng/ml)	T (ng/ml)
均值	142.63	7.89	3.13	0.32	46.76	0.36

表1：卵泡直径10mm，余很小。

表2：卵泡发育，HCG阴性，LUFU黄体萎缩不全。

表3：流产型，血清HCG阳性。

ART：辅助生殖技术（assisted reproductive technology，ART）。

妇科内镜诊断与治疗培训教材 | 中国医师协会妇科内镜医师培训学院
首都医科大学附属北京妇产医院培训基地

闭经或不知哪个期抽血

表1

	E₂ (pg/ml)	P (ng/ml)	FSH (mIU/ml)	LH (ng/ml)	PRL (ng/ml)	T (ng/ml)
均值	18.41	0.13	2.58	1.21	86.21	0.19

表2

	E₂ (pg/ml)	P (ng/ml)	FSH (mIU/ml)	LH (ng/ml)	PRL (ng/ml)	T (ng/ml)
均值	10.31	0.11	3.25	0.12	6.71	0.13

表3

	E₂ (pg/ml)	P (ng/ml)	FSH (mIU/ml)	LH (ng/ml)	PRL (ng/ml)	T (ng/ml)
均值	13.42	0.14	55.12	37.57	18.71	0.16

表1：HCG阴性，高泌乳素血症。

表2：HCG阴性，下丘脑垂体性闭经，可行GnRH-a刺激试验来鉴别。

表3：患者停经6个月，早发性卵巢功能不全。

妇科内镜诊断与治疗培训教材 | 中国医师协会妇科内镜医师培训学院 首都医科大学附属北京妇产医院培训基地

PCOS的性激素表现

表1

	E₂ (pg/ml)	P (ng/ml)	FSH (mIU/ml)	LH (ng/ml)	PRL (ng/ml)	T (ng/ml)
均值	31.57	0.21	7.51	2.68	16.25	0.21

表2

	E₂ (pg/ml)	P (ng/ml)	FSH (mIU/ml)	LH (ng/ml)	PRL (ng/ml)	T (ng/ml)
均值	61.67	0.41	11.75	16.32	14.57	0.23

表3

	E₂ (pg/ml)	P (ng/ml)	FSH (mIU/ml)	LH (ng/ml)	PRL (ng/ml)	T (ng/ml)
均值	42.54	0.11	8.13	7.32	19.76	0.87

表1：正常性激素水平。

表2：多囊卵巢。

表3：单纯高雄激素状态。

PCOS：多囊卵巢综合征（polycystic ovary syndrome，PCOS）。

妇科内镜诊断与治疗培训教材 | 中国医师协会妇科内镜医师培训学院 首都医科大学附属北京妇产医院培训基地

PCOS停经不知哪个周期

表1

	E₂ (pg/ml)	P (ng/ml)	FSH (mIU/ml)	LH (ng/ml)	PRL (ng/ml)	T (ng/ml)
均值	41.57	0.21	7.51	12.68	36.25	0.21

表2

	E₂ (pg/ml)	P (ng/ml)	FSH (mIU/ml)	LH (ng/ml)	PRL (ng/ml)	T (ng/ml)
均值	271.67	0.59	4.75	14.32	37.47	0.67

表3

	E₂ (pg/ml)	P (ng/ml)	FSH (mIU/ml)	LH (ng/ml)	PRL (ng/ml)	T (ng/ml)
均值	93.34	14.11	5.13	7.32	19.76	0.36

表1：HCG 阴性，高 LH 状态，多囊卵巢变化。

表2：HCG 阴性，大卵泡。

表3：黄体期。

妇科内镜诊断与治疗培训教材 | 中国医师协会妇科内镜医师培训学院 首都医科大学附属北京妇产医院培训基地

举例

	E₂ (pg/ml)	P (ng/ml)	FSH (mIU/ml)	LH (ng/ml)	PRL (ng/ml)	T (ng/ml)
均值	160.20	0.12	5.67	5.14	33.04	0.43

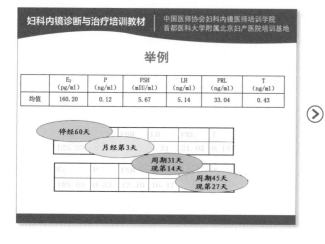

抽血的时间点不同，解释不同。

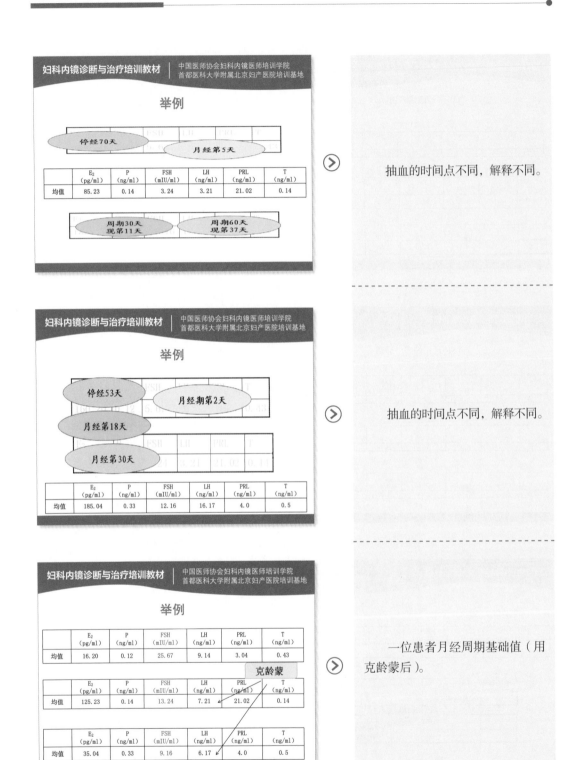

抽血的时间点不同，解释不同。

抽血的时间点不同，解释不同。

一位患者月经周期基础值（用克龄蒙后）。

妇科内镜诊断与治疗培训教材 | 中国医师协会妇科内镜医师培训学院
首都医科大学附属北京妇产医院培训基地

举例

	E₂ (pg/ml)	P (ng/ml)	FSH (mIU/ml)	LH (ng/ml)	PRL (ng/ml)	T (ng/ml)
均值	16.20	0.12	25.67	9.14	3.04	0.43

避孕药

	E₂ (pg/ml)	P (ng/ml)	FSH (mIU/ml)	LH (ng/ml)	PRL (ng/ml)	T (ng/ml)
均值	15.23	0.14	13.24	7.21	21.02	0.14

	E₂ (pg/ml)	P (ng/ml)	FSH (mIU/ml)	LH (ng/ml)	PRL (ng/ml)	T (ng/ml)
均值	5.04	0.33	39.16	6.17	4.0	0.5

月经周期基础值（用避孕药后）。

妇科内镜诊断与治疗培训教材 | 中国医师协会妇科内镜医师培训学院
首都医科大学附属北京妇产医院培训基地

临床病例一

➢ 患者女，27岁，14岁初潮，4～7天/40天～10个月，量中，孕0产0，已婚三年，未避孕，因停经八个月来我院就诊。

➢ 妇科检查结果阴性，性激素六项：E_2 173.1pg/ml，P 10.3ng/ml，FSH 0.9mIU/ml，LH 0.3ng/ml，PRL 36.31ng/ml，T 0.69ng/ml。

➢ 处理：给予黄体酮20mg/d，肌内注射3天，停药5天有出血，月经第2天再次查性激素，结果：E_2 116.5pg/ml，FSH 1.2mIU/ml，LH 0.2ng/ml，T 0.66ng/ml，给予达因对症治疗，患者未用药。

妊娠状态：流产？宫外孕？严密随诊。

妇科内镜诊断与治疗培训教材 | 中国医师协会妇科内镜医师培训学院
首都医科大学附属北京妇产医院培训基地

临床病例二

➢ 患者女，22岁，14岁初潮，4～7天/30天，量中，孕0产0，已婚三年，近两年出现月经不规律，4～15天/40～50天，来我院就诊。

➢ 妇科检查结果阴性，B超示子宫双侧附件阴性，性激素六项：E_2 261.7pg/ml，P 0.6ng/ml，FSH 0.8mIU/ml，LH 0.1ng/ml，PRL 36.31ng/ml，T 0.36ng/ml，HCG阴性。

➢ 处理：给予黄体酮20mg/d，肌内注射3天，停药出血5天后有好转，月经第2天再次查性激素，结果：E_2 187.2pg/ml，FSH 1.2mIU/ml，LH 0.1ng/ml，PRL 22.41ng/ml，T 0.31ng/ml，B超示子宫双侧附件阴性，无大卵泡，小卵泡7～10个。孕激素定期撤退2年，给予达因对症治疗，患者未用药。

警惕卵巢肿瘤。

妇科内镜诊断与治疗培训教材 | 中国医师协会妇科内镜医师培训学院
首都医科大学附属北京妇产医院培训基地

临床病例三

➢ 患者女，28岁，13岁初潮，6～7天/28天，量中，孕0产0，已婚五年，未避孕，BBT双相来我院就诊。

➢ 妇科检查结果阴性，B超示子宫双附件阴性，月经第2天查性激素六项：E_2 43.3pg/ml，P 0.6ng/ml，FSH 8.5mIU/ml，LH 5.2ng/ml，PRL 88.35ng/ml，T 0.24ng/ml，HCG阴性，月经第3、6天7am再次查性激素，结果：E_2 47.2pg/ml，FSH 8.1mIU/ml，LH 4.7ng/ml，PRL 18.22ng/ml，T 0.31ng/ml。

不要过度诊断高泌乳素血症。

超声技术在妇科领域的应用

妇科内镜诊断与治疗培训教材 | 中国医师协会妇科内镜医师培训学院
首都医科大学附属北京妇产医院培训基地

超声技术在妇科领域的应用

首都医科大学附属北京妇产医院
超声科
吴青青

妇科内镜诊断与治疗培训教材 | 中国医师协会妇科内镜医师培训学院
首都医科大学附属北京妇产医院培训基地

超声诊断

超声诊断学：用超声的物理特性诊断人体疾病的科学，主要应用反射原理。

✓ 各种组织对超声波的吸收程度不同，回声有一定的共性和特性。

✓ 结合生理、病理、解剖与临床知识，观察、分析总结不同的反射规律，对患病的部位、性质或功能障碍程度做出概括性或肯定性的判断。

妇科内镜诊断与治疗培训教材 | 中国医师协会妇科内镜医师培训学院
首都医科大学附属北京妇产医院培训基地

超声检查

➢ **经腹部超声**：在检查前饮水500～1000ml，使膀胱充盈、子宫或附件区显示。

➢ **经阴道超声**：无需充盈膀胱，探头放入阴道内检查，接近盆腔脏器，分辨力提高。但探查范围不全面，较大的和部位较高的包块不易探查到。

➢ **术中超声。**

➢ **经会阴超声。**

➢ **新技术应用**：三维超声、四维超声、造影。

超声的作用

➢ 准确鉴别器官是含液、含气，还是实质性的。
➢ 不能直接反映病理学的变化，如羊水、胸水、腹水、胆汁、脓、血、尿等，超声表现均为液性暗区，不能直接定性。
➢ 超声检查必须密切结合临床和其他有关的辅助诊断方法，才能做出有价值的诊断。

超声检查腹腔内有游离液性暗区，附件区有包块，如果没有临床表现及化验结果做参考时，超声很难确定是宫外孕的内出血还是肿瘤合并腹水。

超声术语描述的意义

➢ 周边关系：正常脏器边缘清晰、轮廓整齐，如子宫、膀胱。
病变周边回声清楚常表示有包膜存在，如边界不清、表面凹凸不平，多因周围有浸润。
➢ 回声的强弱：分无回声、低回声、等回声、强回声。
　✓ 无回声（暗区）：液性无回声，边界明显，内含液体。
　✓ 衰减性无回声区（声影）：常在骨组织（如脊柱、肋骨等）及结石后方出现。
　✓ 强回声：代表实性区，纤维组织、骨骼等表现为强光点、光团等，钙化、金属异物及胃肠内的气体均呈强回声。

超声检查的局限性

　超声是一种物理影像诊断，不可避免地存在一些伪像和误区；一些外在因素，如腹壁过厚、腹壁瘢痕、肠管胀气、子宫位置等，均可影响超声诊断的结果。
　操作人员的技术水平、经验等各有不同，某些病情程度进展及内脏器官发育不同步等因素，均可增加超声诊断的困难。

妇科内镜诊断与治疗培训教材 | 中国医师协会妇科内镜医师培训学院
首都医科大学附属北京妇产医院培训基地

盆腔主要脏器正常解剖：子宫

纵向扫查确定子宫和阴道的位置：

➢ 阴道靠近膀胱的后下壁，阴道壁为低回声结构，围绕回声较强的阴道黏膜。

➢ 阴道向上延续为子宫，月经周期的不同阶段子宫的回声不同。

➢ 子宫有两个不同的回声区域：子宫壁的肌肉呈低回声，子宫内膜的回声是可变的，月经前半期内膜薄，为低回声，后半期(月经前期)内膜为强回声。

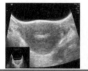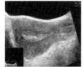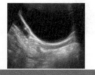

妇科内镜诊断与治疗培训教材 | 中国医师协会妇科内镜医师培训学院
首都医科大学附属北京妇产医院培训基地

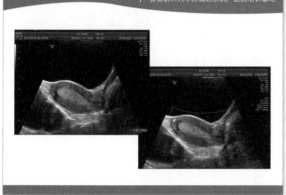

超声下显示子宫轮廓、子宫肌层回声，以及内膜低/强回声。

妇科内镜诊断与治疗培训教材 | 中国医师协会妇科内镜医师培训学院
首都医科大学附属北京妇产医院培训基地

子宫形态异常

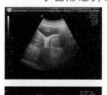
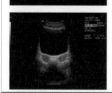
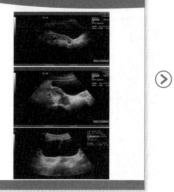

1. 超声下显示两个宫体回声，提示双子宫或双角子宫。

2. 超声下常根据宫体形态判断畸形种类。

妇科内镜诊断与治疗培训教材 | 中国医师协会妇科内镜医师培训学院
首都医科大学附属北京妇产医院培训基地

处女膜闭锁

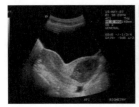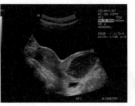

处女膜闭锁，显示阴道内暗区大量积血。

妇科内镜诊断与治疗培训教材 | 中国医师协会妇科内镜医师培训学院
首都医科大学附属北京妇产医院培训基地

子宫肌瘤

超声表现各异：

➢ 多发结节性、边界清楚均匀低回声，可出现在浆膜下、黏膜下或肌层。

➢ 大肌瘤可变成强回声，甚至混合回声，中心部位有坏死，也可钙化；妊娠期可迅速长大，类似低回声囊肿。

常见描述：肌层可见一实性不均质低回声结节；肌层外凸可见一实性低回声结节。

妇科内镜诊断与治疗培训教材 | 中国医师协会妇科内镜医师培训学院
首都医科大学附属北京妇产医院培训基地

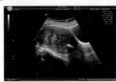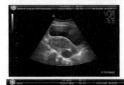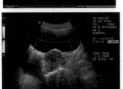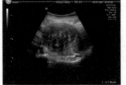

肌层内可见大小不等的肌瘤样结节。

妇科内镜诊断与治疗培训教材 | 中国医师协会妇科内镜医师培训学院
首都医科大学附属北京妇产医院培训基地

子宫腺肌症

➢ 子宫中位，8.7cm×8.0cm×7.1cm大小，前壁肌层明显增厚，其内回声点状不均质，宫腔后移位。

➢ 肌层可见不均质的点状、短线状强回声，宫腔居中。

➢ 彩色多普勒血流：子宫肌层可见散在星点状血流，未探及异常低阻血流信号。

妇科内镜诊断与治疗培训教材 | 中国医师协会妇科内镜医师培训学院
首都医科大学附属北京妇产医院培训基地

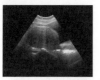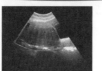

子宫腺肌症

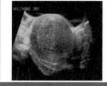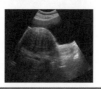

肌层增厚，点状或短线状不均质回声，与周围组织分界不清，宫腔移位。

妇科内镜诊断与治疗培训教材 | 中国医师协会妇科内镜医师培训学院
首都医科大学附属北京妇产医院培训基地

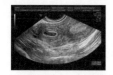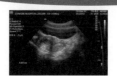

囊性腺肌病

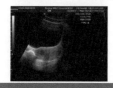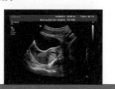

囊性子宫腺肌病灶，子宫肌层间出现液性暗区。

妇科内镜诊断与治疗培训教材 | 中国医师协会妇科内镜医师培训学院
首都医科大学附属北京妇产医院培训基地

盆腔主要脏器正常解剖：卵巢

➤ 卵巢位置不固定，最常见于双侧附件区域，可在膀胱和子宫的后方。

➤ 正常卵巢透声好，回声与子宫相同或偏低，后方组织回声增强。

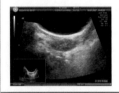 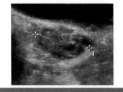

妇科内镜诊断与治疗培训教材 | 中国医师协会妇科内镜医师培训学院
首都医科大学附属北京妇产医院培训基地

卵巢

➤ **卵泡**：位于卵巢内或表面，囊性无回声；月经周期不同阶段卵泡大小不同，最大可达2.5cm，生理性可变大或消失。

➤ 卵巢的生理性囊肿可达5cm，发现后应在月经末期或下月复查。

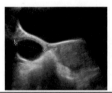

妇科内镜诊断与治疗培训教材 | 中国医师协会妇科内镜医师培训学院
首都医科大学附属北京妇产医院培训基地

卵巢肿物

卵巢囊肿：可表现为囊性、类实质性或因内部出血表现为混合性回声，结节状或有分隔。混合性囊肿后壁回声增强，内部不均匀，可能为恶性。

➤ **单纯性卵巢囊肿**：几乎均为良性，盆腔内的胚胎结构遗迹可引起。

➤ **皮样囊肿（囊性畸胎瘤）**：为实性或混合性肿块，由于有骨骼和牙齿存在，后方可伴声影。

➤ **卵巢实质性肿瘤**：内伴有坏死和出血。

妇科内镜诊断与治疗培训教材 | 中国医师协会妇科内镜医师培训学院
首都医科大学附属北京妇产医院培训基地

附件囊肿

➤ 子宫右后方见一囊性低回声
区，周围界限清晰，可见包
膜，后壁回声增强。

➤ 左卵巢长径2cm，回声正常。

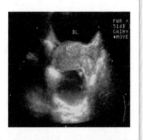

妇科内镜诊断与治疗培训教材 | 中国医师协会妇科内镜医师培训学院
首都医科大学附属北京妇产医院培训基地

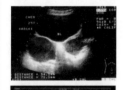

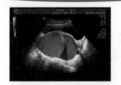

巧克力囊肿

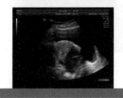

巧克力囊肿常提示囊内充满密集点状回声。

妇科内镜诊断与治疗培训教材 | 中国医师协会妇科内镜医师培训学院
首都医科大学附属北京妇产医院培训基地

附件区见半囊半实性回声区，大小、周界尚清，内见一
强回声团，余为囊性低回声；左卵巢长径2.7cm，回声正常。

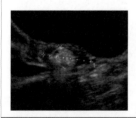

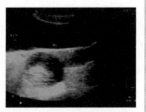

卵巢半囊半实性肿物——畸胎瘤。

妇科内镜诊断与治疗培训教材 | 中国医师协会妇科内镜医师培训学院
首都医科大学附属北京妇产医院培训基地

右附件区见一囊性低回声，包膜完整，内见多个细分隔，内部及周边未探及异常低阻血流信号；左卵巢回声正常。

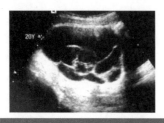

右卵巢囊性多房性肿物。

妇科内镜诊断与治疗培训教材 | 中国医师协会妇科内镜医师培训学院
首都医科大学附属北京妇产医院培训基地

病例一

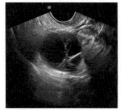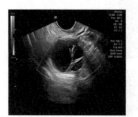

偏囊性回声肿物，多个分隔，无乳头，无实性部分，无中心血流，考虑为良性卵巢肿物。

病理结果为卵巢黏液性囊腺瘤。

妇科内镜诊断与治疗培训教材 | 中国医师协会妇科内镜医师培训学院
首都医科大学附属北京妇产医院培训基地

病例二

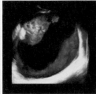

密集的乳头样结构

卵巢交界性浆液性乳头状囊腺瘤。

妇科内镜诊断与治疗培训教材 | 中国医师协会妇科内镜医师培训学院
首都医科大学附属北京妇产医院培训基地

病例三

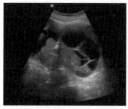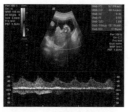

囊实性回声肿物，内见实性回声4分，实性回声内可见中心血流4分，RI=0.41，PSV=52.04cm/s，属于高速低阻血流。

> 病理结果为卵巢浆液性腺癌Ⅲc期 G2 ～ G3 级。
>
> RI：阻力指数（resistance index, RI）。
>
> PSV：动脉收缩期最大流速（peak systolic velocity, PSV）。

妇科内镜诊断与治疗培训教材 | 中国医师协会妇科内镜医师培训学院
首都医科大学附属北京妇产医院培训基地

无性细胞瘤

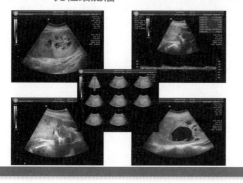

> 肿瘤实性，内部回声欠均，有不规则的液性暗区。

妇科内镜诊断与治疗培训教材 | 中国医师协会妇科内镜医师培训学院
首都医科大学附属北京妇产医院培训基地

病例四（误诊病例）

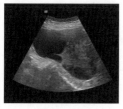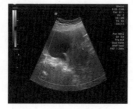

图囊实性回声肿物，内见实性回声4分，实性部分内可见中心血流4分，RI=0.36，PSV=54.45cm/s，属于高速低阻血流，病理结果为卵泡膜细胞瘤。

妇科内镜诊断与治疗培训教材 | 中国医师协会妇科内镜医师培训学院
首都医科大学附属北京妇产医院培训基地

超声新技术应用——妇科

妇科内镜诊断与治疗培训教材 | 中国医师协会妇科内镜医师培训学院
首都医科大学附属北京妇产医院培训基地

一、腹腔镜超声（laparoscopic ultrasonography，LUS）的临床应用

➢ 腹腔镜不能透视组织脏器，手术医生不能触诊，对脏器内部病灶的感知能力缺失，即"触觉反馈消失效应"。

➢ 腹腔镜超声是术中超声的一种形式，让术者看到并评估脏器内部及深部组织结构，弥补腹腔镜检查的局限性。

➢ 几乎所有的腹腔镜手术都是腹腔镜超声的适应证，所有能够提供10mm Trocar通道的腹腔镜手术都能实施腹腔镜超声检查。

妇科内镜诊断与治疗培训教材 | 中国医师协会妇科内镜医师培训学院
首都医科大学附属北京妇产医院培训基地

LUS探头的特点

术中可根据观察部位的不同，随意调整探头的弯曲情况，以便于探头紧贴观察部位的表面。

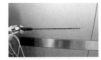

妇科内镜诊断与治疗培训教材 | 中国医师协会妇科内镜医师培训学院
首都医科大学附属北京妇产医院培训基地

术前准备和流程

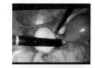

妇科内镜诊断与治疗培训教材 | 中国医师协会妇科内镜医师培训学院
首都医科大学附属北京妇产医院培训基地

LUS术中监测

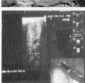

妇科内镜诊断与治疗培训教材 | 中国医师协会妇科内镜医师培训学院
首都医科大学附属北京妇产医院培训基地

1. LUS：子宫畸形矫形术的应用

➤ 手术的关键在于确定纵隔是否完全切除。
➤ 子宫纵隔切除时需兼顾：不能过度切除，以防损伤
内膜和正常子宫肌层或子宫穿孔，也不能残留过多
隔组织。

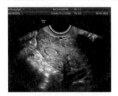
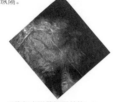

病例五

外院手术病例：张XX，既往有子宫不全纵隔，2次自然流产史，2008年于外院行子宫纵隔切除术，术后有再次自然流产，自然流产后来我院查找原因，我院超声提示仍有不全纵隔。

二维提示不全纵隔　　　三维超声测量纵隔长约1.1cm

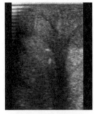
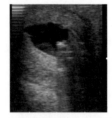

病例六

宫腔镜和腹腔镜联合术，同时腹腔镜超声监测切隔。

LUS成像显示子宫冠状切面，清晰显示子宫纵隔　　　LUS监视-探头直接贴在子宫底表面进行手术切隔（动态）

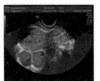
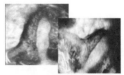

病例七：LUS介入引导宫腹腔镜残角子宫切除术

病例：龙XX，不规则阴道出血3年，门诊宫腔镜检查提示子宫内膜息肉，宫腔镜检查时仅见一侧输卵管开口，入院行手术治疗。

既往二维超声未提示子宫形态异常　　　三维超声提示为残角子宫

妇科内镜诊断与治疗培训教材 | 中国医师协会妇科内镜医师培训学院
首都医科大学附属北京妇产医院培训基地

二、三维超声编码造影成像技术
——评价输卵管通畅性的临床价值

　　三维子宫输卵管超声造影检查（three dimension hysterosalpingo-contrast sonography，3D-HyCoSy）简便易行，无辐射，为不孕症患者输卵管通畅性的检查方法。

妇科内镜诊断与治疗培训教材 | 中国医师协会妇科内镜医师培训学院
首都医科大学附属北京妇产医院培训基地

子宫、输卵管三维超声造影新技术

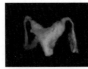

　　三维超声下显示造影剂进入卵管或梗阻于宫角处。

妇科内镜诊断与治疗培训教材 | 中国医师协会妇科内镜医师培训学院
首都医科大学附属北京妇产医院培训基地

病例八：双侧输卵管通畅

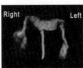
3D-HyCoSy见双侧输卵管通畅

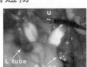
双侧输卵管见美蓝流出

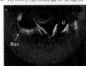
二维右侧输卵管及卵巢周边见造影剂

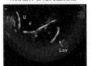
二维左侧输卵管及卵巢周边见造影剂

妇科内镜诊断与治疗培训教材 | 中国医师协会妇科内镜医师培训学院
首都医科大学附属北京妇产医院培训基地

病例九：左侧通畅，右侧积水

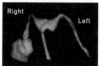
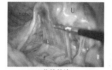

3D-HyCoSy见左侧通畅，右侧积水　　　　盆腔粘连

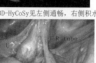
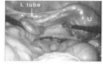

分离粘连后通美蓝，可见右侧输卵管积水　　分离粘连后通美蓝，可见左侧流出美蓝

妇科内镜诊断与治疗培训教材 | 中国医师协会妇科内镜医师培训学院
首都医科大学附属北京妇产医院培训基地

三、盆底功能障碍性疾病超声检查

盆底支持结构的损伤、缺陷、功能障碍

➤ 前盆腔观察膀胱颈的位置和移动度：尿失禁。

➤ 中盆腔和后盆腔：脱垂评估（膀胱、直肠膨出）。

➤ 生殖裂孔面积和耻骨内脏肌损伤的定量评估。

➤ 植入材料的超声成像显示吊带和网片的位置、撕裂。

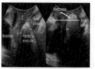
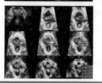

妇科内镜诊断与治疗培训教材 | 中国医师协会妇科内镜医师培训学院
首都医科大学附属北京妇产医院培训基地

病例十：膀胱直肠膨出

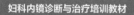
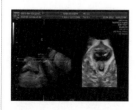
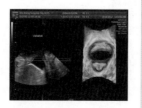

妇科内镜诊断与治疗培训教材　中国医师协会妇科内镜医师培训学院
首都医科大学附属北京妇产医院培训基地

病例十一：产后42天复查（左侧侧切，右侧裂伤）

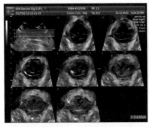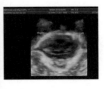

妇科内镜诊断与治疗培训教材　中国医师协会妇科内镜医师培训学院
首都医科大学附属北京妇产医院培训基地

四、三维成像及能量多普勒直方图
——卵巢肿瘤鉴别诊断

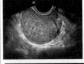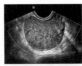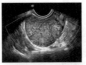
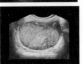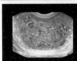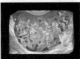

病理结果：颗粒细胞瘤

　　三维能量多普勒直方图：
　　（1）可测量卵巢肿物血管参数，评价其良恶性。
　　（2）测量指标：测量肿物内实性部分的血管形成指数、血流指数、血管形成－血流指数。

妇科内镜诊断与治疗培训教材　中国医师协会妇科内镜医师培训学院
首都医科大学附属北京妇产医院培训基地

病例十二：下腹坠胀10月入院

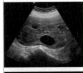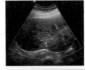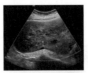
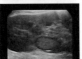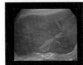

病理结果：印戒细胞癌

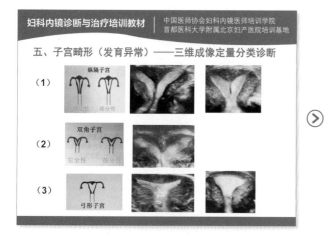

子宫畸形的三维成像定量分类诊断：

（1）完全纵膈/不完全纵膈子宫。

（2）双角子宫。

（3）弓形子宫。

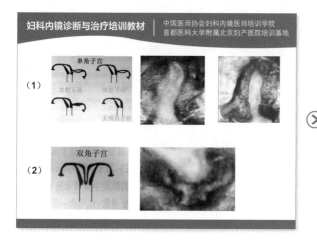

子宫畸形的三维成像定量分类诊断：

（1）单角子宫/残角子宫。

（2）双角子宫。

麻醉 / 护理与设备相关知识

❖ 妇科腔镜手术的麻醉及相关问题处理

❖ 妇科腔镜手术麻醉相关并发症的处理

❖ 妇科内镜手术相关器械的使用与管理

❖ 宫腹腔镜设备原理

❖ 妇科内镜的手术护理

妇科腔镜手术的麻醉及相关问题处理

妇科内镜诊断与治疗培训教材 | 中国医师协会妇科内镜医师培训学院
首都医科大学附属北京妇产医院培训基地

妇科腔镜手术的麻醉及相关问题处理

首都医科大学附属北京妇产医院
麻醉科
徐铭军

妇科内镜诊断与治疗培训教材 | 中国医师协会妇科内镜医师培训学院
首都医科大学附属北京妇产医院培训基地

世界医学发展的三大主要标志

> 微创手术
> 大器官移植
> 基因治疗

妇科内镜诊断与治疗培训教材 | 中国医师协会妇科内镜医师培训学院
首都医科大学附属北京妇产医院培训基地

腔镜技术的历史和发展

> 腹腔镜（laparoscopy）源于希腊语，其意是通过一种内镜进行腹腔内检查和治疗。
> 1804年，膀胱镜由德国医生 Philip Bozzini首创，于1805年借助蜡烛光源通过细铁管窥视尿道，开辟了内镜的起源。

妇科内镜诊断与治疗培训教材 | 中国医师协会妇科内镜医师培训学院
首都医科大学附属北京妇产医院培训基地

腔镜技术的历史和发展

➤ 1901年，德国医生 Georg Kelling在活狗腹腔内充入气体后，用膀胱镜对狗的腹腔内进行检查，开始了腹腔镜起源。

➤ 1944年，Raoul Palmer将仅用于内科诊断的腹腔镜引入妇科。

➤ 1987年3月，法国里昂的 Philipe Mouret外科医生首次运用电视腹腔镜行胆囊切除术成功，至此微创外科时代真正开始，被誉为外科手术发展史上的里程碑，亦称为现代微创外科的起源。

妇科内镜诊断与治疗培训教材 | 中国医师协会妇科内镜医师培训学院
首都医科大学附属北京妇产医院培训基地

人工气腹对机体的生理影响

➤ CO_2气腹对循环系统的影响。
➤ CO_2气腹对呼吸功能的影响。
➤ CO_2气腹对肝脏功能的影响。
➤ CO_2气腹对肾脏功能的影响。
➤ CO_2气腹对凝血功能的影响。
➤ CO_2气腹对颅脑功能的影响。

CO_2气腹对循环和呼吸的影响多在术中出现，需要术中应急管理。

妇科内镜诊断与治疗培训教材 | 中国医师协会妇科内镜医师培训学院
首都医科大学附属北京妇产医院培训基地

CO_2气腹对循环系统的影响

CO_2气腹 { 后负荷 / 前负荷（静脉回流） / 心肌功能

妇科内镜诊断与治疗培训教材 | 中国医师协会妇科内镜医师培训学院
首都医科大学附属北京妇产医院培训基地

CO_2气腹对循环系统的影响

➤ 后负荷：腹主动脉和腹腔内脏器血管受压致后负荷增加。
➤ 前负荷：腔静脉受压致前负荷增加。

后负荷：腹主动脉和腹腔内脏器血管受压，内脏血管血液中儿茶酚胺物质作用，血管收缩、体循环和肺循环阻力增加而增加了心脏后负荷。

前负荷：腔静脉受压，下肢静脉回流减少，导致回心血量减少。盆腹腔静脉血回流障碍，下肢静脉回流受阻，心输出量、心脏指数下降。

妇科内镜诊断与治疗培训教材 | 中国医师协会妇科内镜医师培训学院
首都医科大学附属北京妇产医院培训基地

CO_2气腹对循环系统的影响

高碳酸血症对心血管系统的直接效应为心肌抑制和小动脉扩张，而儿茶酚胺的直接效应为心肌的收缩，二者共同作用的结果是使平均动脉压、中心静脉压、心搏量和左心室每搏输出量增加，而周围血管阻力下降。

气腹时高碳酸血症，儿茶酚胺、肾素血管紧张素系统及血管加压素释放增加，导致体循环阻力、肺循环阻力增高，心输出量、心脏指数下降导致心肌异常的变时效应和变力效应，心肌氧耗量增加，从而影响血液动力学。

妇科内镜诊断与治疗培训教材 | 中国医师协会妇科内镜医师培训学院
首都医科大学附属北京妇产医院培训基地

CO_2气腹对循环系统的影响

➤ 特伦德伦伯（Trendelenburg）体位（头低25°～30°）。
➤ 气腹可引起收缩压↑、舒张压↑、平均动脉压↑、心率↑、外周血管阻力↑、肺循环阻力↑、每搏输出量↓、心输出量↓、心脏指数↓、中心静脉压不定。

Trendelenburg 体位，即患者处于仰卧位，并且取约45°的头低足高位。据报道，采用这一体位的目的在于改善血压，使循环血容量得到重新分布，便于安装中心静脉导管，并且有利于行腹部超声时改善对腹腔积液检测的敏感性。尽管通常情况下采用该体位的目的是改善血流动力学参数，多项研究未能证实该体位可以改善血压或使血容量得到重新分布。

妇科内镜诊断与治疗培训教材 中国医师协会妇科内镜医师培训学院
首都医科大学附属北京妇产医院培训基地

CO_2气腹对呼吸功能的影响

CO_2气腹 $\begin{cases} 通气功能降低 \\ 氧合功能降低 \end{cases}$

妇科内镜诊断与治疗培训教材 中国医师协会妇科内镜医师培训学院
首都医科大学附属北京妇产医院培训基地

CO_2气腹对呼吸功能的影响

　　腹内压(intra-abdominal pressure，IAP)可使膈肌上升肺底部致肺段受压，呼吸系统顺应性降低，气道压力上升，功能残气量下降，潮气量及肺泡通气量减少，从而影响通气功能，同时气腹可通过干扰肺内气体分布和通气/灌流比例而影响机体氧合功能。

膈肌每上抬1cm，肺的通气量就减少300ml。

妇科内镜诊断与治疗培训教材 中国医师协会妇科内镜医师培训学院
首都医科大学附属北京妇产医院培训基地

CO_2气腹对呼吸功能的影响

➢ 腹腔镜手术时，12～15mmHg的气腹压力使气道峰压和平台压分别提高50%和81%，肺顺应性降低47%。

➢ Trendelenburg体位，肺顺应性再度下降10%～30%。

头低位和腹内压升高可能促使麻醉患者胃内容物返流，研究发现，在腹腔镜手术中发生胃内容物返流和吸入的危险性为2%。

妇科内镜诊断与治疗培训教材 | 中国医师协会妇科内镜医师培训学院
首都医科大学附属北京妇产医院培训基地

体位对呼吸和循环系统的影响

Trendelenburg 体位 $\left\{\begin{array}{l}\text{呼吸抑制增强}\\\text{循环抑制减弱}\end{array}\right.$

妇科内镜诊断与治疗培训教材 | 中国医师协会妇科内镜医师培训学院
首都医科大学附属北京妇产医院培训基地

高碳酸血症的问题

➤ CO_2 自腹膜吸收速度为 14～90ml/min。当腹内压小于 10mmHg 时，CO_2 吸收量与腹内压成正比；当腹内压大于 10mmHg 时，则腹内压与 CO_2 吸收率不再呈线性增加，而呈现平台关系。

➤ CO_2 在体内具有很强的组织穿透性，顺浓度梯度弥散，而腹膜腔有丰富的血管系统，气腹形成后，CO_2 很易弥散入腹膜的毛细血管，在体内碳酸酐酶的作用下，约 93% 的 CO_2 通过红细胞转运，其余 7% 以溶解的形式进行。

CO_2 人工气腹腹内压一般维持在 10 ～ 15mmHg，注气速度为 0.5 ～ 2 L /min，成人腹内气体维持 3 ～ 4 L。气腹时血中的 CO_2 升高是外源性的吸收所致，而不是机体代谢生成增加，故这种高碳酸血症不伴有低氧血症。

妇科内镜诊断与治疗培训教材 | 中国医师协会妇科内镜医师培训学院
首都医科大学附属北京妇产医院培训基地

高碳酸血症的问题

➤ CO_2 气腹时引起 $PaCO_2$ 升高的原因主要为：CO_2 快速从腹膜吸收入血液循环，肺通气/血流比值失调，体位改变，机械通气不当，自主呼吸受到抑制。

➤ Lister 等研究发现 IAP <10mmHg 时，通过调整呼吸频率可维持 $PaCO_2$ 在正常生理范围；若 IAP 超过 14mmHg，调整呼吸频率也不能维持正常的 $PaCO_2$，且 Δa-$ETCO_2$ 增加，说明呼吸因素对 $PaCO_2$ 的调节作用是有限的。

研究发现一氧化二氮（nitrous oxide，N_2O）或惰性气体（氦、氩）气腹时无 $PaCO_2$ 升高现象，说明经腹膜 CO_2 吸收是导致气腹时高 $PaCO_2$ 的主要原因。

妇科内镜诊断与治疗培训教材 | 中国医师协会妇科内镜医师培训学院
首都医科大学附属北京妇产医院培训基地

高碳酸血症的问题

➤ $PetCO_2$监测：$PetCO_2$可反映肺通气和肺血流量。正常人肺泡气和动脉血CO_2可完全平衡，肺泡气与呼出气PCO_2也可相等。

➤ $PetCO_2 = PACO_2 = PaCO_2$。

➤ 高碳酸血症可导致交感神经兴奋，儿茶酚胺、垂体后叶素等缩血管物质释放增加，导致心肌异常的变时效应和变力效应，心肌氧耗量增加，从而影响血液动力学。

$PetCO_2$监测：指呼气终末期呼出的混合肺泡气含有的二氧化碳分压，正常值 35 ～ 45mmHg。

妇科内镜诊断与治疗培训教材 | 中国医师协会妇科内镜医师培训学院
首都医科大学附属北京妇产医院培训基地

IAP的分级与影响

➤ Ⅰ级：7.15～10.27mmHg。

➤ Ⅱ级：10.05～17.62mmHg。

➤ Ⅲ级：18.7～25.72mmHg。

➤ Ⅳ级：大于26.62mmHg。

➤ 腹内压Ⅰ级时为正常腹内压，一般不需处理；Ⅱ级根据临床情况而定，如有少尿、无尿、缺氧、气道压力增高等临床情况，应进行严密监护；Ⅲ级一般需手术减压；当腹内压达Ⅳ级时应立即腹腔减压，去除气腹。

腹内压监测是临床腹腔镜手术监测的重要手段。

妇科内镜诊断与治疗培训教材 | 中国医师协会妇科内镜医师培训学院
首都医科大学附属北京妇产医院培训基地

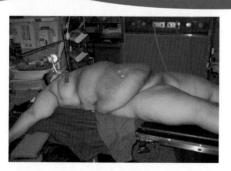

患者体重 105kg，在气管插管全麻下行腹腔镜探查术，患者过度肥胖，气道 Mallampati 分级为Ⅲ级，属于困难气道。麻醉医生使用喉镜行气管导管置入，术中检查呼气末二氧化碳及其他生命体征，注意气腹压力，防止高碳酸血症的发生。

妇科内镜诊断与治疗培训教材 | 中国医师协会妇科内镜医师培训学院
首都医科大学附属北京妇产医院培训基地

腹腔镜手术麻醉常规

（中华医学会外科学分会腹腔镜与内镜外科学组）

➢ 对麻醉医生进行2～4周的专门培训。
➢ 术前需对患者的肺功能和心血管功能进行全面的评估。
➢ 充分术前准备。
➢ 气腹的建立：引起血液动力学轻微波动的腹内压阈值为12mmHg。

妇科内镜诊断与治疗培训教材 | 中国医师协会妇科内镜医师培训学院
首都医科大学附属北京妇产医院培训基地

腹腔镜手术麻醉常规

（中华医学会外科学分会腹腔镜与内镜外科学组）

➢ 体位：手术中应缓慢改变患者的体位。
➢ 基本监护：心电图、血压、血氧饱和度、呼气末二氧化碳。
➢ 理想监护：中心静脉压、经食道超声心动图、胸段硬膜外阻滞、体温、肌松监测、气道压。
➢ 可选择的监护：动脉血气分析，有创血压。

妇科内镜诊断与治疗培训教材 | 中国医师协会妇科内镜医师培训学院
首都医科大学附属北京妇产医院培训基地

我院腹腔镜手术麻醉的操作常规

➢ 术前准备：一般不必常规使用术前药，无需常规留置胃管。
➢ 扩容：诱导时先输注 5～10ml/kg的胶体液，如6%中分子羟乙基淀粉200/0.5、130/0.4。
➢ 麻醉诱导：东莨菪碱0.3mg、咪唑安定0.06mg/kg、血浆靶控输注瑞芬太尼5ng/ml、异丙酚5μg/ml、万可松0.08mg/kg，插入喉罩。

充分术前准备，常规准备：

（1）手术前晚，除明显焦虑的患者，一般不必常规使用术前药。

（2）手术当日，除腹腔镜胃肠手术的患者，一般不必常规置胃管。

（3）扩容：建议在麻醉诱导前适当扩容，一般静脉输入 5～10ml/kg 的晶体液。

（4）腹腔镜手术的麻醉，建议选择有气管插管的全身麻醉。

面罩加压给氧时应使用 Selick 手法，或轻压剑突下防止气体进入胃内。

妇科内镜诊断与治疗培训教材 | 中国医师协会妇科内镜医师培训学院
首都医科大学附属北京妇产医院培训基地

我院腹腔镜手术麻醉的操作常规

➢ 通气模式：可采用间歇正压通气，低容高频通气模式（潮气量5~6ml/kg，呼吸频率18~25次/分）可使气道压和$PetCO_2$不致过度升高。

➢ 对于控制呼吸的全麻患者，增加呼吸频率比增加潮气量能更有效降低$PetCO_2$，对老年与过度肥胖者，可给予少许呼气末正压通气。

妇科内镜诊断与治疗培训教材 | 中国医师协会妇科内镜医师培训学院
首都医科大学附属北京妇产医院培训基地

我院腹腔镜手术的麻醉方式

➢ CSEA　　???　

➢ GA(intubation)　√√√

➢ laryngeal mask　??

1. 腰－硬联合麻醉（combined spinal epidural anesthesia，CSEA）。

2. GA：气管插管全麻（general anesthesia，GA）。

3. 喉罩（laryngeal mask）。

妇科内镜诊断与治疗培训教材 | 中国医师协会妇科内镜医师培训学院
首都医科大学附属北京妇产医院培训基地

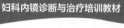
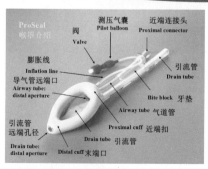

妇科内镜诊断与治疗培训教材 | 中国医师协会妇科内镜医师培训学院
首都医科大学附属北京妇产医院培训基地

喉罩置入方法

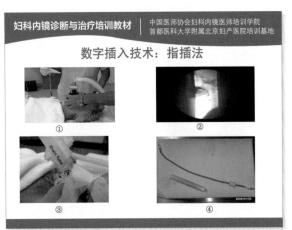

喉罩置入方法：

（1）盲探法：①手指引导法；②使用引导工具法。

（2）明视法：①喉镜辅助明视法；②橡胶弹性探针及胃管引导法；③纤维光导内窥镜指引法；④视频喉镜辅助插入。

妇科内镜诊断与治疗培训教材 | 中国医师协会妇科内镜医师培训学院
首都医科大学附属北京妇产医院培训基地

数字插入技术：指插法

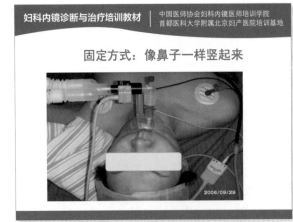

①　②
③　④

妇科内镜诊断与治疗培训教材 | 中国医师协会妇科内镜医师培训学院
首都医科大学附属北京妇产医院培训基地

固定方式：像鼻子一样竖起来

患者静脉全麻诱导下行喉罩，固定后行腹腔镜下手术。

右美和丙泊酚与芬太尼和丙泊酚相比，前者可显著提高妇科腹腔镜术后康复质量。

利多卡因 + 右美替代阿片类用药可显著减少术后疼痛及镇痛药用量。

妇科内镜诊断与治疗培训教材 中国医师协会妇科内镜医师培训学院
首都医科大学附属北京妇产医院培训基地

腹腔镜手术相关的问题

- CO_2 气腹对肝、肾、脑的影响。
- CO_2 气腹与下肢静脉血栓。
- 手术后疼痛的问题。
- 手术后恶心、呕吐的问题。
- 腹腔镜手术与心跳骤停。

妇科内镜诊断与治疗培训教材 中国医师协会妇科内镜医师培训学院
首都医科大学附属北京妇产医院培训基地

宫腔镜手术的麻醉

- 腰-硬联合麻醉（CSEA）。
- 静脉麻醉（intravenous）。
- 喉罩（laryngeal mask）。
- 骶骨阻滞（sacral block）。

妇科内镜诊断与治疗培训教材 中国医师协会妇科内镜医师培训学院
首都医科大学附属北京妇产医院培训基地

中国微创外科杂志 2008 年 4 月第 8 卷第 4 期   Chin J Min Inv Surg, April 2008, Vol.8, No.4   · 349 ·

·临床论著·

宫腔镜手术静脉全麻诱导期置入喉罩的
最佳血浆靶控浓度

蒂 宁 徐铭军

〔首都医科大学附属北京妇产医院麻醉科，北京 (100025)〕

【摘要】 目的 探讨宫腔镜手术静脉全麻诱导期置入喉罩时瑞芬太尼复合丙泊酚的最佳血浆靶控浓度（plasma
concentratum, Cp）。 方法 2007 年 1 ~ 6 月，宫腔镜手术 60 例，随机分为 3 组，每组 20 例，诱导 Cp：A 组瑞芬太尼 2.0
ng/ml + 丙泊酚 2.5 μg/ml，B 组瑞芬太尼 2.5 ng/ml + 丙泊酚 3.0 μg/ml，C 组瑞芬太尼 3.0 ng/ml + 丙泊酚 3.5 μg/ml。当模拟
宫腔深度与血浆浓度达平衡时进入喉罩置入，麻醉维持期记录置入喉罩期记（T），实验组、插管前（T）、插管后即刻（T）、保留自主呼吸
术毕停药（T）、喉罩拔除后（各时点心率、血压变化、记录麻醉前（T），插入下气管插管、体动反应等条件）、记录麻醉前（T），插管即刻至呼吸道定位
反应指时（T），置喉罩后 3 min（T）、扩张时（T）各时点心率动脉压（MAP）、心率（HR）、氧饱和度（SpO）、呼
气末 CO_2 分压（ $P_{ET}CO_2$ ）及脑电双频谱指数（BIS），记录麻醉诱导、手术、呼之睁眼麻醉定向力恢复时间。   3 组诱导时间

妇科内镜诊断与治疗培训教材 | 中国医师协会妇科内镜医师培训学院
首都医科大学附属北京妇产医院培训基地

宫腔镜手术的相关问题

➤ 静脉气体栓塞(venous gas embolism，VGE)。

➤ 1995年Pierre等报道5140例CO_2宫腔镜检查中发生气体栓塞3例，发生率0.058%。

➤ 1999年Brandner等报道3932例CO_2宫腔镜检查中发生气体栓塞1例，发生率0.03%。

➤ 1997年Brooks收集全世界文献统计，有13例宫腔镜手术发生空气栓塞。

➤ 容量超负荷。

妇科内镜诊断与治疗培训教材 | 中国医师协会妇科内镜医师培训学院
首都医科大学附属北京妇产医院培训基地

CO_2气腹对肝脏功能的影响

➤ 腹腔镜胆囊切除术后，肝功能在短时期内有明显变化，主要表现为多种肝酶的升高、胆红素及凝血酶时间改变等，术后72小时才缓慢恢复正常。

➤ 高碳酸血症常引起窦性心动过速和室性早搏，研究发现维持高的氧饱和度可以减少CO_2导致的心律失常。

妇科内镜诊断与治疗培训教材 | 中国医师协会妇科内镜医师培训学院
首都医科大学附属北京妇产医院培训基地

CO_2气腹对肝脏功能的影响

门静脉血流量随IAP升高而进行性降低，门静脉压力和门脉-肝内血流阻力进行性上升，当IAP达25mmHg时，门静脉血流量较气腹前降低34%，门脉压升高2.6倍，门脉-肝内血流阻力上升5.5倍。

妇科内镜诊断与治疗培训教材 | 中国医师协会妇科内镜医师培训学院
首都医科大学附属北京妇产医院培训基地

CO_2气腹对肾脏功能的影响

➢ IAP为20mmHg时,犬的肾血流减少79%,肾小球滤过率减少77%,肾小球阻力升高55.5%,尿量减少50%。

➢ 肾脏的低灌注状态主要是由于IAP对肾实质和静脉的压迫所致。

➢ 气腹腹腔镜手术的患者抗利尿激素明显高于无气腹手术者,临床所见气腹腹腔镜手术的患者术中尿量明显较无气腹手术患者减少。

妇科内镜诊断与治疗培训教材 | 中国医师协会妇科内镜医师培训学院
首都医科大学附属北京妇产医院培训基地

CO_2气腹对颅脑功能的影响

IAP达15mmHg时,颅内压升高达23mmHg,中心静脉压也升高。临床研究证实,颅内压升高与增高的IAP影响静脉回流及高CO_2血症有关。

妇科内镜诊断与治疗培训教材 | 中国医师协会妇科内镜医师培训学院
首都医科大学附属北京妇产医院培训基地

CO_2气腹与DVT

➢ CO_2气腹增加了术后发生深静脉血栓(deep venous hrombosis, DVT)的危险。

➢ 12mmHg的气腹压力使下肢静脉明显扩张($P < 0.05$),血流速度明显减慢($P < 0.05$),血流量明显减少($P < 0.05$)。气腹排出后,下肢静脉仍处于扩张状态。

国外报道的腹腔镜胆囊切除术后有症状或体征的DVT的发生率为0.3%~0.68%,而无症状的DVT的发生率则明显增高,甚至可高达55%。

妇科内镜诊断与治疗培训教材 | 中国医师协会妇科内镜医师培训学院
首都医科大学附属北京妇产医院培训基地

CO_2气腹与DVT

➤ 平卧位气腹形成后，右下肢股静脉的直径与气腹前相比增粗了26%。

➤ 气腹形成后体位呈30°头低脚高位时，测量的股静脉直径较气腹形成前增粗，但与气腹形成后的平卧位相比变细16%。30°头低脚高体位30分钟后，右下肢股静脉的直径基本又恢复到平卧位气腹后的水平。

➤ 手术结束，气腹排出后，麻醉恢复前，下肢股静脉的直径又明显变细，但与气腹形成前的基础状态相比仍然是增粗的。

妇科内镜诊断与治疗培训教材 | 中国医师协会妇科内镜医师培训学院
首都医科大学附属北京妇产医院培训基地

腹腔镜手术后疼痛的问题

➤ Ure对1000例TLC患者术后的疼痛进行研究，发现术后使用止痛剂的占73%。

➤ TLC术后疼痛由内脏疼痛、切口疼痛及肩部疼痛组成。

Joris 等认为，术后 24 小时内出现的疼痛主要是切口疼痛和内脏疼痛，肩部疼痛症状轻微，24 小时后肩部疼痛症状显著加重，持续 2～3 天后逐渐消失。肩部疼痛的发生率为 12%～80%，通常为 30%～40%。

妇科内镜诊断与治疗培训教材 | 中国医师协会妇科内镜医师培训学院
首都医科大学附属北京妇产医院培训基地

腹腔镜手术后疼痛的问题

➤ 肩背部疼痛（shoulder-tip pain, STP）的机制：
  ✓ 膈神经牵拉。
  ✓ 膈神经受压。
  ✓ 创伤。
  ✓ 高碳酸血症。

1. 膈神经牵拉：气腹致膈肌抬高，膈肌膨胀，膈神经延伸引起牵扯性疼痛。

2. 膈神经受压：Dobbs 等认为 TLC 术后肩部疼痛是膈神经受压的结果。气腹致脏器表面的紧张度散失，气腹增加的重力附着在肝面膈肌上，膈神经受压，从而引起 TLC 术后肩部的疼痛。

妇科内镜诊断与治疗培训教材 中国医师协会妇科内镜医师培训学院
首都医科大学附属北京妇产医院培训基地

腹腔镜手术后恶心、呕吐的问题

➤ 其发生除与麻醉因素中气管插管/麻醉药物刺激呕吐中枢、吸入麻醉药物刺激胃肠道外，还与CO_2气腹使腹内压升高和形成高碳酸血症及轻度酸中毒刺激胃肠道机械感受器，使传入迷走神经兴奋性增高，引起催吐中枢兴奋有关。

➤ 减少IAP是预防恶心、呕吐的有效措施。

妇科内镜诊断与治疗培训教材 中国医师协会妇科内镜医师培训学院
首都医科大学附属北京妇产医院培训基地

腹腔镜手术后恶心、呕吐的问题

围手术前因素：

➤ 年龄：易发生于儿童。

➤ 性别：女性是男性的2～4倍，且月经周期第3～4周发生率更高。

➤ 体型：肥胖患者发生率高。

➤ 个人易感性：既往有晕动症或麻醉术后呕吐史，有呕吐相关疾病（消化道疾病）。

妇科内镜诊断与治疗培训教材 中国医师协会妇科内镜医师培训学院
首都医科大学附属北京妇产医院培训基地

腹腔镜手术后恶心、呕吐的问题

女性恶心、呕吐发生率高的原因：

➤ 体内高水平促性腺激素是主要原因，如妊娠剧吐、绝经期或卵巢切除的女性、口服雌激素等均使恶心、呕吐发生率增高。

➤ 当女性＞70岁恶心、呕吐发生率下降，此时体内促性腺激素水平下降。

妇科内镜诊断与治疗培训教材 | 中国医师协会妇科内镜医师培训学院
首都医科大学附属北京妇产医院培训基地

腹腔镜手术后恶心、呕吐的问题

术中因素（手术部位及类型）：

➢ 腹腔手术：刺激胃肠道，兴奋胃肠道感受器，通过迷走神经传入引起恶心、呕吐。

➢ 妇产科手术：手术刺激，性激素联合作用。

➢ 腹腔镜手术：腹腔内操作，二氧化碳气腹，腹腔过度膨胀。

➢ 颅脑手术：颅内压的改变。

➢ 头颈部、耳鼻喉科手术：扁桃体摘除术发生率为80%。

➢ 眼科手术：对前庭系统的影响，斜视矫正术为85%。

妇科内镜诊断与治疗培训教材 | 中国医师协会妇科内镜医师培训学院
首都医科大学附属北京妇产医院培训基地

腹腔镜手术心跳骤停

心跳骤停与CO_2气栓：

➢ Cognat等报道，在法国50 000例腹腔镜手术中，心跳骤停发生率为1/2000，其中可逆性心跳骤停发生率为1/2500，不可逆性心跳骤停为1.2/10 000。

➢ 作者分析后认为，气腹是导致心跳骤停的主要原因。

早在1976年，Mueller等报道在腹腔镜下行绝育术的297例患者中发生1例心跳骤停，但当时由于认识能力有限，只能将其原因归于麻醉因素。到了19世纪80年代，开始有人怀疑心跳骤停可能是由于CO_2气栓、哮喘发作或麻醉过程中通气不足导致低氧血症或高碳酸血症、腹膜牵拉导致迷走神经反射等所致。

妇科内镜诊断与治疗培训教材 | 中国医师协会妇科内镜医师培训学院
首都医科大学附属北京妇产医院培训基地

腹腔镜手术心跳骤停

案例1：女，40岁，因反复右上腹疼痛8年，以胆囊结石入院。既往体健，检查：P 82次/分，BP 12/9kPa，心率齐，各瓣膜区无病理性杂音。心电图检查正常。肝功能、肾功能、电解质均正常。

➢ 在硬膜外腔阻滞麻醉下行TLC，辅助麻醉药品有安定10mg、芬太尼0.05mg、氟哌啶醇2.5mg、氯胺酮50mg。

➢ 当建立CO_2气腹约5分钟时，心率自90次/分降到20次/分，血压由15/9kPa降到3/0 kPa。

➢ 立即抢救：解除CO_2气腹并进行胸外按压、面罩加压给氧。

➢ 药物治疗：静推阿托品1mg。

妇科内镜诊断与治疗培训教材 | 中国医师协会妇科内镜医师培训学院
首都医科大学附属北京妇产医院培训基地

腹腔镜手术心跳骤停

➤ 转归：2～3分钟后心率升到120次/分，血压恢复11/8kPa，继续手术。

➤ 手术结束时，再次出现心率由120次/分降到0～20次/分，并出现室颤，血压降至0。

➤ 再次抢救。

➤ 转归：约10分钟后心率升至120～130次/分，心律恢复窦性心律，血压升到11/8kPa，恢复自主呼吸，频率14～18次/分，潮气量为400ml左右，1小时后患者出现频繁抽搐，按脑复苏综合治疗，2天后神志恢复，术后12天出院。

具体抢救措施：
（1）胸外按压。
（2）气管插管辅助呼吸。
（3）药物治疗：静推阿托品 2mg、肾上腺素 2mg、地塞米松 10mg、静脉点滴 10% 葡萄糖注射液 500ml+ 多巴胺 60mg+ 多巴酚丁胺 60mg，心律又转为室速，心室率 200 次 / 分左右，静推心律平 10mg，硫酸镁 2.5g。

妇科内镜诊断与治疗培训教材 | 中国医师协会妇科内镜医师培训学院
首都医科大学附属北京妇产医院培训基地

腹腔镜手术心跳骤停

案例2： 男，54岁，因右上腹疼痛8小时，以急性胆囊炎、胆囊结石入院，平时体健。检查：P 80次/分，BP 16/10kPa，心率齐，各瓣膜区无病理性杂音。心电图正常。肝功能、肾功能、电解质均正常。

➤ 在硬膜外腔阻滞麻醉下行TLC，辅助麻醉药品有安定20mg、芬太尼0.1mg、氟哌啶醇5mg、氯胺酮50mg。

妇科内镜诊断与治疗培训教材 | 中国医师协会妇科内镜医师培训学院
首都医科大学附属北京妇产医院培训基地

腹腔镜手术心跳骤停

➤ 当手术进行约60分钟时，心率自80次/分逐渐降到0～20次/分，血压由11/9kPa降到4/0kPa。

➤ 立即抢救：解除CO_2气腹并进行胸外按压、面罩加压给氧。

➤ 药物治疗：2～3分钟后心率升到120次/分，血压恢复13/8kPa，再行气管内插管辅助呼吸，中转开腹。

➤ 转归：1小时后手术结束，患者神志清醒，安返病房，术后10天出院。

药物治疗：静推阿托品 1mg、肾上腺素 1mg、地塞米松 10ml，静脉点滴 10% 葡萄糖注射液 500mg+ 多巴胺 60mg+ 多巴酚丁胺 60mg。

妇科内镜诊断与治疗培训教材 | 中国医师协会妇科内镜医师培训学院
首都医科大学附属北京妇产医院培训基地

腹腔镜手术心跳骤停

➤ 分析：

✓ 心跳骤停的主要原因：CO_2潴留、低氧血症及胆心反射。

✓ 造成CO_2潴留和低氧血症的主要原因：CO_2气腹因素、麻醉因素。

缺氧可抑制心脏节律和传导，CO_2潴留可抑制窦房结和房室结的正常传导，并兴奋心脏，抑制中枢。

妇科内镜诊断与治疗培训教材 | 中国医师协会妇科内镜医师培训学院
首都医科大学附属北京妇产医院培训基地

腹腔镜手术心跳骤停

案例3：女，24岁，拟在腹腔镜下行左卵巢巧克力囊肿剥离术。持续性硬膜外麻醉，麻醉平面$T_8 \sim S_2$。

➤ 确认气腹针进入腹腔镜后，以1.0 L/min流度充入CO_2，患者轻度呻吟，血压、心电图、心率均正常，3分钟后腹腔内压力达14mmHg、腹腔内气量达2.0 L时，停止充气，取出气腹针。

妇科内镜诊断与治疗培训教材 | 中国医师协会妇科内镜医师培训学院
首都医科大学附属北京妇产医院培训基地

腹腔镜手术心跳骤停

➤ 准备穿入Trocar时，患者心率以76次/分→60次/分→40次/分→25次/分在下降，血压下降，瞬间心脏停搏，心电图呈一条直线。

➤ 立即抢救：插入气腹针排出腹内CO_2，给予胸外按压，10 s后心跳恢复。

➤ 药物治疗：经静脉滴注阿托品、麻黄素，给予氧气吸入，生命体征很快恢复正常。

➤ 转归：待患者稳定后再次缓慢充气，腹内压维持在12mmHg，患者无特殊反应，麻醉满意，顺利完成手术。

妇科内镜诊断与治疗培训教材 | 中国医师协会妇科内镜医师培训学院
首都医科大学附属北京妇产医院培训基地

腹腔镜手术心跳骤停

案例4: 女,47岁,拟行腹腔镜下鞘内子宫切除术。连续硬膜外麻醉。

➢ 确认气腹针进入腹腔后,以1.0 L/min流速充入CO_2气体,患者无不适,血压、心电图基本正常。3分钟后,腹腔内压力达到1.6kPa,停止充气。

➢ 患者心率突然减慢,由72次/分降至60次/分、40次/分、30次/分,血压下降,瞬间心脏骤停,心电图呈直线,插入气腹针排出腹腔内CO_2气体,行心外按压术,8s后心跳恢复,心率为35次/分。

➢ 药物治疗:静推阿托品10mg,效果欠佳,再次静滴阿托品10mg,给予吸氧和麻黄素等治疗。

➢ 转归:生命体征基本恢复正常,心率升至75次/分,再次缓慢充气,腹内压维持在1.33kPa,患者无特殊反应,麻醉满意,手术顺利。

妇科内镜诊断与治疗培训教材 | 中国医师协会妇科内镜医师培训学院
首都医科大学附属北京妇产医院培训基地

腹腔镜手术心跳骤停

分析:

(1)迷走神经过度兴奋

✓ 人工气腹时快速充气,腹内压增高,腹膜牵拉扩张,刺激腹膜的牵张感受器引起迷走神经兴奋,而过度的迷走神经刺激会抑制窦房结,引起心率减慢、血压下降。

✓ 硬膜外麻醉阻滞、术前紧张焦虑提高迷走神经兴奋性。

✓ 高碳酸血症对心肌迷走神经的反应性增高,引起迷走神经张力增高、心率减慢,甚至心脏停搏。

妇科内镜诊断与治疗培训教材 | 中国医师协会妇科内镜医师培训学院
首都医科大学附属北京妇产医院培训基地

(2)血流动力学的变化:硬膜外麻醉时,外周血管扩张、充气后腹腔内压增高、体位膈肌抬高均可降低回心血量,减少心输出量。

(3)手术体位:由于盆腔手术操作的需要,患者需过度头低足高位,CO_2气腹导致腹内压增高,患者胸肺顺应性下降,呼吸气道阻力增大,导致患者的呼吸功能严重受影响。

妇科腔镜手术麻醉相关并发症的处理

妇科内镜诊断与治疗培训教材 | 中国医师协会妇科内镜医师培训学院
首都医科大学附属北京妇产医院培训基地

妇科腔镜手术麻醉相关
并发症的处理

首都医科大学附属北京妇产医院

麻醉科

赵国胜

妇科内镜诊断与治疗培训教材 | 中国医师协会妇科内镜医师培训学院
首都医科大学附属北京妇产医院培训基地

概述

➤ 妇科领域的微创腹腔镜手术最早始于20世纪六七十年代，由德国Semm教授进行了一系列妇科腔镜手术并延续至今。

➤ 人工气腹和特殊体位对患者的病理生理造成的干扰，常使麻醉复杂化，特别是并发症的问题。

1. 目前腹腔镜技术已在国内外临床广泛开展，且在腹腔镜下进行的妇科手术适应证也在不断扩大。

2. 腹腔镜手术是近年来在我国发展起来的新技术，对麻醉要求较高。

妇科内镜诊断与治疗培训教材 | 中国医师协会妇科内镜医师培训学院
首都医科大学附属北京妇产医院培训基地

应激反应

➤机体对腹腔镜手术和开腹手术的内分泌应激反应无明显差别。

➤血浆和尿中的皮质醇、儿茶酚胺浓度无差别。

1. 妇科腹腔镜术后的应激反应比开腹手术较轻。

2. 研究表明，腹腔镜手术后血浆、24 小时尿中儿茶酚胺、皮质醇均有增加，但与开腹手术相比，后者增加更为明显。

引自：

1. Buunen M, Gholghesaei M, Veldkamp R, et al.Stress response to laparoscopic surgery：a review. Surg Endosc, 2004, 18 (7)：1022-1028.

2. Nguyen NT, Goldman CD, Ho HS, et al.Systemic stress response after laparoscopic and open gastric bypass. J Am Coll Surg, 2002, 194 (5)：557-566.

妇科内镜诊断与治疗培训教材 | 中国医师协会妇科内镜医师培训学院
首都医科大学附属北京妇产医院培训基地

气腹、体位对健康患者血流动力学的影响

➤心排出量下降10%～30%（与腹腔内压的增加成正比）

➤动脉血压升高。

➤体循环和肺循环阻力增加（机械性因素和神经内分泌因素）。

➤心率可维持不变或仅轻度增加。

妇科内镜诊断与治疗培训教材 | 中国医师协会妇科内镜医师培训学院
首都医科大学附属北京妇产医院培训基地

气腹、体位对健康患者血流动力学的影响

➤一些研究结果发现，气腹可使全部腹腔内脏的血流量明显下降。

➤$PaCO_2$升高，脑血流速度加快，颅内压升高。

➤头低体位可导致眼部疾病的女性患者眼内压升高。

妇科内镜诊断与治疗培训教材 | 中国医师协会妇科内镜医师培训学院
首都医科大学附属北京妇产医院培训基地

气腹、体位对健康患者血流动力学的影响

➤轻度至重度心脏病患者，在形成气腹过程中平均动脉压、心排出量、全身血管阻力的变化与健康患者相似，但幅度更为明显。

➤研究发现，术前存在心排出量和中心静脉压低，以及平均动脉压和全身血管阻力高的患者，血流动力学变化明显。

1.腹腔镜手术麻醉时遇到的主要问题是人工气腹和特殊手术体位对患者生理功能的干扰，使麻醉处理复杂化。

2.全身情况较好的患者一般能耐受人工气腹和特殊体位变动，高龄、危重患者，由于心肺代偿能力差，气腹和手术体位对这部分患者的影响较大，麻醉手术风险增加。

腹腔镜手术期间血流动力学的变化是多种因素综合作用的结果，包括二氧化碳气腹、高碳酸血症、反射性迷走神经张力增高，以及体位变化等影响。

引自：
1. Junghans T, Neudecker J, Dörner F, et al.Effect of increasing cardiac preload, sympathetic antagonism, or vasodilation on visceral blood flow during pneumoperitoneum. Langenbecks Arch Surg, 2005, 390 (6)：538-543.

2. Robba C, Cardim D, Donnelly J, et al. Effects of pneumoperitoneum and Trendelenburg position on intracranial pressure assessed using different non-invasive methods. Br J Anaesth, 2016, 117 (6)：783-791.

如患者术前合并冠心病或严重心室功能受损，减压反射调节功能减弱，头低位带来的血流动力学变化，就可能导致心脏负荷增加、心肌氧供失衡。

引自：Zuckerman R, Gold M, Jenkins P, et al.The effects of pneumoperitoneum and patient position on hemodynamics during laparoscopic cholecystectomy. Surg Endosc, 2001, 15 (6)：562-565.

妇科内镜诊断与治疗培训教材 | 中国医师协会妇科内镜医师培训学院
首都医科大学附属北京妇产医院培训基地

腹腔镜手术麻醉的选择

➢全身麻醉：全凭静脉靶控输注、吸入麻醉、静脉复合吸入麻醉。
➢椎管内麻醉：连续硬膜外间隙麻醉、硬-腰联合麻醉。
➢全身麻醉复合连续硬膜外间隙阻滞。

1. 因 CO_2 气腹对呼吸功能和血流动力学影响较大，腹腔镜检查及手术以气管内插管全麻的方式更安全。

2. 术前应通过各种检查对患者进行全面评估，尤其是肺功能和心血管功能。

3. 腹腔镜手术中完善的监护是保证患者安全和手术成功的重要基础。

妇科内镜诊断与治疗培训教材 | 中国医师协会妇科内镜医师培训学院
首都医科大学附属北京妇产医院培训基地

腹腔镜手术麻醉的选择

➢全身麻醉采用气管插管、肌松剂，并施行控制呼吸，该种麻醉不但有利于保证适当的麻醉深度和维持有效的通气，还可以避免膈肌运动，利于手术操作，是最适宜的麻醉方法。
➢目前已不主张选择椎管内麻醉方案。
➢一般根据手术时间长短和手术难度，以及患者的健康状况选择最佳麻醉方案、麻醉药物和监测内容。

1. CO_2 气腹可使肺顺应性和 FRC 降低，影响通气功能，严重时对氧合功能也会产生影响。

丙泊酚起效和清醒迅速，术后不良反应较少，且能减少术后恶心、呕吐症状，在妇科腹腔镜手术中应用较多。

2. 异氟烷、七氟烷等吸入麻醉药具有扩张小血管和小气道平滑肌作用，可降低肺血管阻力和气道阻力，用于麻醉维持更有利。

妇科内镜诊断与治疗培训教材 | 中国医师协会妇科内镜医师培训学院
首都医科大学附属北京妇产医院培训基地

术前评估

腹腔镜手术患者的术前评估主要了解患者各系统有无严重并发症，判断患者对气腹的耐受性，以及有无气腹的相对禁忌证，如颅内高压、低血容量、青光眼、脑室-腹腔分流、腹腔-颈静脉分流等，这些患者慎用气体性腹腔镜，宜应用非气体腹腔镜。

1. 对合并慢性阻塞性肺疾病、吸烟及肥胖患者，术前应充分评估肺功能，综合考虑利弊，可相对放宽腹腔镜手术指证。

2. 合并心脏病，尤其是左心室功能不全患者，应考虑 IAP 和 Trendelenburg 体位对血流动力学的影响，通常有瓣膜功能不全或充血性心衰的患者行腹腔镜手术比缺血性心脏病患者更危险。

妇科内镜诊断与治疗培训教材 | 中国医师协会妇科内镜医师培训学院
首都医科大学附属北京妇产医院培训基地

术前评估

➤ 心血管、心脏疾病的患者（高血压、冠心病、心律失常、心室功能受损等）应进行术前评估、监测、会诊。

➤ 严重充血性心脏疾病和严重瓣膜关闭不全患者在腹腔镜手术中更易发生心脏并发症。

1. IAP 过高不利于肾灌注，故肾功能不全患者应加强血流动力学管理，避免使用有肾毒性的药物。

2. 术前用药应选择起效和恢复迅速的药物，以适应腹腔镜手术术后恢复快的特点。

妇科内镜诊断与治疗培训教材 | 中国医师协会妇科内镜医师培训学院
首都医科大学附属北京妇产医院培训基地

术前评估

➤ 呼吸系统疾病的患者（近期呼吸道感染、长期吸烟、既往哮喘病史等）应了解通气功能、气道反应性。

➤ 内分泌疾病患者（甲状腺疾病、糖尿病等）。

术中使用可乐定或右旋美托咪啶可减轻 CO_2 气腹引起的应激反应和血流动力学波动。

妇科内镜诊断与治疗培训教材 | 中国医师协会妇科内镜医师培训学院
首都医科大学附属北京妇产医院培训基地

全身麻醉的实施

诱导与维持：丙泊酚、咪唑安定、依托咪酯、舒芬太尼、瑞芬太尼、各种吸入麻醉药、充分的肌肉松弛药。

1. 术中 IAP 增高会影响静脉回心血量，可能引起血压下降，建议麻醉诱导前适当扩容。

2. 近年来，在短小腹腔镜手术中，联合使用丙泊酚和瑞芬太尼全凭静脉麻醉（total intravenous anesthesia，TIVA）和靶控输注技术（target controlled infusion，TCI）发展较快。

妇科内镜诊断与治疗培训教材 | 中国医师协会妇科内镜医师培训学院
首都医科大学附属北京妇产医院培训基地

全身麻醉的优点

➤能够保证适当的麻醉深度，解除人工气腹造成的不适。
➤气管插管控制呼吸有利于保持呼吸道通畅和维持有效的肺通气。
➤使用肌松药可控制膈肌活动，有利于手术操作。
➤能及时调节通气量，维持$PaCO_2$在正常范围。

除常规监测血压、心电图、脉搏、氧饱和度外，还需要监测$PetCO_2$、尿量、肺动脉压、超声心动图。全身麻醉中应严密监测呼吸指标，如潮气量、呼吸频率、每分钟通气量和气道压等，$PetCO_2$连续曲线的突然变化有助于发现异常情况。

妇科内镜诊断与治疗培训教材 | 中国医师协会妇科内镜医师培训学院
首都医科大学附属北京妇产医院培训基地

全身麻醉的缺点

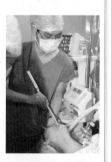

➤麻醉费用增加。
➤气管插管、拔管过程中诱发心律失常、应激反应。
➤术后咽喉痛。
➤术后可能发生意识障碍、呼吸抑制。
➤术后疼痛明显。

1. 术后应待患者意识清醒、自主呼吸恢复满意、保护性反射活跃、$PaCO_2$基本正常后方可拔除气管插管。

2. 术前、术中应用非甾体类抗炎药物、阿片类镇痛药可减轻术后疼痛。

妇科内镜诊断与治疗培训教材 | 中国医师协会妇科内镜医师培训学院
首都医科大学附属北京妇产医院培训基地

喉罩在妇科腔镜手术中的应用普及

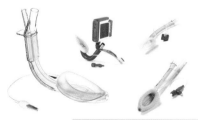

喉罩使用范围	常规手术
	急救领域

近年来喉罩用于妇科腹腔镜检查和手术的报道越来越多，但用于肥胖、慢性阻塞性肺疾病和长时间手术患者时应慎重。

妇科内镜诊断与治疗培训教材 | 中国医师协会妇科内镜医师培训学院
首都医科大学附属北京妇产医院培训基地

喉罩的优点

➤ **不进入下呼吸道，刺激小**
✓ 置入时心血管反应较小
✓ 对冠心病、高血压等患者有益，
　不良反应小。
➤ **置入方便，可迅速建立气道**
✓ 可用于部分困难气道。
✓ 可用于急救复苏。

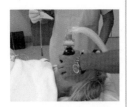

妇科内镜诊断与治疗培训教材 | 中国医师协会妇科内镜医师培训学院
首都医科大学附属北京妇产医院培训基地

麻醉中注意事项

➤ 避免胃充气。
➤ 注意气腹压力及其影响。
➤ 注意体位的改变。
➤ 加强术中呼吸管理。
➤ 掌握好肌松药的应用。

妇科内镜诊断与治疗培训教材 | 中国医师协会妇科内镜医师培训学院
首都医科大学附属北京妇产医院培训基地

麻醉监测

➤应特别强调对呼吸与循环功能的监测。
➤常规监测血压、心率、$PetCO_2$、SpO_2、气道压等。
➤肺部疾病时，CO_2气腹、IAP升高及麻醉使$PetCO_2$与
$PaCO_2$相关性降低，推荐动脉血气监测。

妇科内镜诊断与治疗培训教材 | 中国医师协会妇科内镜医师培训学院
首都医科大学附属北京妇产医院培训基地

椎管内麻醉的应用

➢对于基层医疗单位可选择连续硬膜外麻醉或硬-腰联合麻醉（combined epidural/spinal anaesthesia，CSEA）。

➢要求患者一般情况好、能合作，人工气腹的腹腔内压力要尽量低，手术技术要求高，所以仍不能作为主要的麻醉方法。

妇科内镜诊断与治疗培训教材 | 中国医师协会妇科内镜医师培训学院
首都医科大学附属北京妇产医院培训基地

椎管内麻醉的优点

➢手术后恢复快，恶心、呕吐发生率低。

➢易早期诊断并发症，血流动力学波动小。

➢可避免全麻后的咽喉痛、肌痛、伤口痛及呼吸道损伤。

妇科内镜诊断与治疗培训教材 | 中国医师协会妇科内镜医师培训学院
首都医科大学附属北京妇产医院培训基地

椎管内麻醉的缺点

➢阻滞平面过高时，抑制辅助呼吸肌的作用，也影响循环功能的稳定。

➢镇痛、镇静药剂量过大时，可抑制呼吸道保护性反射，加重高碳酸血症。

➢腹式呼吸不利于术者操作，会增加意外损伤机会。

妇科内镜诊断与治疗培训教材 | 中国医师协会妇科内镜医师培训学院
首都医科大学附属北京妇产医院培训基地

全身麻醉复合硬膜外间隙阻滞

适用于各种腹腔镜手术：

➤可有效控制呼吸、维持循环功能稳定。

➤减少麻醉药用量，消除术中、术后各种不适，苏醒快。

➤对于肝脏功能差的患者，有利于维持有效的肝脏血流，减轻气腹对肝脏的影响。

➤对冠心病患者，有利于防止或减少手术后心肌缺血、心绞痛或心肌梗死的发生。

➤改善糖尿病患者的糖耐量和缓解血糖增高。

引自：

1. Wang P, Wang HW, Zhong TD. Influence of different anesthesia on liver and renal function in elderly patients undergoing laparoscopic colon or rectal resection. Hepatogastroenterology, 2013, 60 (121)：79-82.

2. Li X, Wang J, Chen K, et al.Effect of different types of anesthesia on intraoperative blood glucose of diabetic patients：A PRISMA-compliant systematic review and meta-analysis. Medicine (Baltimore), 2017, 96 (13)：e6451.

妇科内镜诊断与治疗培训教材 | 中国医师协会妇科内镜医师培训学院
首都医科大学附属北京妇产医院培训基地

腹腔镜手术的常见并发症及防治

➤呼吸系统并发症：低氧血症、高碳酸血症、气胸、纵隔气肿、皮下气肿、气栓等。

➤心血管系统并发症：高血压、心律失常、出血等。

1.CO_2气体可能会自腹腔膈肌食管裂孔进入胸膜腔，高张力 CO_2 气体沿胸膜间隙蔓延会造成纵隔气肿。

2. 研究证明，气腹压力超过 10mmHg 即可影响循环功能，主要表现为心输出量（cardiac output, CO）下降、外周血管阻力和肺血管阻力升高、冠脉供血不足、心律失常等。

妇科内镜诊断与治疗培训教材 | 中国医师协会妇科内镜医师培训学院
首都医科大学附属北京妇产医院培训基地

高碳酸血症的问题

➤可通过PetCO₂监测及时发现。

➤高碳酸血症可导致交感神经兴奋、儿茶酚胺、垂体后叶素等缩血管物质释放增加，导致心肌异常的变时效应和变力效应、心肌氧耗量增加，从而影响血液动力学。

如发生严重高碳酸血症，一般措施不能纠正、无术中紧急情况时，应暂停手术或暂时解除气腹，待高碳酸血症纠正后，再重新正确建立气腹，重新开始手术。

妇科内镜诊断与治疗培训教材 | 中国医师协会妇科内镜医师培训学院
首都医科大学附属北京妇产医院培训基地

腹腔镜手术中高碳酸血症升高的常见因素

➢ 腹腔对CO_2的吸收（时间相关性）。
➢ 呼吸参数调节不当。
➢ 意外事件（CO_2皮下或体腔气肿、气胸、气栓、支气管内插管）。

> 完善的监护是保证患者安全和手术成功的重要基础。

妇科内镜诊断与治疗培训教材 | 中国医师协会妇科内镜医师培训学院
首都医科大学附属北京妇产医院培训基地

CO_2皮下气肿

➢原因：意外性腹膜外充气。
➢处理方法：
✓ $PetCO_2$达到平台后再度升高，通过调整通气来预防高碳酸血症几乎不可能。
✓ CO_2的压力取决于气肿的范围及CO_2吸收的程度，过高时应尽快结束或暂停腹腔镜手术。

> 腹腔镜手术CO_2皮下气肿发生率为2.7%。多数是因为在建立人工气腹时，穿刺针的针尖没有穿透腹膜进入腹腔，而是停留在腹壁组织内导致腹膜外充气。

妇科内镜诊断与治疗培训教材 | 中国医师协会妇科内镜医师培训学院
首都医科大学附属北京妇产医院培训基地

气胸、纵隔气肿和心包积气

➢原因：①残留胚胎物可在腹腔与胸腔、腹腔与心包之间形成潜在性通道。②已存在的肺大泡破裂也能造成气胸。
➢确诊方法：胸部听诊与放射线检查可确定诊断。
➢处理方法：停止充气、调整呼吸参数。

> 纵隔气肿和心包积气范围较大时，表现为呼吸急促、血压下降、心率增快或心脏传导障碍，甚至发生休克或心跳骤停。

妇科内镜诊断与治疗培训教材 | 中国医师协会妇科内镜医师培训学院
首都医科大学附属北京妇产医院培训基地

气栓

➤气栓发生率低但后果严重，腹腔镜和宫腔镜同时进行时发生率增加。

➤气栓一般发生在CO_2气腹建立时，多为注气针误入血管所致，如误入腹壁血管或误穿内脏血管，尤其既往有腹腔手术史的患者。也有报道气栓发生在手术后期。

➤CO_2注入血管的致死量约为空气的5倍。因多系气体大量注入血管，所以症状凶险，表现为气体存留于腔静脉和右心房导致回心血量减少，循环衰竭。

1. 气栓的发生率较低，但却是腹腔镜手术最危险的并发症。

2. 气栓一般发生在人工气腹建立时，多数是因为气腹针误入腹壁、内脏血管或气体经破损的静脉血管进入循环系统所致，尤其是既往有腹腔手术史的患者。

妇科内镜诊断与治疗培训教材 | 中国医师协会妇科内镜医师培训学院
首都医科大学附属北京妇产医院培训基地

气栓

诊断：

➤少量气栓可致肺动脉压力升高。

➤大量气栓（2ml/kg）可发生心动过速、心律失常、低血压、中心静脉压升高、心脏听诊有"磨坊"样音、发绀、右心扩大的心电图改变等，血氧饱和度监测可发现缺氧，$PetCO_2$可因肺动脉栓塞、心排血量减少和肺泡无效腔增加而下降，但又可因为CO_2的吸收而表现为早期升高。

➤经中心静脉导管抽出气体可诊断气栓，但这种方法不能起到早期诊断作用。

1. 腹腔内开始充气时速率一定要缓慢（不超过1L/min）。

2. 也有报道气栓发生在手术后期。此外，低血容量也是产生气栓的危险因素。

3. 气栓形成后，病理生理改变主要取决于气栓体积大小和气体进入静脉的速率。

4. 虽然经食道超声或胸前多普勒、肺动脉漂浮导管对诊断有主要价值，但对腹腔镜患者很少作为常规使用。

妇科内镜诊断与治疗培训教材 | 中国医师协会妇科内镜医师培训学院
首都医科大学附属北京妇产医院培训基地

气栓的治疗

➤CO_2气栓的治疗包括：立即停止气腹充气、气腹放气。

➤左侧卧位。

➤吸纯氧。

➤补液和给予血管活性药物。

➤插入中心静脉导管或肺动脉导管。

➤心肺复苏。

➤高压氧治疗。

1. 左侧卧位：将患者置于头低左侧斜坡卧位（Durant体位，患者处于此体位时，气泡会置于右心室心尖一侧，远离右心室流出道，气体进入肺循环的量会较少）。

2. 吸纯氧：提高氧合并防止气泡扩大；调节机械通气参数设置，维持较高的肺泡通气量，以对抗肺泡无效腔量增加的影响。

3. 补液和血管活性药物：进行循环支持。

4. 插入中心静脉导管或肺动脉导管：抽气。

5. 心肺复苏：心脏骤停患者必须及时进行心肺复苏，这有助于缓解CO_2栓塞症状。

6. 高压氧治疗：复苏成功后，血管内可能仍残留气体栓子，特别是怀疑有脑血管栓塞时，一定要考虑高压氧治疗。

妇科内镜诊断与治疗培训教材 | 中国医师协会妇科内镜医师培训学院
首都医科大学附属北京妇产医院培训基地

缩宫素和垂体后叶素的使用

➤缩宫素的作用？

➤缩宫素的降压作用？

➤垂体后叶素的升压作用？

1. 垂体后叶素是哺乳动物脑垂体后叶提取制成的水溶性成分，含缩宫素和血管加压素两种活性成分。

2. 缩宫素可使子宫平滑肌收缩，血管加压素可收缩小血管平滑肌。

妇科内镜诊断与治疗培训教材 | 中国医师协会妇科内镜医师培训学院
首都医科大学附属北京妇产医院培训基地

腹腔镜术后镇痛

➤阿片类药物镇痛：文献报道仍有80%的患者需用阿片类药物镇痛。

➤术前给予非甾体类的抗炎药，术后给予阿片类镇痛药，如曲马多或使用静脉镇痛泵。

➤给予吸氧、监测。

妇科腹腔镜手术中 CO_2 气腹后，术后腹痛及膀胱、尿道、肩部牵涉痛，以及切口痛会给患者带来一定程度的痛苦。

妇科内镜诊断与治疗培训教材 | 中国医师协会妇科内镜医师培训学院
首都医科大学附属北京妇产医院培训基地

苏醒期寒战、躁动的原因

➤麻醉状态下低体温。

➤静脉麻醉药的作用。

➤镇静药物残余下疼痛的刺激。

➤尿管刺激综合征。

可预防性的使用舒芬太尼、曲马多。

妇科内镜诊断与治疗培训教材 | 中国医师协会妇科内镜医师培训学院
首都医科大学附属北京妇产医院培训基地

恶心、呕吐

➢最常见的术后并发症，发生率高达40%～50%。

➢ 处理方法：食管引流型喉罩通气下常规放置引流管；
术前、术中预防性给予地塞米松、昂丹司琼、格拉司
琼、氟哌利多等。

妇科内镜诊断与治疗培训教材 | 中国医师协会妇科内镜医师培训学院
首都医科大学附属北京妇产医院培训基地

其他并发症

➢腓总神经损伤。
➢臂丛神经损伤。
➢DVT和肺栓塞风险。
➢内脏损伤。
➢休克。
➢心律失常。
➢过敏反应、过敏性休克。

1. 特殊体位如截石位，可能导致腓总神经损伤。

2. 上臂过分外展可致臂丛神经损伤。

3. 下肢静脉血流淤滞可能增加DVT和肺栓塞风险。

4. 腹腔镜下意外血管损伤（腹主动脉、下腔静脉、腹壁血管、腹膜后血管等）可能造成术中大出血、输尿管损伤等。

5. 休克的早期判断包括心率、血压、休克指数。

6. 心律失常有室性早搏、心动过缓、心动过速。

妇科内镜诊断与治疗培训教材 | 中国医师协会妇科内镜医师培训学院
首都医科大学附属北京妇产医院培训基地

宫腔镜手术麻醉及相关并发症的处理

宫腔镜手术操作可使患者产生痛苦感，如疼痛、小腹酸胀、心悸或心动过缓、出冷汗，甚至昏厥等，因此所有的宫腔内手术操作均宜在麻醉下进行。

妇科内镜诊断与治疗培训教材 | 中国医师协会妇科内镜医师培训学院
首都医科大学附属北京妇产医院培训基地

宫腔镜手术麻醉的选择

➢宫腔镜手术操作主要刺激T10以下的神经传导，宫颈刺激由骶神经传导。

➢局部黏膜阻滞、骶管阻滞、硬膜外阻滞、蛛网膜下腔阻滞（简称腰麻）、CSEA、静脉全麻均可应用于宫腔镜手术。

宫腔镜手术的麻醉方案一般根据手术时间长短和手术难度，以及患者的健康状况来选择最佳麻醉方案、麻醉药物和监测内容。

妇科内镜诊断与治疗培训教材 | 中国医师协会妇科内镜医师培训学院
首都医科大学附属北京妇产医院培训基地

局部麻醉

宫颈旁阻滞：子宫颈疼痛是由于宫颈第2、3、4骶神经根进入脊髓。宫颈旁阻滞对于小手术可达到满意的镇痛效果，特别是对于存在器质性疾病或老年患者。

✓ 有点：具有生理干扰小、恢复快和节省医疗费用等特点。

✓ 缺点：在于对手术部位较深及手术难度较大的操作难以提供满意的麻醉效果。

Giorda 等报道，宫旁阻滞可明显减轻宫腔镜诊查术引起的不适。Lau WC 等却认为宫旁阻滞不但不能减轻疼痛，反而会导致心动过缓和低血压。

妇科内镜诊断与治疗培训教材 | 中国医师协会妇科内镜医师培训学院
首都医科大学附属北京妇产医院培训基地

骶管阻滞

➢用于宫腔镜手术，对患者的各项生命体征影响不大，尤其对呼吸几乎没有影响，患者术中清醒，麻醉管理简便且骶部肌肉松弛，术者操作更为满意。

➢但由于骶管解剖结构的变异，可能增加操作难度。

骶管是腰段硬膜外间隙的延伸，终止于骶裂孔水平，含有腰骶神经丛和尾丛神经组成的马尾神经及硬膜囊终端（终丝）。

妇科内镜诊断与治疗培训教材 | 中国医师协会妇科内镜医师培训学院
首都医科大学附属北京妇产医院培训基地

椎管内麻醉的优缺点

椎管内麻醉能使患者保持一定的清醒度，这对观察患者体征，以及与患者交谈提供了方便。

- ✓ 优点：盆骶部肌肉较松弛，利于手术操作。
- ✓ 缺点：椎管内麻醉后，由于支配膀胱的骶神经恢复较晚、下肢麻木、患者不习惯卧位排尿等可引起尿潴留；长时间留置导尿管增加了尿路感染的机会。

> 多数宫腔镜手术是在硬膜外阻滞或腰麻下进行的。

妇科内镜诊断与治疗培训教材 | 中国医师协会妇科内镜医师培训学院
首都医科大学附属北京妇产医院培训基地

硬膜外麻醉

硬膜外阻滞或CSEA：

- ➤ 优点：患者安静无痛，血流动力学影响小，麻醉维持平稳，不受手术时间长短的限制，术后可有一段时间的镇痛作用。
- ➤ 缺点：穿刺为有创操作，可能会增加神经损伤、术后腰背痛、感染的发生。局麻药用量较大、误入血管或吸收过快可发生局麻药毒性反应；麻醉起效时间相对较慢且麻醉准备比较费时。

> 1. 预计手术时间较长的宫腔镜手术可在硬膜外阻滞或 CSEA 下进行。
> 2. 膜外阻滞可选 $L_3 \sim L_4$ 或 $L_2 \sim L_3$ 间隙为穿刺点，向上或向下置管，控制麻醉平面在 T_{10} 以下就能满足手术要求。

妇科内镜诊断与治疗培训教材 | 中国医师协会妇科内镜医师培训学院
首都医科大学附属北京妇产医院培训基地

蛛网膜下隙阻滞

蛛网膜下隙阻滞简称腰麻，已有一百年历史。

- ✓ 优点：穿刺简单。麻醉成功率高。
- ✓ 缺点：阻滞平面过高可导致血压下降、呼吸抑制或憋闷感；穿刺为有创操作，可能会增加神经损伤、术后腰背痛、感染的发生。
- ✓ 预防措施：预先补充液体扩容、准确定位、注意腰麻用药量及给药速度，严格执行无菌操作等。

妇科内镜诊断与治疗培训教材 | 中国医师协会妇科内镜医师培训学院
首都医科大学附属北京妇产医院培训基地

CSEA

➤近年来，随着麻醉技术的发展，CSEA因其起效快、麻醉效果确切，临床上应用的越来越多。

➤有研究显示，与硬膜外阻滞比较，CSEA在注入局麻药后，麻醉平面达T_8的时间明显缩短，且术后运动神经阻滞恢复较快。

董国良等在2000年开展了CSEA，并对硬膜外麻醉（Ⅰ组）与CSEA（Ⅱ组）的麻醉效能比较，CSEA组在注入局麻药后麻醉平面达T_8的时间明显缩短，两组比较差异具有显著性（$P < 0.01$），术后肌松恢复较快，与硬膜外麻醉组比较，差异具有显著性（$P < 0.05$）。

妇科内镜诊断与治疗培训教材 | 中国医师协会妇科内镜医师培训学院
首都医科大学附属北京妇产医院培训基地

静脉全身麻醉

➤想要短效静脉麻醉药效能提高，可采用静脉全身麻醉。

➤短效的丙泊酚和瑞芬太尼的联合应用效果确切，应用面罩或喉罩通气，术后苏醒迅速。

➤较长时间的手术可行气管内插管或喉罩通气的全身麻醉，有助于术中静脉或吸入麻醉的维持；应用肌松药有助于防止患者体动造成子宫穿孔等并发症。

➤由于喉罩的优越性，其在宫腔镜手术的应用越来越多。

1. 异丙酚与芬太尼或瑞芬太尼联合应用所致的呼吸抑制作用需引起高度重视，可采用面罩加压给氧或置入喉面罩的方法通气。

2. 术中应常规配备给氧及呼吸支持设备，术中严密观察患者生命体征，尤其是呼吸的变化，保持呼吸道通畅。

妇科内镜诊断与治疗培训教材 | 中国医师协会妇科内镜医师培训学院
首都医科大学附属北京妇产医院培训基地

术中监测

➤宫腔镜手术虽然操作简单，麻醉要求不高，但由于可发生严重并发症，如空气栓塞、TURP综合征等，仍应加强术中监测

➤监测主要包括血压、心率、心电图、血氧饱和度，心血管功能不稳定的患者，可行有创动脉压监测，必要时监测动脉血气。

➤由于糖类膨宫液的吸收对循环有较大的影响，术中必要时监测血糖、血钠变化，以便及时发现生理功能的紊乱。

妇科内镜诊断与治疗培训教材 | 中国医师协会妇科内镜医师培训学院
首都医科大学附属北京妇产医院培训基地

两种麻醉方法的比较

➤Motti报道，与硬膜外麻醉相比，全麻下膨宫液的吸收明显少于硬膜外患者。
➤硬膜外麻醉时，由于患者神志清楚，可以早期发现TURP综合征，做到及时处理，从这一方面来讲优于全身麻醉。

妇科内镜诊断与治疗培训教材 | 中国医师协会妇科内镜医师培训学院
首都医科大学附属北京妇产医院培训基地

TURP综合征的预防与及时诊治

➤原因：血液稀释引起的低钠血症。
➤影响灌注液吸收量的因素：灌注压、体位、灌注液种类、手术时间。

妇科内镜诊断与治疗培训教材 | 中国医师协会妇科内镜医师培训学院
首都医科大学附属北京妇产医院培训基地

TURP综合征的临床表现

➤**首发症状：**
　　清醒患者常见的首发症状是焦虑不安和神志障碍，可表现为恶心、呕吐、头晕、头痛、无反应或一过性视力障碍。
➤**重症患者的表现：**
　　血压上升，脉压增大，严重时血压下降；心率过快；严重患者出现肺水肿；患者躁动，严重时意识不清，甚至惊厥。

妇科内镜诊断与治疗培训教材 | 中国医师协会妇科内镜医师培训学院
首都医科大学附属北京妇产医院培训基地

TURP综合征的处理

➤静注入利尿剂。

➤速查血钠值，血钠过低时快速静滴生理盐水或3%~10%氯化钠溶液。

➤肺水肿、心衰的处理：去乙酰毛花苷0.4mg，50%乙醇吸入。

妇科内镜诊断与治疗培训教材 | 中国医师协会妇科内镜医师培训学院
首都医科大学附属北京妇产医院培训基地

空气栓塞及预防

➤空气栓塞是宫腔镜手术中严重、罕见且致命的并发症，近几年来已有多例宫腔镜手术发生空气栓塞的报道。

➤空气栓塞的气体主要是由于水管内的气体，以及自动膨宫泵过高的压力将气体快速注入宫腔所致。

➤避免头低臀高位，小心扩张宫颈管，避免扩宫器损伤和(或)部分穿入肌壁，宫颈扩张后不能将宫颈和阴道暴露在空气之中。

妇科内镜手术相关器械的使用与管理

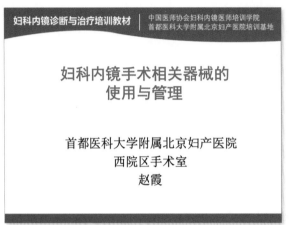

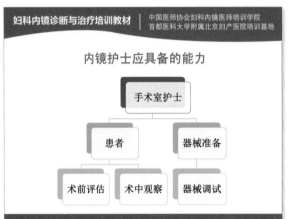

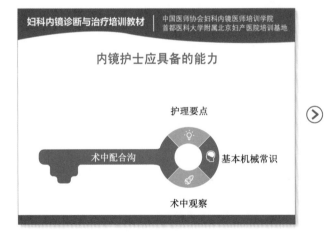

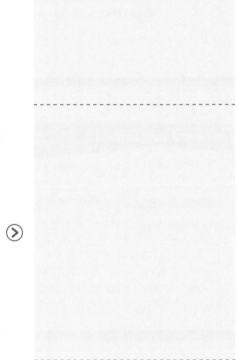

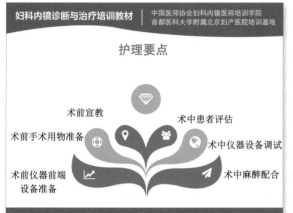

妇科内镜诊断与治疗培训教材 | 中国医师协会妇科内镜医师培训学院
首都医科大学附属北京妇产医院培训基地

护理要点

术前宣教
术中患者评估
术前手术用物准备
术中仪器设备调试
术前仪器前端
设备准备
术中麻醉配合

妇科内镜诊断与治疗培训教材 | 中国医师协会妇科内镜医师培训学院
首都医科大学附属北京妇产医院培训基地

内镜手术的管理

- 内镜成像系统
- 内镜相关器械
- 流程管理
- 零小部件管理
- 人员培训

妇科内镜诊断与治疗培训教材 | 中国医师协会妇科内镜医师培训学院
首都医科大学附属北京妇产医院培训基地

内镜成像系统

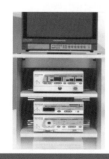
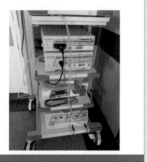

成像系统：
（1）监视器。
（2）气腹机。
（3）摄像主机。
（4）光源。
（5）电凝系统。

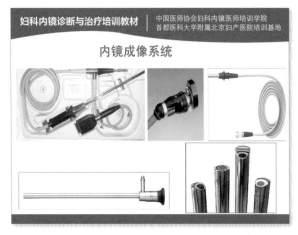

前段设备：
（1）一体镜。
（2）摄像头。
（3）导光束。
（4）不同角度光学试管。

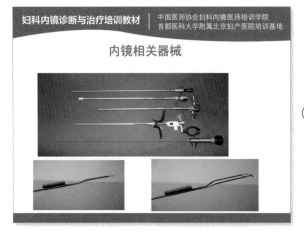

治疗镜：
（1）闭孔器。
（2）内鞘。
（3）外鞘。
（4）工作手柄。
（5）12°光学试管。
（6）环状电极、针状电极。

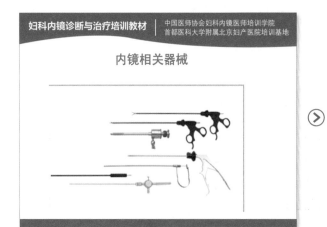

常用腹腔镜器械：
（1）各种分离钳。
（2）戳卡。
（3）抓钳。
（4）双极钳。
（5）电极钩。
（6）吸引器。

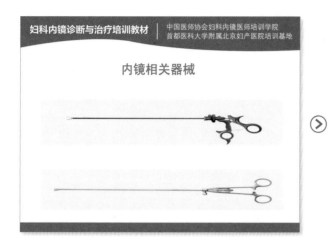

常用腹腔镜器械：

（1）抓钳。

（2）持针器。

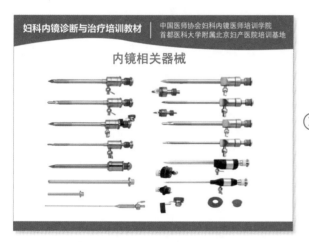

常用腹腔镜器械：各种不同型号的戳卡及零部件。

宫腔镜手术分类

- 腹腔镜
- 成像系统
- 气腹机
- 电凝设备
- 旋瘤器
- 前端设备器械

妇科内镜诊断与治疗培训教材 | 中国医师协会妇科内镜医师培训学院
首都医科大学附属北京妇产医院培训基地

手术配合用物准备

➤ 腹腔镜
➤ 成像系统
➤ 气腹机
➤ 电凝设备
➤ 旋瘤器
➤ 前端设备器械

妇科内镜诊断与治疗培训教材 | 中国医师协会妇科内镜医师培训学院
首都医科大学附属北京妇产医院培训基地

相关知识了解

➤ 宫腔镜适应证
➤ 宫腔镜禁忌证
➤ 宫腔镜手术分级
➤ 灌流液的选择

妇科内镜诊断与治疗培训教材 | 中国医师协会妇科内镜医师培训学院
首都医科大学附属北京妇产医院培训基地

准备

需要提供的手术信息：
✓ 手术时间安排。
✓ 主刀医生。
✓ 特殊用物。
✓ 内镜器械安排。

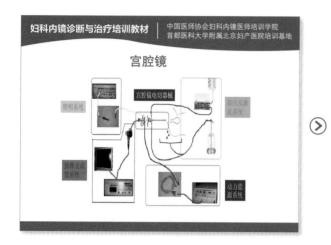

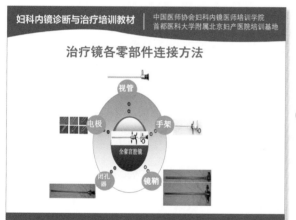

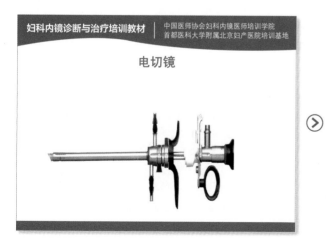

宫腔镜手术器械连接：

（1）光源、导光束、光学试管连接。

（2）监视器、摄像主机、摄像头、光学试管连接。

（3）灌流液、膨宫机、膨宫泵管、治疗镜、收集系统连接。

（4）电凝系统、电切线、治疗镜连接。

左图为连接正确的治疗镜。

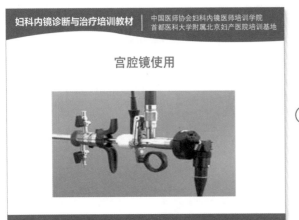

连接好各种导线的治疗镜。

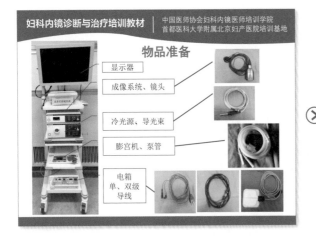

宫腔镜仪器设备及相关导线。

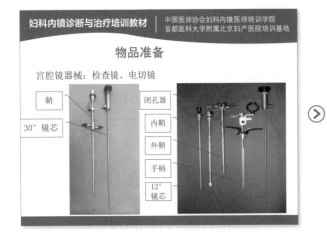

检查镜、治疗镜相关部件名称。

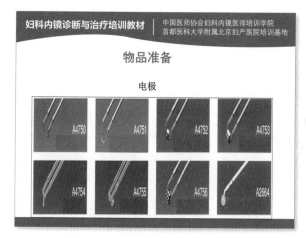

各种电极:

（1）不同角度环状电极。

（2）球状电极。

（3）针状电极。

（4）汽化电极。

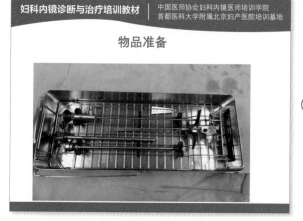

高温高压灭菌时治疗镜的摆放方法。

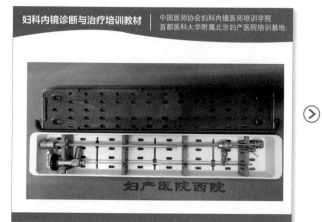

低温等离子灭菌检查镜摆放。

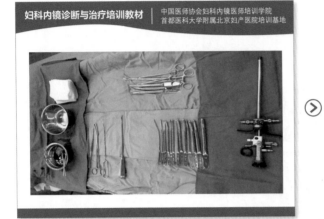

宫腔镜手术器械台物品摆放。

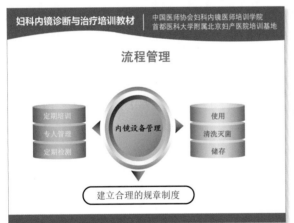

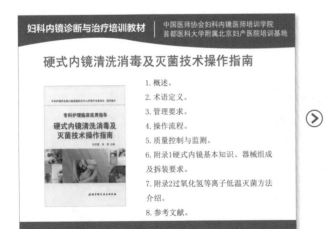

规范的操作，是保障手术护理安全的基石。

妇科内镜诊断与治疗培训教材 | 中国医师协会妇科内镜医师培训学院
首都医科大学附属北京妇产医院培训基地

内镜器械管理要求

一、人员要求。

二、环境要求。

三、设施与设备要求。

四、耗材要求。

五、质量管理。

六、职业安全与人员防护。

妇科内镜诊断与治疗培训教材 | 中国医师协会妇科内镜医师培训学院
首都医科大学附属北京妇产医院培训基地

人员要求

（1）岗位要求：应设立专门的硬式内镜清洗、灭菌工作人员岗位，其人员数量应与本单位硬式内镜手术工作量相适应。

（2）人员配置：从事内镜清洗消毒工作的人员，应具备内镜清洗消毒知识，接受相关医院感染管理知识培训后上岗。培训及考核内容包括硬式内镜的结构、拆洗方式、维护保养知识、清洗流程和质量控制方法、灭菌方法选择和操作规程、灭菌效果监测方法、标准预防和个人防护、医院感染预防与控制相关知识等。

妇科内镜诊断与治疗培训教材 | 中国医师协会妇科内镜医师培训学院
首都医科大学附属北京妇产医院培训基地

环境要求

（1）硬式内镜处置区域：硬式内镜处置区域应包括去污区、检查包装灭菌区和无菌物品存放区，符合消毒供应中心行业标准WS310.1-2009的要求。暂未建立消毒供应中心集中管理模式的医疗机构，硬式内镜处理区域也应符合消毒供应中心行业标准WS310.1-2009的要求。

（2）工作区域划分：工作区域划分应遵循物品由污到洁、不交叉、不逆流的原则。

妇科内镜诊断与治疗培训教材 | 中国医师协会妇科内镜医师培训学院
首都医科大学附属北京妇产医院培训基地

设施与设备要求（一）

1. 清洗、消毒、灭菌设备：应符合国家相关标准规定。

2. 硬式内镜的清洗、消毒、灭菌处理：应遵循厂家说明书。

3. 配置数量：合理配置，比例适宜。

4. 基本设施、设备。

（1）清洗消毒设备：如清洗消毒器、超声波清洗器等。

（2）清洗设施和用具：如清洗水槽、压力水枪、压力气枪、各种规格的内镜清洗刷。

（3）灭菌设备：如压力蒸汽灭菌器、过氧化氢低温等离子体灭菌器、环氧乙烷灭菌器等低温灭菌设备。

妇科内镜诊断与治疗培训教材 | 中国医师协会妇科内镜医师培训学院
首都医科大学附属北京妇产医院培训基地

设施与设备要求（二）

（4）干燥设施、设备。

（5）工作台：如污染器械分类工作台、清洗后器械检查、保养、包装工作台等。

（6）内镜及附件运送装置：如污染器械回收车、无菌物品发放车、硬式内镜、器械盒等。

（7）水处理设施、设备。

妇科内镜诊断与治疗培训教材 | 中国医师协会妇科内镜医师培训学院
首都医科大学附属北京妇产医院培训基地

耗材要求（一）

（1）医用清洗剂：应选择适用于硬式内镜清洗的医用清洗剂，符合国家相关标准和规定。

（2）消毒剂：应选择适宜硬式内镜消毒的合法有效消毒剂，并严格按批准的使用范围和方法使用。

（3）洗涤用水：应有冷热自来水、软水、纯化水或蒸馏水供应。自来水水质应符合GB5749的规定；纯化水应符合电导率≤15μS/cm（25℃）。

（4）润滑剂：使用的器械润滑剂应为非油脂水溶性成分，与人体组织有较好的兼容性。

妇科内镜诊断与治疗培训教材 | 中国医师协会妇科内镜医师培训学院
首都医科大学附属北京妇产院培训基地

耗材要求（二）

（5）包装材料：选用的包装材料应符合GB/T19633要求并与灭菌方法相匹配，新使用的灭菌包装材料应经灭菌过程，验证其效果。

（6）灭菌效果监测材料：应选择取得卫计委消毒器械卫生许可批件的灭菌效果监测材料，并在有效期内使用；不得使用未经批准的监测材料进行灭菌效果监测。

（7）清洗工具：清洗工具宜使用一次性的刷子、擦布，如重复使用应保持清洁，每天至少消毒一次。

妇科内镜诊断与治疗培训教材 | 中国医师协会妇科内镜医师培训学院
首都医科大学附属北京妇产院培训基地

质量管理

1. 建立岗位制度、岗位职责。
2. 遵循厂家说明或指导。
3. 制定专项操作技术规程。
4. 效果监测和流程记录。
5. 加强检查、核对。
6. 建立沟通反馈机制。
7. 定期维护和保养。

妇科内镜诊断与治疗培训教材 | 中国医师协会妇科内镜医师培训学院
首都医科大学附属北京妇产院培训基地

职业安全与人员防护（一）

（1）配置清洗设备：去污区和检查包装区应分别配置流动水洗手设施和速干手消毒剂。去污区应配置洗眼装置。

（2）穿戴个人防护用品：清洗工作人员应穿戴个人防护用品，包括帽子、手套、护目镜或防水面罩、隔离衣或防水围裙、专用防护鞋。

（3）避免锐器损伤：处理过程中应注意防护，避免锐器损伤。

妇科内镜诊断与治疗培训教材 | 中国医师协会妇科内镜医师培训学院
首都医科大学附属北京妇产医院培训基地

职业安全与人员防护（二）

（4）采取适宜的职业防护措施：应根据不同的消毒灭菌方法，采取适宜的职业防护措施；压力蒸汽灭菌应防止皮肤烧伤，气体化学消毒、灭菌，应预防有毒气体对人体的危害，工作环境应通风良好；环氧乙烷应严防发生燃烧和爆炸；液体化学消毒、灭菌应防止过敏及对皮肤黏膜的损伤。

（5）血源性病原体职业防护：血源性病原体职业暴露应按照GB/T213-2008《血源性病原体职业接触防护导则》执行。

妇科内镜诊断与治疗培训教材 | 中国医师协会妇科内镜医师培训学院
首都医科大学附属北京妇产医院培训基地

流程管理

清洗

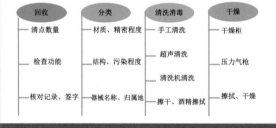

妇科内镜诊断与治疗培训教材 | 中国医师协会妇科内镜医师培训学院
首都医科大学附属北京妇产医院培训基地

储存与发放

按照WS310.2-2009要求和无菌物品存放标准进行储存和发放，确保灭菌后物品处于无菌状态。

（1）无菌物品存放架或柜应距离地面20～25cm，离墙5～10cm，离天花板50cm。

（2）内镜及器械灭菌后应固定位置，设置标识，专人管理，接触无菌物品前应洗手或进行手消毒。

（3）无菌有效期按照WS310.2-2009执行。应遵循先进先出的原则。

（4）发放前检查包装完整性和无菌标识，发放记录应具有可追溯性。

妇科内镜诊断与治疗培训教材 | 中国医师协会妇科内镜医师培训学院
首都医科大学附属北京妇产医院培训基地

质量控制与监测

1.基本原则：专人负责质量监测；定期进行质量检查；定时更换化学耗材；掌握灭菌设备监测的要求；定期维护和保养。

2.清洗质量监测

（1）检查内容：应在检查包装前目测检查，并借助带光源放大镜检查，清洗后的硬式内镜或拆分的零部件及附件应表面光洁，无血渍、污渍、水垢、锈斑等残留物质。

（2）日常监测：硬式内镜在包装时进行目测检查，可借助带光源放大镜检查，每天记录检查结果。

（3）定期抽查：每月应至少抽查3个硬式内镜灭菌包的清洗效果，检查方法和内容同日常监测，并记录监测结果。

（4）定期监测：可定期使用清洗测试物进行检测。

妇科内镜诊断与治疗培训教材 | 中国医师协会妇科内镜医师培训学院
首都医科大学附属北京妇产医院培训基地

小部件管理

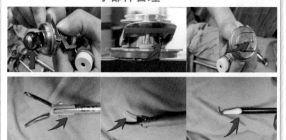

红色箭头所指部分都是易脱落的零小部件，使用、清洗、打包时应认真查对。

妇科内镜诊断与治疗培训教材 | 中国医师协会妇科内镜医师培训学院
首都医科大学附属北京妇产医院培训基地

细节管理

双极电凝钳注意事项：

1.使用前需仔细阅读说明书。

2.产品的使用年限为5年。

3.产品是精密仪器，轻拿轻放，小心使用。

4.放置时不能交叉重叠放置，以防压坏。

5.请确保使用的电源可靠（高频电刀主机）。

6.本产品须与具有医疗器械注册证的高频发生器配套使用。

7.使用与本产品匹配的高频电缆。

8.使用时将电缆接口完全插入产品。

9.不可损毁、修改、拉拽、过度弯曲或扭曲电极电缆（高频电缆线）。

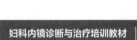

妇科内镜诊断与治疗培训教材 | 中国医师协会妇科内镜医师培训学院
首都医科大学附属北京妇产医院培训基地

人员培训

1. 梯队建设。
2. 因材施教。
3. 工作流程培训。
4. 沟通能力培训。
5. 心理、情绪调节。
6. 针对不同病种、特殊病例给予关注。

妇科内镜诊断与治疗培训教材 | 中国医师协会妇科内镜医师培训学院
首都医科大学附属北京妇产医院培训基地

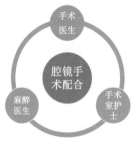

妇科内镜诊断与治疗培训教材 | 中国医师协会妇科内镜医师培训学院
首都医科大学附属北京妇产医院培训基地

手术室十大安全目标（一）

1. 严防手术患者、手术部位及术式错误。
2. 严防手术物品遗留患者体内。
3. 严防患者意外伤害发生。
4. 严防手术患者低体温。
5. 手术体位安全舒适。

妇科内镜诊断与治疗培训教材 | 中国医师协会妇科内镜医师培训学院
首都医科大学附属北京妇产医院培训基地

手术室十大安全目标（二）

6. 提高用药安全。

7. 手术植入物安全。

8. 安全、正确留置手术标本。

9. 安全使用电外科设备。

10. 严防手术室的医院感染。

妇科内镜诊断与治疗培训教材 | 中国医师协会妇科内镜医师培训学院
首都医科大学附属北京妇产医院培训基地

危机四伏

- 医院感染问题
- 给药错误
- 患者受伤
- 职业安全问题
- 护理风险识别
- 失误或技术不到位
- 仪器故障
- 患者及家属不满意
- 护理病案记录不完善

妇科内镜诊断与治疗培训教材 | 中国医师协会妇科内镜医师培训学院
首都医科大学附属北京妇产医院培训基地

有效沟通

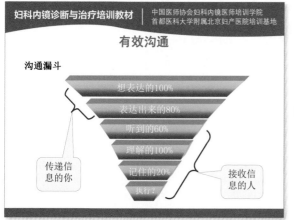

沟通漏斗

想表达的100%
表达出来的80%
听到的60%
理解的100%
记住的20%
执行？

传递信息的你

接收信息的人

妇科内镜诊断与治疗培训教材 | 中国医师协会妇科内镜医师培训学院
首都医科大学附属北京妇产医院培训基地

有效沟通

有效沟通三要素:

✓ 要素1: 要有清晰的沟通目的。

✓ 要素2: 达成共识: 使对方理解并接受。

✓ 要素3: 反馈: 及时把信息、情感和任务在个人或群体间
传递一致性。

妇科内镜诊断与治疗培训教材 | 中国医师协会妇科内镜医师培训学院
首都医科大学附属北京妇产医院培训基地

有效沟通

人类最伟大的成就来自沟通,

最大的失败, 来自不愿意沟通!

妇科内镜诊断与治疗培训教材 | 中国医师协会妇科内镜医师培训学院
首都医科大学附属北京妇产医院培训基地

➢ 安全文化存在于组织和个人中的素质和态度的总和。

➢ 护理安全文化是护理人员对患者安全共同的价值观、
信念和行为准则。

妇科内镜诊断与治疗培训教材 | 中国医师协会妇科内镜医师培训学院
首都医科大学附属北京妇产医院培训基地

海恩法则（金字塔理论）

| 1 严重事故 |
| 29 轻微事故 |
| 300 未遂先兆 |
| 1000 事故隐患 |

事故的发生是量的积累结果；再好的技术，再完美的规章，在实际操作层面，也无法取代人自身的素质和责任心。

妇科内镜诊断与治疗培训教材 | 中国医师协会妇科内镜医师培训学院
首都医科大学附属北京妇产医院培训基地

海恩法则的警示

任何不安全事故都是可以预防的！

对于工作现场存在的安全隐患，任何时候都不能疏忽！

妇科内镜诊断与治疗培训教材 | 中国医师协会妇科内镜医师培训学院
首都医科大学附属北京妇产医院培训基地

总结（一）

✓ 医生的使命只是治病救人吗？

✓ 医务人员最大的敌人真的是疾病吗？

✓ 医务人员最重要的本领仅仅是诊疗技术吗？

妇科内镜诊断与治疗培训教材 | 中国医师协会妇科内镜医师培训学院
首都医科大学附属北京妇产医院培训基地

总结（二）

✓ 据了解，目前被人类命名的病种共有6万多种，其中60%是
自限性疾病，不用医生治疗，患者可以依靠自身的抵抗力
实现自愈。

✓ 而有34%的疾病患者束手无策，医生对患者真正能治愈的
只有其中的6% 。

妇科内镜诊断与治疗培训教材 | 中国医师协会妇科内镜医师培训学院
首都医科大学附属北京妇产医院培训基地

总结（三）

电影《心灵点滴》中汉特告诉我们：医生最大的使命不
是治病救人，而是尽可能减轻患者的痛苦。医务人员最大的
敌人不是疾病，而是自身心灵的冷漠，医务人员最重要的本
领不仅仅是诊疗技术，还应具备与各色各样人的沟通能力。

妇科内镜诊断与治疗培训教材 | 中国医师协会妇科内镜医师培训学院
首都医科大学附属北京妇产医院培训基地

总结（四）

团队所有工作人员为共同目标齐心协力，才能更好地保
障患者安全，优质、高效地完成日常工作。

宫腹腔镜设备原理

妇科内镜诊断与治疗培训教材　中国医师协会妇科内镜医师培训学院
首都医科大学附属北京妇产医院培训基地

宫腹腔镜设备原理

王昊辰　内镜设备工程师

妇科内镜诊断与治疗培训教材　中国医师协会妇科内镜医师培训学院
首都医科大学附属北京妇产医院培训基地

外科手术史的演变

人类以手术方式治疗疾病已经有了几千年的历史，最早的外科手术记载是在距今3700年前古巴伦王朝的《汉谟拉比法典》中关于眼部手术的记录。而近代外科手术的起源普遍认同其开始于公元十一世纪，由阿拉伯医生阿布卡色斯开创，直到公元十五世纪外科医学成为独立的医学学科，发展至今，众多的外科医务工作者不断地完善已有技术，探索新的手术形式，只为追求以最小的创伤达到治疗疾病的目的。从有创到微创，从微创到无创，人类已经在外科医学领域取得了丰硕的成果，探索出诸多不同种类的微无创手术。

妇科内镜诊断与治疗培训教材　中国医师协会妇科内镜医师培训学院
首都医科大学附属北京妇产医院培训基地

外科手术史的演变

微创手术

➢ 腹腔镜手术

➢ 单孔手术

➢ 达芬奇(Da Vinci)手术机器人

➢ 经自然腔道内镜手术(natural orifice transluminal endoscopic surgery, NOTES)

目前微创手术的分支包括：腹腔镜手术、单孔腹腔镜手术、机器人手术及经自然腔道手术。由于受限于若干客观因素，及现下我国医疗环境，在妇科领域比较普遍的手术形式为腹腔镜手术及经自然腔道（阴道）手术（即宫腔镜手术）。

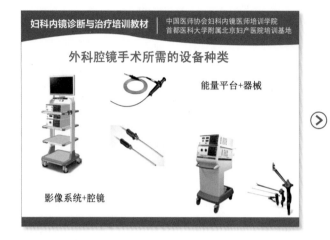

妇科内镜诊断与治疗培训教材 | 中国医师协会妇科内镜医师培训学院
首都医科大学附属北京妇产医院培训基地

外科腔镜手术所需的设备种类

能量平台+器械

影像系统+腔镜

妇科内镜诊断与治疗培训教材 | 中国医师协会妇科内镜医师培训学院
首都医科大学附属北京妇产医院培训基地

一、腔镜、能量设备原理

二、腔镜设备的正确使用与维护

三、常见故障的排除

妇科内镜诊断与治疗培训教材 | 中国医师协会妇科内镜医师培训学院
首都医科大学附属北京妇产医院培训基地

一、腔镜、能量设备原理

要开展现代外科微创手术大体上需要两类设备：腔镜类设备 & 能量平台和器械，前者可以帮助术者在体外观察患者病灶情况，后者主要的作用为对可视病灶进行人为干预治疗，从而达到治愈疾病的目的。本讲义将围绕以上设备的工作原理、使用维护及常见问题等内容展开介绍。

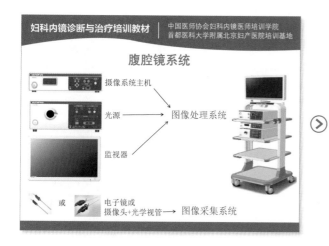

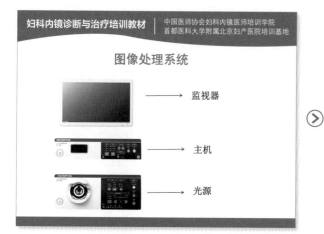

妇科内镜诊断与治疗培训教材　中国医师协会妇科内镜医师培训学院
首都医科大学附属北京妇产医院培训基地

监视器

对经过摄像系统主机处理后得到的视频信号进行输出显示。

腹腔镜系统主要由图像处理系统及图像采集系统组成。

（1）图像处理系统：由腹腔镜主机、腹腔镜光源及监视器组成。

（2）图像采集系统：可以分为两类，一类由摄像头、光学视管及导光束组成；另一类是电子腹腔镜。

由此两部分组成的腔镜系统可以帮助医生清晰完整的了解患者体内的真实情况。

医疗显示器用的是医疗行业显示标准，色彩还原度、图清晰度及对比度都非常高。而民用液晶显示器属于电子消费品，执行的标准低，能显示就行，对于画面清晰、色度没有什么要求。而且医用显示器兼容了很多种类的接口，如VGA、HDMI、DVI、SDI、BNC等，民用液晶显示器接口主流是VGA信号。同时医用监视器可连续不间断365天工作，而民用液晶显示器无法支持长时间开机。

妇科内镜诊断与治疗培训教材 ｜ 中国医师协会妇科内镜医师培训学院
首都医科大学附属北京妇产医院培训基地

摄像系统主机

- 以CCD传送电信号为基础产生的成像设备。
- 所产生的成像被转换成各种视频信号，向监视器或成像记录装置等其他设备输出。
- 不仅能产生成像，而且具有成像调节功能。
- 标清分辨率：576i/576p/720i（i为隔行扫描，p为逐行扫描）。
- 高清分辨率：720p/1080i/1080p。
- 4K超高清分辨率：4096×2160，3840×2160。
- 3D：双CCD分辨成像原理。

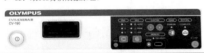

随着技术的发展、腹腔镜设备的更新，现在可以选择的腹腔镜类型很多，包括以图像清晰度水平区分的标清腹腔镜、高清腹腔镜、全高清腹腔镜、4K超高清腹腔镜，其图像分辨率、色彩还原度及边缘分明程度是逐渐增强的，在分辨率达到4K清晰度时，图像细腻程度及各颜色边界锐利程度甚至可以达到裸眼3D的效果。另外3D腹腔镜作为一种特殊的成像形式，通过左右眼区别成像的方式可以把二维的图像转化为三维立体模型，以帮助术者更好地把握组织间的空间位置，从而使得手术更安全、便捷。

妇科内镜诊断与治疗培训教材 ｜ 中国医师协会妇科内镜医师培训学院
首都医科大学附属北京妇产医院培训基地

光源

- 光源是对腔内照明的设备。在没有外界光线照射时，腔内是完全黑暗的，即使插入内窥镜也无法观察！
- 导光束：光线传送的媒介或载体。
- 光源的种类：
  - ✓ 卤素灯：3200K，靠近红/红外，热光源，使用寿命长。
  - ✓ 氙气灯：6000K，靠近蓝/蓝外，冷光源，使用寿命短。

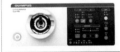

之所以选用冷光源作为医用照明光源，主要原因是其能量几乎可以全部转化为可见光，且其他波长的光很少，这样可以减少热辐射，是相对安全的体内照明光源，而且冷光源亮度柔和，可以减少观者的视觉疲劳。

妇科内镜诊断与治疗培训教材 ｜ 中国医师协会妇科内镜医师培训学院
首都医科大学附属北京妇产医院培训基地

图像采集系统

电子腹腔镜

摄像头（腹）、光学视管

摄像头（宫）、宫腔镜

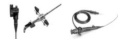

目前市面上主流的腹腔镜类型有两种：①光学视管和摄像头组成的体外成像腹腔镜；②一体化电子镜（一种体内成像腹腔镜）。

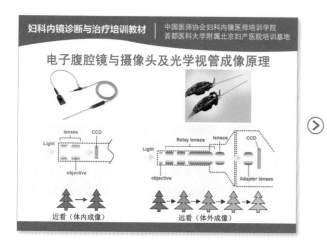

两种腹腔镜的主要区别在于成像位置的不同。体内成像是指腹腔镜在患者体内即把图像信息进行模数转换，以达到减少失真传输的目的。体外成像是指腹腔镜在体外进行图像信息的模数转换，由于增加了模拟信号的传输距离，所以图像失真的程度要高于前者。导致以上差别出现的原因主要在于模数转换器（CCD）的位置不同。

腹腔镜前端角度有很多种，可根据手术的需求、医生的习惯进行选择。而腹腔镜视野下放大倍率为1.2倍，可以帮助医生更清晰地观察组织情况。外径的尺寸为5mm/10mm，通常手术选用10mm腹腔镜，5mm腹腔镜多用于幼儿手术或单孔手术。

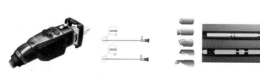

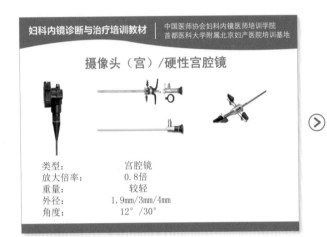

由于宫腔体积较小的原因，宫腔镜、腹腔镜放大倍率为 0.8 倍，另外，宫腔镜光学视管前端角度分为 12° 和 30° 两种，其中 12° 光学视管用于电切手术可以保证手术全程观察电切环等电极位置，30° 光学视管用于宫腔镜检查，略大的角度在旋转时容易找到两侧输卵管开口。

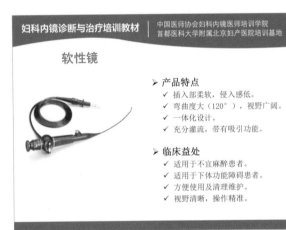

软性镜相较于硬性镜最大的优势在于其较低的侵入感，可以减少患者的痛苦，在很多特殊情况下尤为实用。

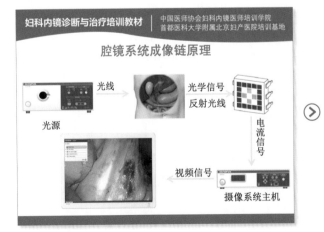

腹腔镜整体工作流程：光源发出可视冷光照料腹腔，由 CCD 捕捉图像信号，转换为数字信号传输入主机，主机把接收的图像信息进行处理过滤的噪点及干扰信号，最终在显示器上显示图像。

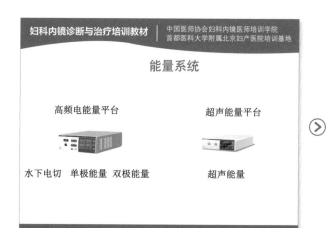

外科手术中常用的能量设备包括高频电能量产品（百克钳、电刀笔、双极钳、单击电钩电铲、宫腔电切镜等）和超声刀。

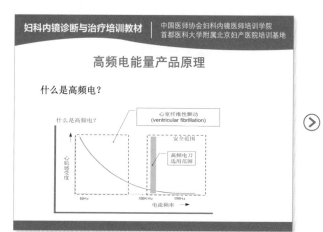

选用高频电作为医用电能量的主要原因是出于安全考虑，电流对人体心肌刺激的强度与电流频率有直接关系，随着电流频率的增加相同强度电流对心肌的刺激在逐步减弱，当电流频率超过 100kHz 时，电流对心肌的刺激达到安全范围，所以所有外科手术电能量平台都选用 100kHz 以上电流频率作为工作频率。

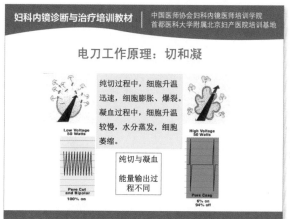

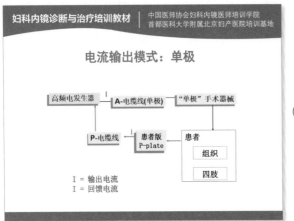

左图为双极电能量工作示意图。

左图为生理盐水电切工作示意图。

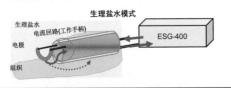

单极与双极水下电切的比较

➤原理：在灌流液中，通过电极将高频电流作用于组织，实现切割、凝血。

➤灌流液：单极为葡萄糖；双极为生理盐水。

➤临床应用：妇科用于治疗子宫肌瘤、子宫纵隔等腔内疾病。

➤临床优势：双极电切又名等离子电切，具有温度低、凝血好，减小低钠血症、闭孔神经反射现象等特点。

超声刀的工作原理

机械性摩擦-热效应

切割/凝血机制

刀头与组织接触
↓
摩擦生热
↓
组织蛋白质变性/凝固
↓
凝固物闭合血管
↓
机械性摩擦令闭合处断裂

与电能量相同，超声刀也是通过热能量达到对组织进行切割、凝血等目的。其原理是通过芯针快速震动，与相接触的组织摩擦产生热能，从而达到切割与凝血的目的。

超声刀设备工作原理

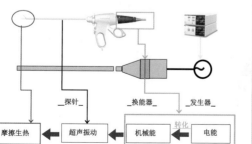

主机把电能转换为机械能，再由换能器把机械能传输到芯针前端，最后由芯针震动摩擦组织达到工作效果。

妇科内镜诊断与治疗培训教材 | 中国医师协会妇科内镜医师培训学院
首都医科大学附属北京妇产医院培训基地

超声刀与电刀的比较

	超声刀	电刀
漏电风险	无	有
切割效果	无粘连	有粘连
凝血效果	有一定凝血效果	凝血效果较好
大血管闭合	不可以	可以
热损伤	较小	较大

⊙

妇科内镜诊断与治疗培训教材 | 中国医师协会妇科内镜医师培训学院
首都医科大学附属北京妇产医院培训基地

二、腔镜设备的正确使用与维护

⊙

妇科内镜诊断与治疗培训教材 | 中国医师协会妇科内镜医师培训学院
首都医科大学附属北京妇产医院培训基地

主机的使用与维护

注意事项：
➤ 禁止热插拔。

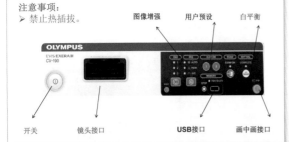

⊙

在使用腹腔镜主机时要注意两点，摄像头在插入主机时要保证插入部干燥；插入时确定主机处于关机状态。

妇科内镜诊断与治疗培训教材 中国医师协会妇科内镜医师培训学院
首都医科大学附属北京妇产医院培训基地

光源的使用与维护

注意事项：
➤ 禁止热插拔。
➤ 备台时尽量待机。

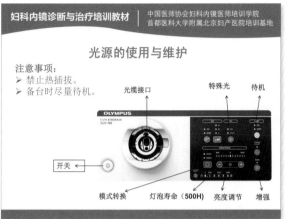

光缆接口　　　　　　　特殊光　　待机

OLYMPUS
EVIS EXERA Ⅲ
CLV-180

开关 ←

模式转换　　灯泡寿命（500H）　亮度调节　　增强

由于冷光源的使用寿命有限，为了避免不必要的耗损，建议在手术间歇期关闭光源，在手术时再开启。

妇科内镜诊断与治疗培训教材 中国医师协会妇科内镜医师培训学院
首都医科大学附属北京妇产医院培训基地

电子腹腔镜及摄像头/光学视管的使用与维护

电子腹腔镜注意事项：
➤ 禁止热插拔。
➤ 传输线禁止打死结。
➤ 传输线盘曲直径不可过小。
➤ 各接口不可带液体插拔。

快捷键

主机接口 ←

光源接口 ←

妇科内镜诊断与治疗培训教材 中国医师协会妇科内镜医师培训学院
首都医科大学附属北京妇产医院培训基地

摄像头/光学视管的使用与维护

摄像头/光学视管注意事项：
➤ 摄像头禁止热插拔。
➤ 传输线禁止打死结。
➤ 光学视管禁止磕碰。
➤ 各接口不可带液体插拔。

视频接口

摄像
电缆

摄像头

连接导光束

物镜

插入部位　　目镜

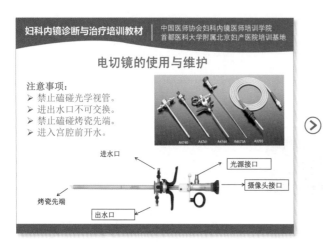

为了进镜时对患者宫腔进行一定的保护，宫腔镜的先端一般为烤瓷材质，在使用中尤为需要注意，不要有摔、磕等操作。

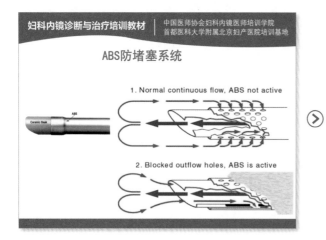

在使用宫腔镜时，进出水口是不可以对调使用的，正确连接可以保证清水始终在视野前，从而保证术野清晰，反之则会使污水流到镜前，影响手术操作。

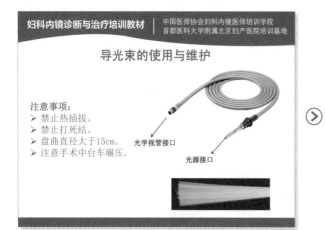

导光术内部为导光纤维束组成，在使用过程中打结、被碾压及盘曲直径过小等都会造成导光纤维断裂，从而使设备报废。

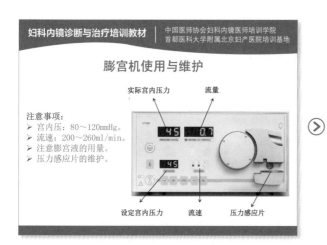

妇科内镜诊断与治疗培训教材 | 中国医师协会妇科内镜医师培训学院
首都医科大学附属北京妇产医院培训基地

膨宫机使用与维护

实际宫内压力　流量

注意事项：
➢ 宫内压：80~120mmHg。
➢ 流速：200~260ml/min。
➢ 注意膨宫液的用量。
➢ 压力感应片的维护。

设定宫内压力　流速　压力感应片

膨宫机在使用时应注意摆放位置，如果膨宫机的摆放位置低于床台，那么膨宫压力的设定值与实际值之间会有较大偏差，主要是因为膨宫压需要先将膨宫液升到与床台平行的高度才进行膨宫作业。

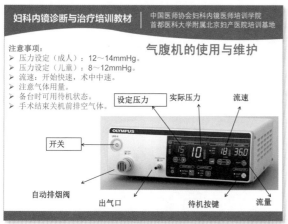

妇科内镜诊断与治疗培训教材 | 中国医师协会妇科内镜医师培训学院
首都医科大学附属北京妇产医院培训基地

注意事项：
➢ 压力设定（成人）：12~14mmHg。
➢ 压力设定（儿童）：8~12mmHg。
➢ 流速：开始快速，术中中速。
➢ 注意气体用量。
➢ 备台时可用待机状态。
➢ 手术结束关机前排空气体。

气腹机的使用与维护

设定压力　实际压力　流速

开关

自动排烟阀　出气口　待机按键　流量

妇科内镜诊断与治疗培训教材 | 中国医师协会妇科内镜医师培训学院
首都医科大学附属北京妇产医院培训基地

三、常见故障排除

妇科内镜诊断与治疗培训教材 | 中国医师协会妇科内镜医师培训学院
首都医科大学附属北京妇产医院培训基地

成像系统常见故障

故障原因与表现：

✓ 监视器电源未开或松动（黑屏）

✓ 主机电源未开或松动（黑屏）

✓ 进入腹腔未开光源（黑屏）

✓ 信号传输电缆接错或松动（彩屏）

✓ 未插入电子镜/摄像头（彩屏）

✓ 设备故障/元器件损坏（彩屏或黑屏）

解决方法：

✓ 检查开启监视器电源

✓ 检查开启主机电源

✓ 开启光源

✓ 检查信号传输电缆

✓ 关机并接入电子镜/摄像头

✓ 联系厂家

妇科内镜诊断与治疗培训教材 | 中国医师协会妇科内镜医师培训学院
首都医科大学附属北京妇产医院培训基地

生理盐水电切常见故障

故障原因与表现：

✓ 手术器械接触不良（无法切割）

✓ 未灌入膨宫液（无法切割）

✓ 电刀参数未设定（无法切割）

✓ 脚踏设定错误（无法切割）

✓ 膨宫机待机（无法灌入膨宫液）

✓ 膨宫管阀门关闭（无法灌入膨宫液）

✓ 外管鞘进水阀关闭（无法灌入膨宫液）

✓ 设备故障/元器件损坏（无法切割或无法灌入膨宫液）

解决方案：

✓ 重新组装手术器械

✓ 开启膨宫系统

✓ 设定电刀参数

✓ 调整脚踏设置

✓ 激活膨宫机

✓ 检查膨宫管阀门

✓ 检查器件开关

✓ 联系厂家

妇科内镜的手术护理

妇科内镜的手术护理

首都医科大学附属北京妇产医院
妇科微创诊治中心
齐歆

宫腹腔镜术前护理的概念

➢ 手术前期的概念
　　✓ 从患者决定接受手术至将患者送入手术室的时期。
➢ 护理重点
　　✓ 评估和纠正可能增加手术危险性的心理和生理问题。
　　✓ 给予患者有关手术的心理支持。

宫腹腔镜术前护理的评估内容

身心状况：
✓ 疾病情况。
✓ 全身状况。
✓ 评估生命体征。
✓ 评估有无疼痛。
✓ 了解原发病情况。
✓ 评估有无焦虑、恐惧。

---

1. 疾病情况：评估疾病相关症状和体征，判断疾病对患者的影响及其程度，评估自理能力。

2. 全身情况：了解患者身高、体重，观察全身营养状况；观察患者皮肤颜色、弹性，评估皮肤完整性，观察是否有贫血貌，若有营养不良，纠正后再行手术，评估睡眠形态和质量，评估是否有阴道出血。

3. 评估生命体征：体温高于37.5 ℃，要考虑是否有感染，脉搏、血压异常者考虑有无心血管病变，对异常者应及时报告医生，遵医嘱给予适当处理。

4. 评估有无疼痛：若有疼痛，要了解疼痛的性质和程度。

5. 了解原发病情况：判断是否对本次手术有影响，若发现手术禁忌证要及时报告医生，纠正后再行手术。

妇科内镜诊断与治疗培训教材 | 中国医师协会妇科内镜医师培训学院 首都医科大学附属北京妇产医院培训基地

宫腹腔镜术前护理的评估内容

辅助检查：

✓ 实验室检查：血常规、尿常规、粪便常规、凝血功能、血生化、血型等。
✓ 胸部X线。
✓ 心电图。

⊙ 实验室检查：了解患者一般健康情况，排除凝血功能异常、水电解质紊乱、肝肾疾病、糖尿病、肺部疾病等，了解心功能等。

妇科内镜诊断与治疗培训教材 | 中国医师协会妇科内镜医师培训学院 首都医科大学附属北京妇产医院培训基地

Morse跌倒评估量表使用要求：

➤ 应用Morse评估量表对住院患者进行评估，贯穿围手术期。
➤ 重要时间段进行评估。
➤ 将评分及护理措施记录在评估表中。

⊙ 重要时间段评估：患者入院当日责任护士完成首次评估，术后活动前复评估，住院期间跌倒风险出现变化时，需重新进行评估；低风险每周评估一次；高风险每周评估两次；无风险患者，责任护士进行预防跌倒健康宣教。

妇科内镜诊断与治疗培训教材 | 中国医师协会妇科内镜医师培训学院 首都医科大学附属北京妇产医院培训基地

Branden压疮风险评估表使用：

✓ 应用Branden评估量表对住院患者进行评估，贯穿围手术期。
✓ 重要时间段进行评估。
✓ 将评分及护理措施记录在评估表中。

⊙ 重要时间段进行评估：患者入院当日完成首次评估；手术当日患者回室2小时内评估；出院前评估；病情发生变化时及时评估。轻度风险每周评估一次；中度危险每周评估两次；高度危险每天评估一次；极度危险每班评估一次。

妇科内镜诊断与治疗培训教材 中国医师协会妇科内镜医师培训学院
首都医科大学附属北京妇产医院培训基地

Caprini评估量表使用：

➤ 应用Caprini评估量表对住院患者进行血栓风险因素评估，贯穿围手术期。

➤ 重要时间段进行评估。

➤ 将评分及护理措施记录在评估表中。

重要时间段进行评估：患者入院当日完成首次评估；手术当日患者回室2小时内评估；出院前评估；病情发生变化时及时评估。中度以上风险及时告知医生，采取预防措施。高度风险时，患者及家属签署知情同意书。

妇科内镜诊断与治疗培训教材 中国医师协会妇科内镜医师培训学院
首都医科大学附属北京妇产医院培训基地

宫腹腔镜术前护理措施

一般护理：

✓ 保证充足睡眠。

✓ 健康饮食。

✓ 心态良好。

✓ 预防感冒。

1. 保证充足睡眠：连续睡眠6～8小时，晨起精神状态良好。

2. 健康饮食：高蛋白、低脂肪、维生素丰富的饮食，增强抵抗力。

3. 心态良好：责任护士加强心理护理，多听患者主诉，多使用鼓励性语言，增强患者信心。

4. 预防感冒：保持室内空气新鲜，每日两次开窗通风，注意保暖，多饮水。

妇科内镜诊断与治疗培训教材 中国医师协会妇科内镜医师培训学院
首都医科大学附属北京妇产医院培训基地

宫腹腔镜术前护理措施

心理护理：

✓ 亲切接待患者，减少陌生感。

✓ 耐心倾听患者主诉。

✓ 认真讲解疾病知识及治疗进展。重视手术室护士术前访视。

✓ 尊重患者个人信仰和习惯。

✓ 做好家属健康指导，争取最大的支持和配合（如例举成功病例、现身说法）。

✓ 及时发现情绪心理变化诱因，对症疏导

耐心倾听患者主诉：鼓励患者诉说自己的感受，及时了解其担忧和需要，如麻醉的安全性、手术是否顺利、术后疼痛的程度、是否丧失某些功能等，尽可能地给予患者满意解释。

认真讲解疾病知识及治疗进展，深入浅出讲解疾病及手术治疗的相关知识，纠正错误认知。

重视手术室护士术前访视，减轻术前焦虑和恐惧情绪。

妇科内镜诊断与治疗培训教材 | 中国医师协会妇科内镜医师培训学院
首都医科大学附属北京妇产医院培训基地

宫腹腔镜术前护理措施

术前指导:

(1) 提供相关知识和信息

✓ 手术治疗必要性、重要性和可行性。

✓ 讲解围手术期护理知识。

(2) 指导适应性功能锻炼

✓ 有效咳痰的方法。

✓ 床上翻身的技巧。

✓ 下肢踝泵运动方法。

讲解手术治疗的必要性、重要性和可行性:提供相关疾病知识;介绍医疗团队和医疗设备,增强患者自信心。

讲解围手术期护理知识:讲解术前准备的内容和重要性;讲解术后可能出现的不适及处理方法(留置管路、疼痛、腹胀等)。

妇科内镜诊断与治疗培训教材 | 中国医师协会妇科内镜医师培训学院
首都医科大学附属北京妇产医院培训基地

宫腹腔镜术前护理措施的内容

术前准备

➤ 皮肤准备

　✓ 腹腔镜手术,清洁脐孔。

　✓ 沐浴、剪指甲、去掉指甲油及化妆品。

➤ 阴道准备

　✓ 子宫全切患者(有性生活者)每日0.5%碘伏阴道擦洗 bid,连续擦洗三天。

　✓ 清洁。

妇科内镜诊断与治疗培训教材 | 中国医师协会妇科内镜医师培训学院
首都医科大学附属北京妇产医院培训基地

宫腹腔镜术前护理的内容

术前准备

➤ 宫腔镜宫颈准备(宫颈扩创术)

　✓ 目的:将宫颈内口以机械性缓慢扩张,以利于宫腔操作和排出宫腔内容物;宫颈软化和扩张。

➤ 宫颈扩创术指导

　✓ 责任护士讲解宫颈扩创术操作流程。

　✓ 将每个过程以图片和文字的形式展现给患者。

　✓ 同时告知患者可能感受到的信息及应对方式。

宫颈扩创术为有创性的侵入性操作,宫颈插管为异物置入宫腔,可刺激子宫产生收缩反应引起患者不适,特别是未育患者宫颈内口较紧,会对患者产生不同程度的应激反应,这些应激如果非常强烈,会干扰操作的顺利实施。责任护士通过浅显易懂的文字、图片、声音、模型,让患者从多层面了解将要发生在患者身体上的医疗活动,最大限度地消除疑虑,从而保障操作顺利进行。

妇科内镜诊断与治疗培训教材 | 中国医师协会妇科内镜医师培训学院
首都医科大学附属北京妇产医院培训基地

宫腹腔镜术前护理

术前准备

➤ 肠道准备

  ✓ 术前1日晚遵医嘱半流食。

  ✓ 如果拟实施的手术范围较大,可能涉及肠道时,遵医嘱术前3日行肠道准备(术前无渣半流食2日,流质饮食1日)。

  ✓ 术前1日聚乙二醇电解质散剂冲服;术前1日晚及术日晨甘油灌肠剂110ml入肛。

  ✓ 如果拟实施手术可能涉及肠道,应肥皂水清洁肠道直至无大便残渣。

  ✓ 术前1日0:00以后禁食、禁水。

妇科内镜诊断与治疗培训教材 | 中国医师协会妇科内镜医师培训学院
首都医科大学附属北京妇产医院培训基地

宫腹腔镜术前护理

术前准备

➤ 肠道准备期间注意事项

  ✓ 指导患者正确饮食,可以适当加量。

  ✓ 加强巡视,主动询问患者有无不适(警惕低血糖、电解质紊乱)。

  ✓ 老年体弱患者灌肠,应密切观察病情,多询问患者感受,灌肠压力要低,速度要慢。

  ✓ 做好患者安全管理,预防跌倒。

妇科内镜诊断与治疗培训教材 | 中国医师协会妇科内镜医师培训学院
首都医科大学附属北京妇产医院培训基地

宫腹腔镜术前护理措施

术前准备

➤ 手术日准备

  ✓ 测量生命体征,了解有无月经来潮。

  ✓ 术前30分钟遵医嘱输入抗菌素。

  ✓ 与手术室护士完成交接。

1.肠道准备期间,责任护士详细讲解饮食种类,以及饮食准备的重要性,并告知患者若饥饿感强烈,同种类饮食可以增加1份的量。

2.饮食准备期间,责任护士主动巡视病房,多询问患者主诉,有无手麻、心慌、出虚汗等不适症状。

3.老年体弱患者灌肠、插管时动作应注意轻柔,密切观察病情,多询问患者感受,灌肠高度宜选择40cm。

4.饮食准备期间,做好患者预防跌倒健康宣教,责任护士仔细讲解起床"三个一分钟"(躺1分钟、坐1分钟、站1分钟),若有不适,及时告知护士。

与手术室护士完成交接:核对患者姓名、床号、住院号、年龄、诊断、手术名称、携带药物;核对患者腕带信息。

妇科内镜诊断与治疗培训教材 | 中国医师协会妇科内镜医师培训学院
首都医科大学附属北京妇产医院培训基地

宫腹腔镜术后护理的概念

> **手术后期的概念**
  ✓ 患者手术后返回病室直至出院这一阶段的护理。
> **护理重点**
  ✓ 尽快恢复正常的生理功能。
  ✓ 减少生理和心理的痛苦与不适。
  ✓ 预防并发症的发生。

妇科内镜诊断与治疗培训教材 | 中国医师协会妇科内镜医师培训学院
首都医科大学附属北京妇产医院培训基地

宫腹腔镜术后护理的评估

健康史:
　　详细了解手术方式、麻醉方式、术中出血量、输液量、输血量、尿量及有无特殊用药,为术后护理措施提供依据。

妇科内镜诊断与治疗培训教材 | 中国医师协会妇科内镜医师培训学院
首都医科大学附属北京妇产医院培训基地

宫腹腔镜术后护理的评估

身体情况(一)
> 及时测量生命体征。
> 仔细评估术前、术中、术后血压、脉搏、呼吸、体温变化。
> 观察腹腔镜伤口敷料是否干燥。
> 评估皮肤颜色、温度及完整性。
> 了解引流管放置部位及作用,观察引流管是否通畅。

妇科内镜诊断与治疗培训教材 | 中国医师协会妇科内镜医师培训学院
首都医科大学附属北京妇产医院培训基地

宫腹腔镜术后护理的评估

身体情况（二）

➤ 评估引流液的质、色、量，了解麻醉恢复情况。

➤ 观察有无神志异常变化，评估疼痛的部位、性质、程度。

➤ 观察阵痛装置管路是否通畅。

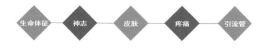

生命体征 — 神志 — 皮肤 — 疼痛 — 引流管

妇科内镜诊断与治疗培训教材 | 中国医师协会妇科内镜医师培训学院
首都医科大学附属北京妇产医院培训基地

宫腹腔镜术后护理措施

一般护理

➤ 病室保持安静，空气新鲜，做好各种物品准备。

➤ 了解术中情况，遵医嘱行心电监护，低流量吸氧。

➤ 全麻患者未清醒前，应去枕平卧位，保持呼吸道通畅。

了解术中情况，遵医嘱行心电监护、低流量吸氧，注意观察脉搏、呼吸、血压及血氧饱和度的变化，回室后 30 分钟测量一次，如生命体征正常，4～6 小时后遵医嘱停止心电监护。

妇科内镜诊断与治疗培训教材 | 中国医师协会妇科内镜医师培训学院
首都医科大学附属北京妇产医院培训基地

宫腹腔镜术后护理措施

严密观察病情变化

➤ 术后严密关注生命体征变化。

➤ 遵医嘱抗感染、补液治疗，严格控制输液速度，做好用药指导和用药观察。

➤ 腹腔镜手术后严密观察阴道出血、腹部伤口、腹胀、排气、排便情况，做好护理记录。

➤ 宫腔镜手术后应特别注意观察患者神志变化，警惕TURP的发生。

术后严密关注生命体征变化：每日测量体温 4 次，≤ 38℃ 可继续观察；体温持续升高或者反复升高，观察有无伤口、肺部、泌尿系统感染。

妇科内镜诊断与治疗培训教材 | 中国医师协会妇科内镜医师培训学院
首都医科大学附属北京妇产医院培训基地

宫腹腔镜术后护理措施

疼痛的护理

➢ 及时评估疼痛的原因、部位、性质，有无腹部刺激症状。

➢ 采取舒适卧位：半坐卧位。

➢ 遵医嘱给予止痛药物。

➢ 掌握静脉或口服止痛药物的给药间隔时间，掌握药物不良反应。

妇科内镜诊断与治疗培训教材 | 中国医师协会妇科内镜医师培训学院
首都医科大学附属北京妇产医院培训基地

宫腹腔镜术后护理措施

腹腔引流管护理（腹腔镜手术）

➢ 掌握各种引流管的作用。

➢ 妥善固定，避免滑脱。

➢ 留置时间：根据病情及引流量决定保留时间。

➢ 保持引流管通畅，观察、记录引流液的颜色、性状及量。

➢ 保持引流装置无菌，防止污染。

➢ 掌握拔管指征：引流量<30ml，颜色淡黄色，体温正常。

1. 保持引流管通畅，观察、记录引流液的颜色、性状及量。一般24小时引流量＜200ml，量多且颜色鲜红警惕内出血。

2. 保持引流装置无菌，防止污染：引流管皮肤出口处按无菌技术换药，每天更换引流袋；搬动患者时，先夹闭，引流液超过一半时，及时倾倒，以防逆流污染。

妇科内镜诊断与治疗培训教材 | 中国医师协会妇科内镜医师培训学院
首都医科大学附属北京妇产医院培训基地

宫腹腔镜术后护理措施

宫腔支撑球囊引流管护理（宫腔镜手术）

➢ 通常用于宫腔粘连分离手术后预防再次宫腔粘连，保留时间通常为5～7天。

➢ 责任护士仔细讲解留置引流管目的，取得患者理解和配合。

➢ 严格每日两次使用0.5%碘伏进行会阴擦洗，防止逆行感染。

➢ 引流袋24小时更换1次。

妇科内镜诊断与治疗培训教材　中国医师协会妇科内镜医师培训学院
首都医科大学附属北京妇产医院培训基地

宫腹腔镜术后护理措施

宫腔压迫球囊引流管护理（宫腔镜手术）

➤ 通常用于宫腔镜黏膜下子宫肌瘤切除术后减少创面出血，保留时间为6～8小时。

➤ 责任护士主动询问患者有无腹痛情况，警惕压迫组织导致局部缺血现象。

➤ 严密观察阴道出血情况，阴道出血多于月经量时及时报告医生。

妇科内镜诊断与治疗培训教材　中国医师协会妇科内镜医师培训学院
首都医科大学附属北京妇产医院培训基地

宫腹腔镜术后护理措施

腹胀护理

➤ 鼓励早期下床活动。

➤ 遵医嘱指导患者合理膳食。

➤ 低钾血症患者，遵医嘱对症处理。

➤ 促进肠道功能恢复。

　　1.遵医嘱指导患者合理膳食：宫腔镜手术当晚进半流质食，次日进普食。腹腔镜手术自术后第1日起，从流质饮食或半流质饮食逐步过渡到普食。涉及肠道的手术术后遵医嘱禁食，排气后才能进流质饮食，逐步过渡到半流质、普通饮食。术后饮食应以营养丰富、易消化、高热量、富含维生素为原则。鼓励患者进食，促进肠道功能恢复及术后康复。

　　2.促进肠道功能恢复：听诊肠鸣音恢复，肛门未排气可遵医嘱给予新斯的明0.5mg左右足三里穴位注射。

妇科内镜诊断与治疗培训教材　中国医师协会妇科内镜医师培训学院
首都医科大学附属北京妇产医院培训基地

宫腹腔镜术后护理措施

会阴护理

➤ 保留尿管期间严格每日两次会阴擦洗。

➤ 阴道分泌物多时随时会阴擦洗，保持会阴部清洁。

➤ 教会患者自我护理会阴的方法。

➤ 阴道出血量超过平时的月经量，嘱患者保留会阴垫，以便准确估计出血量，及时通知医生处理。

　　教会患者自我护理会阴的方法：

　　（1）告知患者手术后每日使用流动水进行会阴冲洗1～2次。

　　（2）会阴垫每2小时更换一次。

　　（3）内衣每日更换，避免手术后身体抵抗力下降导致逆行感染。

妇科内镜诊断与治疗培训教材 | 中国医师协会妇科内镜医师培训学院
首都医科大学附属北京妇产医院培训基地

常见并发症：下肢静脉血栓的预防

静脉血栓栓塞症(venous thromboembolism，VTE)的定义：

是指血液在深静脉内不正常地凝固、阻塞管腔导致静脉回流障碍。全身主干静脉均可发病，尤其是下肢静脉，以左下肢最为多见，男性略多于女性。

由于妇产科术后 VTE 高发，同时也是导致住院患者非预期死亡的重要原因，早期对住院患者进行 VTE 风险评估、及时预防，可显著降低 VTE 的发生。

妇科内镜诊断与治疗培训教材 | 中国医师协会妇科内镜医师培训学院
首都医科大学附属北京妇产医院培训基地

常见并发症：下肢静脉血栓的预防

早期运动（踝泵运动）：
- ✓ 跖屈
- ✓ 背伸
- ✓ 环绕

踝泵运动简单易行且预防 VTE 效果明确，很适合手术后卧床患者。通过踝关节的运动，像泵一样促进下肢血液循环和淋巴回流，这对于长期卧床及下肢术后功能恢复至关重要。方法：患者平卧或坐于床上，大腿放松，然后缓慢的尽最大角度地做踝关节跖屈动作，也就是向上勾起脚尖，让脚尖朝向自己，维持 10s 左右，之后再向下做踝关节背伸动作，让脚尖向下，保持 10s 左右，以此循环反复地屈伸踝关节，目的是让小腿肌肉能够持续收缩。

妇科内镜诊断与治疗培训教材 | 中国医师协会妇科内镜医师培训学院
首都医科大学附属北京妇产医院培训基地

常见并发症：**下肢静脉血栓的预防**

踝泵运动的健康指导：
- ➤ 责任护士在术前宣教踝泵运动内容，教会患者具体方法。
- ➤ 患者手术回室后，意识清楚、体力允许的情况下即开始做。以后每天5～8次，直到患者下床活动自如。

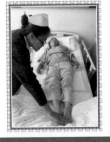

责任护士在术前宣教踝泵运动内容，教会患者具体方法：由责任护士示范、指导，患者一起学习模仿，及时纠正患者错误姿势。患者手术后进行跟进、督导，确保患者进行正规有效的锻炼。

妇科内镜诊断与治疗培训教材 | 中国医师协会妇科内镜医师培训学院
首都医科大学附属北京妇产医院培训基地

常见并发症：下肢静脉血栓的预防

气压式血液循环驱动

术后第1日起，无绝对禁忌证者，遵医嘱每日两次双下肢血液循环驱动，每次20分钟。

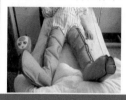 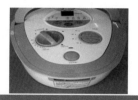

气压式血液循环驱动用于进行间歇式气动压迫的过程中，充气压力带通过压迫肢体从而增强静脉血液的流动，有助于防止出现深静脉血栓和肺部栓塞。

妇科内镜诊断与治疗培训教材 | 中国医师协会妇科内镜医师培训学院
首都医科大学附属北京妇产医院培训基地

常见并发症：下肢静脉血栓的预防

分级加压弹力袜的穿戴：

✓ 将手伸入，掌心伸至足跟部。
✓ 握住足跟部位向外拉。
✓ 将弹力带内侧翻出，至足跟部位为止。
✓ 将弹力袜足部部分穿好。
✓ 将袜筒小心向上卷至腿部。
✓ 足跟位置应合适，且腿部无褶皱。

分级加压弹力袜是根据人体生理学原理，精心设计自下而上的压力系统，能对腿部肌肉起到细致的按摩功效，并对静脉管壁传递适度的压力，以对抗静脉血液瘀滞，促进静脉回流，从而有效预防下肢深静脉血栓形成。

妇科内镜诊断与治疗培训教材 | 中国医师协会妇科内镜医师培训学院
首都医科大学附属北京妇产医院培训基地

常见并发症：气腹相关并发症

皮下气肿医护配合

➢ 为最常见的气腹并发症，发生率为0.3%~2.5%。

| 手术过程中，防止穿刺套管滑脱 | 监测生命体征，血氧饱和度的变化 | 注意观察面色、皮肤温度 | 观察有无皮下气肿、血肿、有无呼吸困难 | 通常24小时内可自行吸收 |

1. 术中防止穿刺套管滑脱。
2. 患者回室后护士应注意观察生命体征及血氧饱和度变化，注意观察面色、皮肤温度及皮下是否有气肿、血肿等。当发现患者术后皮下气肿范围大，甚至影响患者的呼吸并出现患者呼吸困难时，要及时报告医生进行有效的处理。

妇科内镜诊断与治疗培训教材 | 中国医师协会妇科内镜医师培训学院
首都医科大学附属北京妇产医院培训基地

常见并发症：气腹相关并发症

肩部酸痛医护配合

➤ 肩部酸痛是腹腔镜手术后常见的并发症之一。

➤ 由术中二氧化碳气体残留积聚膈下刺激神经反射所致。

协助勤翻身　　　　　低流量吸氧

Ⓐ ━ Ⓑ

多活动　　　　　　　4小时

> 腹腔镜手术后协助患者每小时翻身 1 次，鼓励患者尽早下床活动，加速 CO_2 代谢。必要时遵医嘱持续低流量吸氧 2L/min。

妇科内镜诊断与治疗培训教材 | 中国医师协会妇科内镜医师培训学院
首都医科大学附属北京妇产医院培训基地

常见并发症：气腹相关并发症

高碳酸血症医护配合：

✓ 适当降低气腹压力。

✓ 加强巡视。

✓ 熟练的手术配合，可缩短手术时间。

✓ 麻醉清醒后鼓励患者做深呼吸，保持呼吸道通畅。

> 1. 根据术中 PCO_2 的结果适当降低气腹压力。
> 2. 配合麻醉医生严密观察患者心率、血压、二氧化碳分压、氧饱和度的变化。麻醉清醒后鼓励患者做深呼吸运动，保持患者呼吸道通畅。

妇科内镜诊断与治疗培训教材 | 中国医师协会妇科内镜医师培训学院
首都医科大学附属北京妇产医院培训基地

常见并发症：气腹相关并发症

气体栓塞医护配合：

✓ 立即暂停注气并解除气腹，终止气体栓塞来源。

✓ 吸入纯氧，降低组织器官的缺氧损害。

✓ 左侧卧位。

✓ 心搏停止者，立即进行心肺复苏。

妇科内镜诊断与治疗培训教材 | 中国医师协会妇科内镜医师培训学院
首都医科大学附属北京妇产医院培训基地

常见并发症：穿刺相关的并发症

出血医护配合：

- ✓ 密切观察生命体征。
- ✓ 关注面色，询问肛门有无坠胀感。
- ✓ 观察引流量及伤口敷料渗血量。
- ✓ 观察尿量。
- ✓ 关注意识改变。

1. 责任护士严密观察有无心率加快、血压下降等症状。

2. 加强巡视，有无面色苍白、四肢湿冷，询问患者有无肛门坠胀感等不适。

3. 随时观察腹部伤口渗血情况，决不能因为腹腔镜手术切口小而忽略对其的观察。保证尿管、引流管通畅，观察、记录尿量及引流液的颜色、性状及量，一般 24 小时引流量 < 200ml，量多且颜色鲜红警惕内出血。

4. 关注患者意识变化，有无表情淡漠。

妇科内镜诊断与治疗培训教材 | 中国医师协会妇科内镜医师培训学院
首都医科大学附属北京妇产医院培训基地

常见并发症：宫腔镜并发症

TURP综合征：

- ✓ 定义：体内吸收大量非电解质灌流介质后引起的症状和体征。
- ✓ 通常发生在术中、手术后几小时内甚至术后48小时内。
- ✓ 术中开放的内膜和肌层血管暴露在膨宫介质中，可能造成短时间内大量非电解质液体的吸收，从而造成体液超负荷及稀释性低钠血症。
- ✓ 宫腔镜手术的严重并发症，处理不及时或不恰当，危及患者生命。

妇科内镜诊断与治疗培训教材 | 中国医师协会妇科内镜医师培训学院
首都医科大学附属北京妇产医院培训基地

常见并发症：宫腔镜并发症

TURP综合征临床表现

轻度
- 疲倦感、头晕、头痛、反应迟钝、不思饮食、血压升高、心率减慢。

中度
- 恶心、呕吐、皮肤松弛、反射降低、血压下降。

重度
- 恶心、呕吐加剧、精神恍惚、神志淡漠，最后发生昏迷。体征为肌张力缺乏、反射消失、脉搏弱、血压下降甚至休克。

妇科内镜诊断与治疗培训教材 | 中国医师协会妇科内镜医师培训学院
首都医科大学附属北京妇产医院培训基地

如何早期发现征兆?

➢ 手术中护士应关注膨宫压力在100mmHg。

➢ 巡回护士严密监护宫腔灌流液的出入量。

➢ 患者回室后责任护士严密观察患者生命体征及尿量变化。

➢ 认真倾听患者主诉,主动询问患者有无不适,密切观察患者神志变化。

➢ 观察患者有无低钠血症时的症状,如精神差、恶心、呕吐等,以便临床给予及时处理。

巡回护士严密监护宫腔灌流液的出、入量,必须准确记录液体的灌入和流出量,避免其差值加大。

严密观察生命体征:有无血压升高,心率减慢。

认真倾听患者主诉,主动询问患者有无不适,密切观察患者神志变化:有无烦躁、头晕、头痛等不适。

妇科内镜诊断与治疗培训教材 | 中国医师协会妇科内镜医师培训学院
首都医科大学附属北京妇产医院培训基地

常见并发症:宫腔镜并发症

子宫穿孔

✓ 宫腔镜手术最常见的并发症。

✓ 宫腔镜子宫粘连切除术和子宫纵隔切除术较易发生子宫穿孔,应严密监护防范。

✓ 有些子宫穿孔未能及时发现,在术后1~2日出现急腹症。

妇科内镜诊断与治疗培训教材 | 中国医师协会妇科内镜医师培训学院
首都医科大学附属北京妇产医院培训基地

如何早期发现征兆?

➢ 重视患者对"腹痛"的主诉。

➢ 及时报告医生,查体确定有无压痛、反跳痛及腹肌紧张,慎防子宫穿孔或其他腹腔脏器损伤。

➢ 严密观察生命体征。

重视患者对"腹痛"的主诉:如腹痛程度剧烈且持续不缓解。

严密观察生命体征:严密观察有无心率加快、血压下降等异常变化。

妇科内镜诊断与治疗培训教材 | 中国医师协会妇科内镜医师培训学院
首都医科大学附属北京妇产医院培训基地

总结

　　宫腹腔镜技术作为微创外科成功的典范，已经造福越来越多的患者。护理人员应运用护理程序，对患者术前、术后存在和潜在的护理问题及时进行评估，密切观察病情，做好对症护理，重视患者的主诉及体征，加强医护配合，可有效降低术后并发症的发生，促进患者早日康复。

附录：医学论文写作的常见问题

妇科内镜诊断与治疗培训教材 | 中国医师协会妇科内镜医师培训学院
首都医科大学附属北京妇产医院培训基地

医学论文写作的常见问题

北京大学第三医院妇产科
《中国微创外科杂志》编辑部
张小为

妇科内镜诊断与治疗培训教材 | 中国医师协会妇科内镜医师培训学院
首都医科大学附属北京妇产医院培训基地

本次讲座主要内容

➤ 医学论文的基本要求。
➤ 基本要件的作用发挥。
➤ 各要件内容常见问题及案例。
➤ 描述性研究及其价值。
➤ 退稿的常见原因。
➤ 《中国微创外科杂志》的介绍。

妇科内镜诊断与治疗培训教材 | 中国医师协会妇科内镜医师培训学院
首都医科大学附属北京妇产医院培训基地

写作是最重要的人类思想
记载性表达方式?

写作是记载人类的思想、情感、事件的方式，其主要方式为文字、绘画、音乐等，而文字是最常用的、最大众的方式。科学论文是众多文字记载形式的一类，记载着人类科学实践过程中的新发现、新体会、新技术、新产品等。

妇科内镜诊断与治疗培训教材 | 中国医师协会妇科内镜医师培训学院
首都医科大学附属北京妇产医院培训基地

学术论文写作的目的与作用

➤ 贮存科研信息。
➤ 传播科研结果。
➤ **交流实践经验。**
➤ 启迪学术思想。
➤ 提高研究水平。
➤ 提升职称与研究生答辩（黑色的3月、5月）。
➤ 成为好医生。

作为医生，对患者诊断正确、治疗恰当、治疗效果理想，如果把这样的医生称为"好医生"，那只能算作"民间好医生"，真正的好医生是通过有效地教育传播手段把自己的"成果""经验""技巧""理念""教训"传播出去，让所有本专业的医生都有所提高，使所有的患者都能受益，这才是真正意义上的"好医生"。

妇科内镜诊断与治疗培训教材 | 中国医师协会妇科内镜医师培训学院
首都医科大学附属北京妇产医院培训基地

医学论文撰写的要求

➤ 思想性
➤ 科学性
➤ 先进性
  ✓ 应采用更多的病例，更深入独特的视角观察。
  ✓ 新体会，操作改进，或有创新的、疗效更好的治疗方法。
  ✓ 要有背景知识（读、思、聊）。
  ✓ 投稿期刊的选择。
➤ 实用性：力求解决临床实际问题。
➤ 可读性
  ✓ 读感舒服并能获得知识和信息。
  ✓ 切忌用词华丽和情感修饰，切记脱离实际、夸张。

基层医院医生：多读，模仿。

1. 先进性：为医学实践中新体会、新技术和新材料的应用。一篇文章如果能使本行业10%的人员从中受益，那就是一篇很有价值的文章；能使30%的人员受益就是一篇特别有价值的文章；如果能使50%以上的人员受益就是具有国际水平的好文章！

2. 实用性：同行阅读后能学习借鉴，解决实际问题。

基层医院的医生也是可以写出好的学术论文。

妇科内镜诊断与治疗培训教材 | 中国医师协会妇科内镜医师培训学院
首都医科大学附属北京妇产医院培训基地

➤ **选题**：不同临床资料（实验资料）整理分析。
➤ **研究方法**
  ✓ 对比研究：回顾与前瞻。
  ✓ RCT研究。
  ✓ **描述性研究。**
➤ 设计
  ✓ 对比研究资料要有可比性、随机性、入选标准。
  ✓ 一般的回顾性研究基本意义不大（资料不全，人为因素）。
  ✓ **有价值的是前瞻性研究（新、科学性、结果未知）。**
➤ **文章类型**：论著、经验总结、技术方法、病例报道。

研究方法：前瞻性对照研究更有意义，而双盲前瞻性对照研究最有意义。

描述性研究是被大家忽略的一种论文形式，适合所有医生，简单、容易，很值得借鉴，在一定意义上比一些回顾性对比研究更有价值。高年资医生主要是解决疑难、少见病例的诊断与治疗，这种情况特别适合写"病例报道"，有些病例很少见，但对整个行业很有借鉴意义，对于少见和疑难病例的处理在很大意义上体现的是真正的医疗水平。

妇科内镜诊断与治疗培训教材 中国医师协会妇科内镜医师培训学院
首都医科大学附属北京妇产医院培训基地

关于创新

➢ 新术式，新技巧，新思想

➢ 创新不是标新立异的胡来

　经自然腔道微创手术：经阴道胆囊切除，经食管胃、胆囊切除

➢ 要有道德和良心，要考虑伦理和人道

➢ 不要为标新立异而创新造成不该有的额外损伤

创新一定要在保证患者安全的前提下，为患者提供更好的治疗方法，为技术创新，不能为创新而创新。有些经自然腔道的手术很值得商榷，不能为标新立异而创新！

妇科内镜诊断与治疗培训教材 中国医师协会妇科内镜医师培训学院
首都医科大学附属北京妇产医院培训基地

关于麻醉医学实践的创新

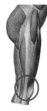

患者要求：
➢ 必须明白
➢ 不能疼
➢ 不能进椎管

膝关节微创手术麻醉方法的创新：四针周围神经阻滞麻醉，安全、简便。

由于患者是运动医学医生，需要对手术医生进行术中指导，对于自身膝关节手术麻醉技术提出了新的要求：①必须清醒（不能全麻）；②不能疼；③不能进椎管。麻醉科为此研究了新的麻醉方案，对他进行了4个部位的周围神经阻滞麻醉，手术过程非常顺利，目前成为膝关节手术常规麻醉方法。

妇科内镜诊断与治疗培训教材 中国医师协会妇科内镜医师培训学院
首都医科大学附属北京妇产医院培训基地

医学论文撰写中要注意的问题

医学论文基本结构与写作基本要求

➢ **题目**
　✓ 重要性：无与伦比（非读不可）、惹眼、浓缩、直接简明、具体、确切。
　✓ 符合编制题录、索引和检索的有关原则。
　✓ 外文期刊题目符合要求。
➢ **作者署名**：按贡献署名，无争议、领导问题。
➢ **摘要**
　✓ 文章缩写：目的、方法、结果、结论、段落/结构。
　✓ 摘要应具有独立性和自明性，应是一篇完整的短文。

1. 目前检索文献首先看题目，题目决定是否阅读最为重要的因素，因此题目必须写好，要惹眼，最大化体现出文章的精华（如用什么方法，做了什么内容的研究，目的是什么）。

2. 作者换位在文章发表之前经常发生，应该尽量避免。

3. 前言部分：提出问题，此问题的重要性，存在的"问题"，本文如何进行探索，目的如何。

妇科内镜诊断与治疗培训教材 | 中国医师协会妇科内镜医师培训学院
首都医科大学附属北京妇产医院培训基地

医学论文撰写中要注意的问题

医学论文基本结构与写作基本要求

➢ **关键词**：规范、利于检索、3～8个。
➢ **前言**
  ✓ 不要与摘要雷同或成为摘要的注释！
  ✓ 提出问题：极其简要追述历史，阐明现状。
  ✓ 应包含目的及意义。
  ✓ 包含主要方法与目标。

妇科内镜诊断与治疗培训教材 | 中国医师协会妇科内镜医师培训学院
首都医科大学附属北京妇产医院培训基地

医学论文基本结构与写作基本要求

正文部分

➢ **材料方法**：病例、实验材料、动物。
➢ **结果**：集中、围绕核心（如子宫肌瘤剔除两种切口比较）、表与文字的关系。
➢ **讨论**
  ✓ 与本文有关的小综述+自我评价。
  ✓ 切忌空洞、跑题、与己无关，切忌大量抄书（查重）。
➢ **结论**：结果的价值和意义的语言描述。
➢ **致谢**：很重要！
➢ **参考文献**：规范。

讨论部分是文章最为重要的部分，一定要对国内外现状、主要学术观点进行归纳描述，给读者足够多的信息量，使读者读后对本文内容的相关信息与知识有足够的了解。讨论中要有对本文成果的比较、评论、自我评价，语言客观恰当，不褒不贬，最后也要提出愿景。

妇科内镜诊断与治疗培训教材 | 中国医师协会妇科内镜医师培训学院
首都医科大学附属北京妇产医院培训基地

关于描述性研究

定义：对一类病例通过非组间对比，以语言描述配以适当的图表，进行疾病诊断、鉴别诊断、治疗和疗效，以及讨论的论文形式。

优点

➢ 免去组间对比造成的各种麻烦。
➢ 直观，实用性强。
➢ 病例可多可少。

描述性研究是对一组病例进行诊断、鉴别诊断、治疗和疗效的临床检查资料和医疗实践体会的语言叙述性描写，不需设对照组，避免了对照组选择带来的诸多问题，而且病例可多可少，最少可以 5 ～ 6 例。《中国微创外科杂志》发表过很多优秀的"描述性研究"文章。

病例数较多的描述性临床研究论文。

这是几十年中发生不多的病例，由于年代不同，诊断技术方法差别巨大，无法比较，于是编辑部建议对每例详细表述，展现给读者的是支气管胆管瘘诊断和治疗几十年中的发展。

这篇论著作者开始只有3例支气管吸入辣椒的病例，但由于例数较少，只能以"病例报道"的形式发表，于是在编辑部的建议下增加了气管其他异物吸入的病例。

妇科内镜诊断与治疗培训教材
中国医师协会妇科内镜医师培训学院
首都医科大学附属北京妇产医院培训基地

退稿的常见原因

➢ 造假：数据造假，全篇造假，各种造假。

➢ 水平不够：成熟内容无任何创新（人群受益比例低）。

➢ 腐败/国情。

➢ 查重结果不合格。

各种的造假非常普遍！！

任何期刊的投稿，绝大多数被退稿是常态，最主要的退稿原因是水平不够，其次是数据不够真实，很多文章修改过程中原始数据一直在变，这是非常严重的问题！

妇科内镜诊断与治疗培训教材
中国医师协会妇科内镜医师培训学院
首都医科大学附属北京妇产医院培训基地

医学论文撰写中一些要注意的问题

题目

陈旧性异位妊娠误诊为卵巢癌分析

病例 女，30岁，因下腹胀痛并阴道不规则流血2个月，外院以"卵巢癌"转入我院。2个月前，剪裹后出现下腹部胀痛，并伴有淋漓不尽的阴道流血，色暗红，量少，曾就诊于当地医院，考虑"附件炎"，给予口服消炎药物治疗并行取环术，症状有所缓解。20 d前再次出现阴道少量出血，色暗红，5 d前左下腹疼痛明显加重，并有肛门坠胀痛，遂就诊于当地医院，腹部B超示：腹水，遂以此收住该院内科，入院后行腹部CT检查示：盆、腹腔多量腹水、腹膜弥漫性增厚，子宫平位，略大，未见异常，左侧卵巢可见大小约为6 cm×8 cm×9 cm的囊实性肿物，形态不规则，包膜不完整；右侧输卵管增粗，余未见明显异常，考虑：（1）卵巢癌?（2）腹水。查血：CA 125 148 U/L，Hb 78g/L。行诊断性腹腔穿

陈旧性宫外孕误诊为卵巢癌在临床并不见，本文为1例报道，但作者并未在题目中有所交代。

妇科内镜诊断与治疗培训教材
中国医师协会妇科内镜医师培训学院
首都医科大学附属北京妇产医院培训基地

·论著·

盆腔结核误诊为卵巢癌11例分析

近年来结核病在全球发病率呈回升趋势，全世界每年有800万新发结核病例，其中盆、腹腔结核发病率为0.1%～0.79%[1]。盆腔结核性包块与卵巢癌存在许多相似症状，当盆腔结核临床症状不典型、实验室检查缺少依据以及CT表现缺乏典型特征时易误诊为卵巢癌，特别是盆腔结核性包块合并腹水者更难鉴别。北京大学第一医院1994年12月至2011年1月共收治盆腔结核47例，其中盆腔结核合并腹水误诊为卵巢癌的患者11例，占23.4%，现分析如下。

盆腔结核误诊为卵巢癌在临床并不罕见，本文总结了11例病例，在题目中有所体现；前言部分也对本类病例有关国内外基本情况做了很好的交代。

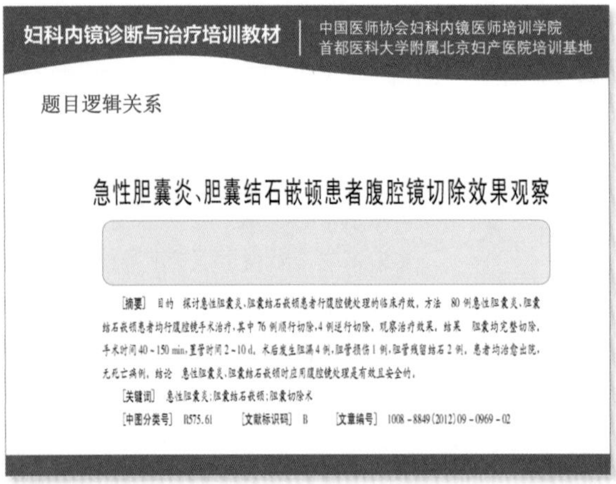

本文题目写得不好，应该将“切除”改为“手术”，因为“嵌顿”与“切除”的动宾结构在词性上不搭配，而且题目中尽量不用标点符号。

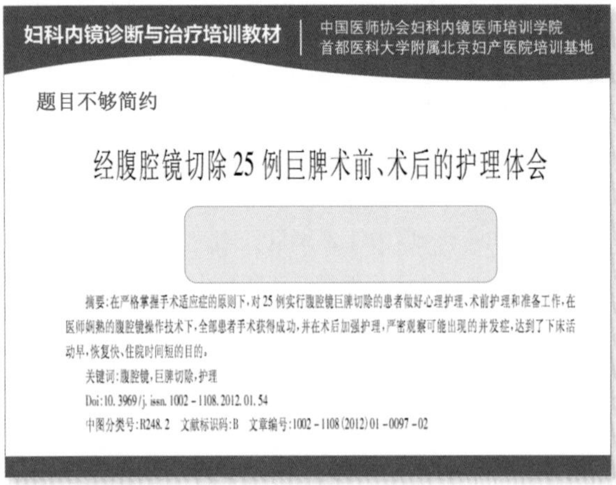

题目应该改为“腹腔镜切除25例巨脾围手术期护理体会”，言简意赅。

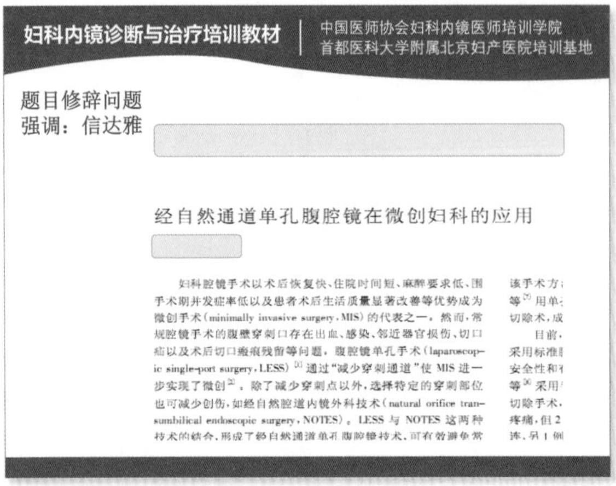

该文章将两个介词结构结合作为题目不妥，应该改为“经自然通道单孔腹腔镜在妇科微创中的应用”，或“经自然通道单孔腹腔镜的微创妇科应用”，学术论文也应该讲究修辞，做到“信达雅”。

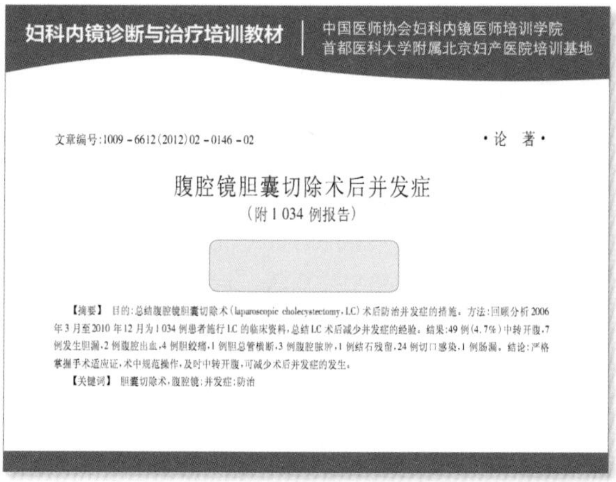

妇科内镜诊断与治疗培训教材 | 中国医师协会妇科内镜医师培训学院 首都医科大学附属北京妇产医院培训基地

文章编号:1009 - 6612(2012)02 - 0146 - 02

·论 著·

腹腔镜胆囊切除术后并发症

（附 1 034 例报告）

【摘要】 目的:总结腹腔镜胆囊切除术(laparoscopic cholecystectomy,LC)术后防治并发症的措施。方法:回顾分析2006年3月至2010年12月为1 034例患者施行LC的临床资料,总结LC术后减少并发症的经验。结果:49例(4.7%)中转开腹,7例发生胆漏,2例腹腔出血,4例胆绞痛,1例胆总管横断,3例腹腔脓肿,1例结石残留,24例切口感染,1例肠漏。结论:严格掌握手术适应证,术中规范操作,及时中转开腹,可减少术后并发症的发生。

【关键词】 胆囊切除术,腹腔镜;并发症;防治

题目写得很好，简洁而不乏表达效果，并且将1034例病例体现在题目中。

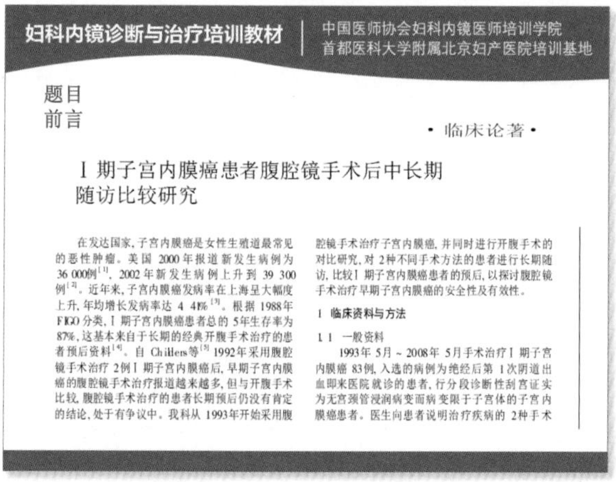

妇科内镜诊断与治疗培训教材 | 中国医师协会妇科内镜医师培训学院 首都医科大学附属北京妇产医院培训基地

题目

前言

·临床论著·

Ⅰ期子宫内膜癌患者腹腔镜手术后中长期随访比较研究

在发达国家,子宫内膜癌是女性生殖道最常见的恶性肿瘤。美国2000年报道新发生病例为36 000例[1], 2002年新发生病例上升到39 300例[2]。近年来,子宫内膜癌发病率在上海呈大幅度上升,年均增长发病率达4.41%[3]。根据1988年FIGO分类,Ⅰ期子宫内膜癌患者总的5年生存率为87%,这基本来自于长期的经典开腹手术治疗的患者预后资料[4]。自Childers等[5] 1992年采用腹腔镜手术治疗2例Ⅰ期子宫内膜癌后,早期子宫内膜癌的腹腔镜手术治疗报道越来越多,但与开腹手术比较,腹腔镜手术治疗的患者长期预后仍没有肯定的结论,处于有争议中。我科从1993年开始采用腹腔镜手术治疗子宫内膜癌,并同时进行开腹手术的对比研究,对2种不同手术方法的患者进行长期随访,比较Ⅰ期子宫内膜癌患者的预后,以探讨腹腔镜手术治疗早期子宫内膜癌的安全性及有效性。

1 临床资料与方法

1.1 一般资料

1993年5月～2008年5月手术治疗Ⅰ期子宫内膜癌83例,入选的病例为绝经后第1次阴道出血即来医院就诊的患者,行分段诊断性刮宫证实为无宫颈管浸润病变而病变限于子宫体的子宫内膜癌患者。医生向患者说明治疗疾病的2种手术

题目写的极好，把研究方法、内容、目的都充分进行了展示。前言部分交代了早期子宫内膜癌全球发病和治疗现状与存在的问题，就此问题本文作者进行了相关的研究，并在此进行了报道。

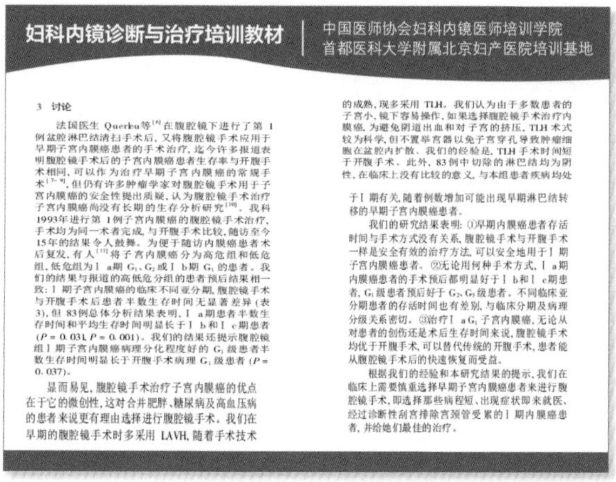

妇科内镜诊断与治疗培训教材 | 中国医师协会妇科内镜医师培训学院 首都医科大学附属北京妇产医院培训基地

3 讨论

法国医生Querleu等[6]在腹腔镜下进行了第1例盆腔淋巴结清扫手术后,又将腹腔镜手术应用于早期子宫内膜癌患者的手术治疗,迄今许多报道表明腹腔镜手术后的子宫内膜癌患者生存率与开腹手术相同,可以作为治疗早期子宫内膜癌的常规手术[7-9],但仍有许多肿瘤学家对腹腔镜手术用于子宫内膜癌的安全性提出质疑,认为腹腔镜手术治疗子宫内膜癌尚没有长期的生存分析研究[10]。我科1993年进行第1例子宫内膜癌的腹腔镜手术治疗,手术均为同一术者完成,与开腹手术比较,随访至今15年的结果令人鼓舞。为便于随访内膜癌患者术后复发,有人[11]将子宫内膜癌分为高危组和低危组,低危组为Ⅰa期G_1、G_2或Ⅰb期G_1的患者。我们的结果与报道的高低危分组的患者预后结果相一致:Ⅰ期子宫内膜癌的临床不同亚分期,腹腔镜手术与开腹手术后患者半数生存时间无显著差异(表3),但83例总体分析结果表明,Ⅰa期患者半数生存时间和平均生存时间明显长于Ⅰb和Ⅰc期患者($P = 0.031$, $P = 0.001$)。我们的结果还提示腹腔镜组Ⅰ期子宫内膜癌病理分化程度好的G_1级患者半数生存时间明显长于开腹手术病理G_1级患者($P = 0.037$)。

显而易见,腹腔镜手术治疗子宫内膜癌的优点在于它的微创性,这对合并肥胖、糖尿病及高血压病的患者来说更有理由选择进行腹腔镜手术。我们在早期的腹腔镜手术时多采用LAVH,随着手术技术的成熟,现多采用TLH。我们认为由于多数患者的子宫小,镜下容易操作,如果选择腹腔镜手术治疗内膜癌,为避免阴道出血和对子宫的挤压,TLH术式较为科学,但不置举宫器以免子宫穿孔导致肿瘤细胞在盆腔内扩散。我们的经验是,TLH手术时间短于开腹手术。此外,83例中切除的淋巴结均为阴性,在临床上没有比较的意义,与本组患者疾病均处于Ⅰ期有关,随着例数增加可能出现早期淋巴结转移的早期子宫内膜癌患者。

我们的研究结果表明:①早期内膜癌患者存活时间与手术方式没有关系,腹腔镜手术与开腹手术一样是安全有效的治疗方法,可以安全地用于Ⅰ期子宫内膜癌患者。②无论用何种手术方式,Ⅰa期内膜癌患者的手术预后都明显好于Ⅰb和Ⅰc期患者,G_1级患者预后好于G_2、G_3级患者。不同临床亚分期患者的存活时间也有差别,与临床分期及病理分级关系密切。③治疗Ⅰa G_1子宫内膜癌,无论从对患者的创伤还是术后生存时间来说,腹腔镜手术均优于开腹手术,可以替代传统的开腹手术,患者能从腹腔镜手术后的快速恢复而受益。

根据我们的经验和本研究结果的提示,我们在临床上需要慎重选择早期子宫内膜癌患者来进行腹腔镜手术,即选择那些病程短、出现症状即来就医、经过诊断性刮宫排除宫颈管受累的Ⅰ期内膜癌患者,并给她们最佳的治疗。

在讨论部分，作者结合多篇文献内容介绍了国内外早期子宫内膜癌治疗的现状、微创手术开展的情况和引起的争议，以及作者根据所开展的相应研究所获结果做出的解读和提出的建议。

读者通过阅读本文，可以获得大量信息，并充分了解早期子宫内膜癌手术治疗的相关资料和国内外进展情况。

妇科内镜诊断与治疗培训教材　中国医师协会妇科内镜医师培训学院
首都医科大学附属北京妇产医院培训基地

题目
前言

· 短篇论著 ·

保乳手术治疗多灶性乳腺癌的临床研究

乳腺癌是女性常见恶性肿瘤，其发病率呈逐年上升趋势，在许多西方国家和我国部分大城市已成为女性发病率最高的恶性肿瘤。近年来，大量医学研究和临床试验表明[1]，早期乳腺癌应用保乳手术能取得与全乳切除相同的治疗效果。目前在欧美国家保乳手术已经成为Ⅰ、Ⅱ期乳腺癌的标准术式[2]。多灶性乳腺癌是指发生于乳腺的多个癌灶，其间有正常乳腺组织分隔，通常存在于同一象限。由于考虑到多灶性乳腺癌存在切缘不净和局部复发等潜在弊端，因而被列为保乳手术的相对禁忌证。但近年来国外的研究表明，随着乳腺癌辅助治疗的不断发展，对一些原先属于保乳手术禁忌的乳腺癌患者也正在探讨行保乳手术。保乳手术的适应证有所扩大[1]。本文回顾分析本院 2006 年 1 月～2009 年 6 月 12 例临床诊断Ⅰ、Ⅱ期多灶性乳腺癌行保乳手术的临床资料，现报道如下。

> 1.题目高度浓缩了文章内容，尤其是"多灶性乳腺癌"和"保乳"的概念呈现。
>
> 2.前言部分介绍了乳腺癌的发病和治疗现状，特别介绍了"多灶性乳腺癌"以往作为"手术禁忌"的相关内容，但随着辅助治疗技术的发展，保乳适应证有所扩大。

妇科内镜诊断与治疗培训教材　中国医师协会妇科内镜医师培训学院
首都医科大学附属北京妇产医院培训基地

3 讨论

自 20 世纪 70 年代，Fisher 就提出乳腺癌是一种全身性疾病，随着生物学发展乳腺癌的深入，人们认识到，随着生物学及有着整的生物学免疫学作用，但并不是癌细胞通过的有血屏障，血流扩散也同时其有重要意义，这是乳腺癌外科切除范围缩小的理论基础[3]。"小手术全乳放疗"的乳腺癌保留乳房治疗的由应。近期疗效及其效果得到普遍认识[4]，保乳手术在欧美国家已成为治疗早期乳腺癌的一种首选方式，在我国的处于起步阶段。

多灶性乳腺癌是指发生于乳腺的多个癌灶，其间有正常乳腺组织分隔，通常存在于同一象限。

目前为止，只有限少的文献报道了有关保乳手术治疗多灶性乳腺癌的相关研究，早期的研究表明保乳手术对多灶性乳腺癌有着较高的局部复发率，尤其是局部放疗等综合治疗的重要，但这是保乳切缘阴性术和后局部放疗是得难得局部发发率控制的关键。近几年来，更大量的病例研究进一步印证[5]，只要措施得当，多灶性乳腺癌不应成为保乳手术的禁忌证。Gentilini等[6]对 476 例多灶性多中心乳腺

腺癌进行回顾性分析研究，其 5 年累计局部复发率仅为 5 ‰，结论是对选择相当的多灶性或多中心性乳腺癌行保乳手术是安全可靠的。Lim等[7]对 147 例多灶性和 930 例单灶性乳腺癌行保乳手术的回顾性对比分析研究表明，两者局部复发率差异无统计学意义（2.0% vs 1.3%，P = 0.445）。

在对乳腺癌的诊断、治疗过程中，我们还应注意到多灶性乳腺癌与多中心性乳腺癌不是两个完全相同概念。多灶性癌可能为多中心起源，但多中心性乳腺癌并不一定都表示为多灶性；多中心起源的小癌灶较早可融合成一个癌灶而表现为单发癌灶[8]。乳腺癌的多灶性是指主癌灶周围出现微小癌灶的情况，通常存在于同一象限；而多中心癌是指距主癌灶周围较远的微小癌灶，通常这些病灶可存在于乳腺的其他象限[9]。考虑到多中心性乳腺癌肿物散布在多个象限，需要广泛切除多处乳腺组织，局部复发风险高且治疗后难以保证美容效果。

故这类患者不宜保乳手术。

总之，我们的研究表明，多灶性乳腺癌行保乳手术的局部复发率为 8.3‰，与维也纳医科大学外科学系统计的 2082 例早期单病灶乳腺癌行保乳手术的局部复发率 7%[10]相近。因此，只要患者选择得当，并且重视术后的放化疗等综合治疗，则对多灶性乳腺癌能否成为保乳手术的适应证，有待于更大型的细瞻性研究来证实。

> 与早期子宫内膜癌腹腔镜治疗的文章类似，本文在讨论部分，作者结合多篇文献内容介绍了乳腺癌（手术结合化疗、放疗）的发展历史和现状，尤其是多灶性乳腺癌术后放化疗多中心研究的结果；作者还特别提出了"多灶性乳腺癌"与"多中心乳腺癌"两个概念的差别及临床处理方法。读者通过阅读本文，可以获得关于多灶性乳腺癌的大量信息，并充分了解多灶性乳腺癌临床治疗的历史和现状。

妇科内镜诊断与治疗培训教材　中国医师协会妇科内镜医师培训学院
首都医科大学附属北京妇产医院培训基地

· 临床论著 ·

左腋下小切口治疗动脉导管未闭 58 例

随着社会的进步和微创心脏外科的飞速发展，人们对心脏手术提出了更高的要求，要求在保证手术效果的前提下，对机体的损伤减小到最低限度，且费用低，外形美观。2004 年 1 月～2008 年 3 月，我院对 58 例 10 岁以下的动脉导管未闭（patent ductus arterious，PDA）采用左腋下微小斜切口行未闭动脉导管结扎术，效果满意，现报道如下。

一篇来自比较基层医院值得一读的论文

> 这是一篇基层医院的医生写的临床论著，题目最大化体现了文章的内容，前言部分简洁明了，直接切题。

妇科内镜诊断与治疗培训教材 | 中国医师协会妇科内镜医师培训学院
首都医科大学附属北京妇产医院培训基地

写作特点总结

➤ 介绍动脉导管未闭这一疾病的基本情况、导管分型、发病率。

➤ 传统术式及其优缺点，特别强调传统术式的缺点。

➤ 新术式有哪些，各自利弊概要介绍。

➤ 本篇内容采用的方法、特点、对象（10岁以下）选择、术式优缺点。

➤ 术前准备要点。

➤ 操作中需注意的问题。

➤ 可能出现的问题分析和处理技巧及如何预防。

妇科内镜诊断与治疗培训教材 | 中国医师协会妇科内镜医师培训学院
首都医科大学附属北京妇产医院培训基地

《中国微创外科杂志》

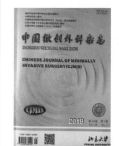

➤ 中国科技核心期刊。

➤ 北大核心期刊。

➤ CSCD期刊（50%）。

2019年公布数据：

在全部20种外科综合类期刊中，总被引频次排名第四位，影响因子排名第五位（**IF：1.200**）。

——关于自引率

中国科学引文数据库（Chinese science citation database，CSCD）被业界称为"中国的 SCI"，近 2000 种中国科技核心期刊仅 50% 左右被 CSCD 收录。

妇科内镜诊断与治疗培训教材 | 中国医师协会妇科内镜医师培训学院
首都医科大学附属北京妇产医院培训基地

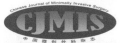

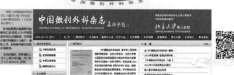

投稿方式
网址：http://zgwcwk.paperopen.com
电话：010-82266602，010-82025751　　邵老师/宋老师

互联网诈骗是当今非常普遍的诈骗手段，很多诈骗集团制作了多个《中国微创外科杂志》的假网站，为了防止作者投稿被"钓鱼"，我们通过各种方式包括微信推送以告知"真网站"。

妇科内镜诊断与治疗培训教材 | 中国医师协会妇科内镜医师培训学院
首都医科大学附属北京妇产医院培训基地

《中国微创外科杂志》特点

➤ 收稿范围：损伤性检查和治疗、麻醉、影像、护理。

➤ 审稿认真：质量唯一，关系重要。

➤ 发表周期：平均6个月，最快的10多天。

《中国微创外科杂志》收稿范围包括"所有损伤性的人体检查和治疗"，同时包括麻醉、病理、护理和CT/核磁/超声等相关内容的文章。

妇科内镜诊断与治疗培训教材 | 中国医师协会妇科内镜医师培训学院
首都医科大学附属北京妇产医院培训基地

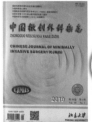

最早的微信推送

《中国微创外科杂志》微信推送的首页部分。

妇科内镜诊断与治疗培训教材 | 中国医师协会妇科内镜医师培训学院
首都医科大学附属北京妇产医院培训基地

2011—2019年与美国腹腔镜内镜外科医师协会期刊合作

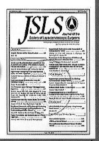

《中国微创外科杂志》和《美国腹腔镜外科医生学会杂志》合作多年，互相推荐文章并在对方期刊上发表。

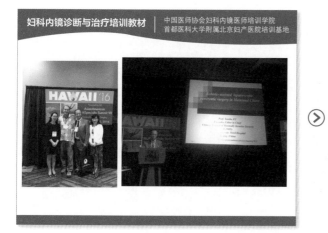

《中国微创外科杂志》编辑部每年都组织国内各专业优秀的外科医生参加"美国腹腔镜内镜外科医师年会"和"亚美微创外科高峰论坛"。

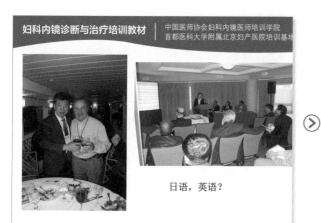

日语，英语？

国内肝胆外科知名专家、吉林省前卫医院陈德兴教授在"美国腹腔镜内镜外科医师年会"上报道论文，引起了国际学者的热烈讨论和高度赞誉。

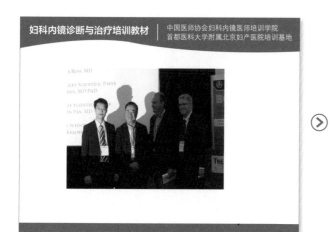

南方医科大学南方医院陈春林教授的博士生潘宏信医生在"美国腹腔镜内镜外科医师协会年会"上一展风采，受到大会主席的热情欢迎。

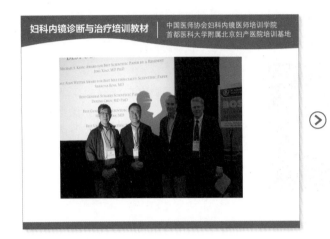

国内肝胆外科知名专家、吉林省前卫医院陈德兴教授在"美国腹腔镜内镜外科医师年会"上报道论文后受到大会主席的热烈欢迎，他曾在历届"美国腹腔镜内镜外科医师年会"上多次获奖。

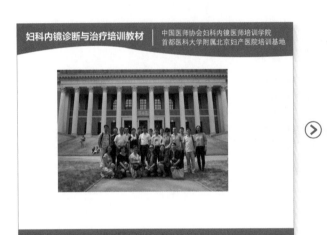

部分参加"美国腹腔镜内镜外科医师年会"的中国微创外科专家在美国华盛顿留影。